Normes et valeurs dans le champ de la santé

sous la direction de
François-Xavier Schweyer
Simone Pennec
Geneviève Cresson
Françoise Bouchayer

2004
ÉDITIONS DE L'ÉCOLE NATIONALE DE LA SANTÉ PUBLIQUE

Collection

RECHERCHE, SANTÉ, SOCIAL

Ouvrage publié avec le soutien de l'université de Bretagne occidentale.

ISBN 2-85952-882-2
www.editions.ensp.fr

Liste des auteurs

BOISSONNAT Vincent, médecin et sociologue, chercheur au Centre de recherche sur les enjeux contemporains en santé publique (CRESP), université Paris 13, INSERM, EHESS.

BOUCHAYER Françoise, chercheur en sociologie, Sociologie, histoire, anthropologie des dynamiques culturelles (SHADYC), UMR 8562 EHESS-CNRS, Marseille.

CLÉMENT Michèle, chargée de recherche en sociologie, centre local de santé communautaire (CLSC) de Haute-Ville-des-Rivières, Québec.

CRESSON Geneviève, professeure de sociologie, université Lille 1, centre lillois d'études et de recherches en sociologie et en économie (CLERSÉ)-CNRS, UMR 8019.

DENQUIN Sylvie, doctorante en sociologie, université Lille 1, CLERSÉ-CNRS, UMR 8019.

DOUGUET Florence, maître de conférences en sociologie, université de Bretagne Sud, Lorient, atelier de recherche sociologique (ARS) EA3149.

DRULHE Marcel, professeur de sociologie, université Toulouse 2 Le-Mirail, Centre d'études des rationalités et des savoirs (CERS), UMR CNRS 5117 et U.558 INSERM.

DUCOURNAU Pascal, doctorant en sociologie, université Toulouse 2, CERS-Centre interdisciplinaire de recherches urbaines et sociologiques (CIRUS).

FERNANDEZ Fabrice, doctorant en sociologie, université Toulouse 2 Le-Mirail.

FERONI Isabelle, INSERM U 379-université de Nice Sophia-Antipolis.

FERRAND Alexis, professeur de sociologie, université Lille 1-CLERSÉ-CNRS, UMR8019.

GAGNON Éric, chargé de recherche en sociologie, CLSC de Haute-Ville-des-Rivières, Québec.

GOURMELON Nathalie, chercheuse post-doctorante en sociologie, GRASS CNRS, université de Bretagne occidentale (UBO), Brest, ARS EA 3149, Brest.

HARDY Jacques, professeur de droit, Centre de recherche administratives politiques et sociales (CERAPS), UPRESA 8026, CNRS Lille 2.

HAXAIRE Claudie, maître de conférences, anthropologie, UBO, ARS EA 3149, Brest, Centre de recherche santé mentale psychotropes et sociétés (CESAMES), UMR 81-35 CNRS/Paris 4, département de sciences humaines, faculté de médecine et des sciences de la santé, Brest.

JUNOD Bernard, médecin épidémiologiste, professeur, École nationale de la santé publique (ENSP), Rennes.

LE BORGNE-UGUEN Françoise, maître de conférences en sociologie, UBO, ARS EA 3149, Brest.

MEBTOUL Mohamed, maître de conférences en sociologie, Groupe de recherche en anthropologie de la santé (GRAS), université d'Oran.

MOULIN Anne-Marie, directrice de recherche, CNRS-Centre d'étude et de documentation économiques, juridiques et sociales (CEDEJ), Le Caire.

MUÑOZ Jorge, maître de conférences en sociologie, UBO, Brest, ARS EA 3149, Brest.

PENNEC Simone, maître de conférences en sociologie, UBO, Brest, ARS EA 3149, Brest.

PERROT Sandrine, doctorante en droit public, CERAPS, UPRESA 8026 CNRS Lille 2.

PERVANCHON Maryse, maître de conférences en sociologie, université Toulouse 2 Le-Mirail, CERS.

QUÉLIER Christine, sociologue, Rennes.

ROLLAND-DUBREUIL Christine, doctorante en sociologie, université Toulouse 2 Le-Mirail, CERS-CIRUS, UMR 5193, CNRS, unité INSERM 558 « Épidémiologie et analyses en santé publique: risques, maladies chroniques, handicaps », équipe « Épidémiologie et sociologie du vieillissement ».

SCHWEYER François-Xavier, professeur, ENSP, chercheur au Laboratoire d'analyse des politiques sociales et sanitaires (LAPSS), Rennes.

TERRIEN Katell, doctorante en sociologie, UBO, Brest, ARS EA 3149, Brest.

Introduction

Françoise Bouchayer, Geneviève Cresson,
Simone Pennec, François-Xavier Schweyer

La santé définie comme un état de bien-être n'est-elle pas devenue la grande aspiration des sociétés occidentales qui feraient du corps sain un temple et de la santé un droit ? Les philosophes analysent l'imaginaire de la santé parfaite comme le dernier refuge du souhait humain après l'effondrement des grands récits de la transformation sociale[1]. Ce que l'on nomme la « médicalisation de la société » met en lumière la place donnée aux médecins dans la régulation sociale, l'expertise médicale étant devenue une norme supérieure des décisions de justice ou politiques (Fassin, 1998). Le savoir médical a pris une valeur normative et les sociologues ont montré comment le « modèle médical » s'était imposé dans la définition et la prise en charge de nombreux problèmes sociaux (Conrad, Schneider, 1985 ; Aïach, Delanoë, 1998). Depuis peu, les citoyens sont appelés à participer davantage aux prises de décision pour répondre à des exigences de « transparence » ou d'« éthique ». Il ne s'agit pas seulement de diminuer l'asymétrie qui existe entre le patient et le médecin, mais de faire ultimement du patient l'expert en charge de la décision le concernant et de l'éthique le lieu de résolution des conflits de valeurs (Massé, 2003). La santé ne se définit plus seulement par rapport à la maladie, mais bien plutôt par rapport à des exigences sociales aujourd'hui en pleine évolution comme, par exemple, la valorisation de la qualité de la vie dans les choix thérapeutiques, la préservation de l'environnement ou l'autonomie individuelle et la responsabilité convoquées pour fonder le comportement idéal du malade. La transformation du champ médical et plus largement les évolutions en cours dans le champ de la santé ont pour trame une recomposition des normes et des valeurs[2]. C'est dans le but de la rendre intelligible que des sociologues

1. Voir l'analyse du principe Espérance d'Ernst Bloch que fait P. Bouretz (2001).

2. Toutefois, les études sociologiques qui, dans la lignée de J. Stoetzel (1983), se donnent pour objet les valeurs et se fondent sur des enquêtes d'opinion, s'intéressent à la politique, à la religion, à la famille, au travail, etc., mais ne retiennent ni la santé ni la maladie dans les différents « registres de valeurs » (Bréchon, 2003).

spécialistes du champ de la santé ont confronté leurs travaux au cours d'un colloque organisé à Brest[3].

Avant de s'engager plus avant dans l'analyse, il convient de rappeler que l'ordre des normes est très lié à celui des valeurs, il en est même inséparable. Pour Durkheim, la société se manifeste aux individus par des commandements qu'elle édicte et des sanctions qu'elle met en œuvre. Les normes sont en ce sens des manières d'être, de faire ou de penser socialement définies et sanctionnées, alors que les valeurs fournissent des références idéales qui orientent de manière diffuse l'activité des individus. Cette conception, qui est celle de la sociologie classique, donne une place importante aux normes juridiques et aux valeurs encadrantes, ce que Touraine a appelé les « garants méta-sociaux » (Touraine, 1975). L'œuvre de M. Weber, qui a étudié les mutations profondes des valeurs associées à l'ère moderne, constituées par le « désenchantement » et par le « processus de rationalisation », aide à mesurer l'importance d'une étude des valeurs pour la compréhension sociologique du changement. La sociologie contemporaine a renouvelé la perspective théorique de l'analyse des valeurs et des normes. Dans son ouvrage sur *La Négociation des valeurs*, O. Kuty (1998) remet en cause l'idée de valeurs encadrantes et insiste sur le fait que l'homme des sociétés démocratiques est un négociateur. Il ne négocie pas seulement ses intérêts, il aborde la construction de ses valeurs dans la même perspective. Les contextes sociaux d'aujourd'hui sont caractérisés par la multiplicité des ordres normatifs et les acteurs engagés dans l'action collective articulent les règles du jeu et les projets. Le sens à donner au projet commun devient un enjeu et parfois une source de conflit, car ce sont les identités qui sont en question. J.-D. Reynaud (1989) synthétise ainsi cette redéfinition des normes et des valeurs : « Les valeurs s'imposent bien aux individus, mais elles ne sont pas transcendantes et indépendantes de leurs relations. Elles sont l'objet même de ces relations, elles sont construites par elles. Une action collective, en imposant des règles, invente un sens. Les valeurs sont l'horizon de ce sens, l'orientation de l'action collective. Leur contenu précis n'est autre que la construction même des règles. » Le passage d'une conception des normes sociales surplombant le corps social, de valeurs de nature transcendante traduisant des idéaux à une conception de négociation des valeurs et des normes exprime une rupture conceptuelle que décrit F. Dubet (2002) dans son analyse du déclin de l'institution. Pour lui, les activités professionnelles participant à la socialisation des individus (éducation, santé, travail social), qu'il appelle « travail sur autrui », étaient fondées sur un « type de relation à autrui » conçu

3. Colloque international organisé par l'atelier de recherche sociologique de l'université de Bretagne occidentale et le comité de recherche 13 « Sociologie de la santé » de l'Association internationale des sociologues de langue française (AISLF), les 20 et 21 mars 2003 à Brest.

comme une médiation entre des valeurs universelles et des individus particuliers, vécu comme une vocation parce que fondé sur des valeurs et ayant comme finalité l'inculcation de normes qui conforment l'individu en même temps qu'elles le rendent autonome et « libre »[4]. Ce type de relation, que Dubet nomme « programme institutionnel », est en déclin parce que le monde social a perdu son unité : les modes de légitimité peuvent être discutés, les normes sont plurielles et doivent être justifiées, et les valeurs sont l'objet de choix, pour répondre à l'obligation faite aux individus d'être libres et de se construire à travers une autoréférence éthique et des ressources inégalement distribuées (Gauchet, 1998).

Le champ de la santé participe des grandes « lois » et principes de fonctionnement de la vie sociale et des rapports sociaux. Comme dans d'autres domaines, on y trouve un travail législatif toujours en chantier, des enjeux économiques et des rapports de pouvoir, des controverses et des débats. De même, les analyses conduites dans ce domaine mettent à jour des évolutions qui sont aussi à l'œuvre dans d'autres secteurs : tendance à l'instauration de réglementations multiples, de référentiels de pratiques et de procédures d'évaluation en phase avec une logique de rationalisation gestionnaire et budgétaire notamment. Les transformations identitaires, les mutations des cultures et des pratiques, le « malaise » des groupes professionnels intervenant dans le champ de la santé sont partagés par de nombreuses autres professions. Pour leur part, les patients, quel que soit leur état de santé, agissent selon des logiques multiples qui relèvent de l'espace familial et privé, du marché, du champ politique, du monde « spécialisé » de la médecine et de ses institutions, à l'instar de ce qui se passe dans d'autres espaces de la vie sociale où sont en contact des professionnels et des usagers. Pour toutes ces raisons, le champ de la santé peut être considéré non seulement comme exemplaire du champ social en général, mais aussi comme un bon vecteur d'éclairages sur un large éventail de faits et de rouages sociaux, en particulier en ce qui concerne les transformations des normes et des valeurs.

Les chapitres qui composent cet ouvrage ont été regroupés en trois parties, consacrées tout d'abord à diverses approches (anthropologique, sociologique, juridique, historique) relatives aux normes et aux valeurs dans le champ de la santé, puis aux professions et aux institutions, enfin à ce qui est en jeu du côté des « profanes ». Ceux-ci ne sont pas uniquement des malades ou des patients recourant au système de distribution des soins, mais aussi des individus et des citoyens spécifiés par les situations de vie singulières au sein desquelles ils

---

4. Ce modèle est proche du modèle normatif idéal brossé par Parsons dans le domaine médical et dont Freidson (1984) a fait justement remarquer qu'il était difficile d'en trouver des manifestations empiriques.

évoluent. La richesse du matériau et des axes de questionnement développés par les différents auteurs permet de dégager diverses autres thématiques de rapprochement entre ces contributions, leurs objets et leurs problématiques.

La dynamique des normes et des valeurs dans le champ de la santé

La contribution d'Anne-Marie Moulin[5], qui ouvre la première partie du livre, a pour objet les mutations profondes qui traversent le champ social de la santé, notamment dans le domaine de la recherche scientifique et technique. Les indéniables avancées et leurs applications en faveur du mieux-être des individus et des populations s'accompagnent de « retombées » qui viennent questionner tant la notion de progrès que les manières dont les politiques publiques et les professionnels intègrent ces changements et tentent d'en définir les modalités. La pratique médicale et ses référentiels, la relation entre professionnels de la santé et patients, le rapport de ces derniers avec le bien-être, la maladie, la mort apparaissent alors dans bien des cas en vive tension eu égard aux *modus vivendi* antérieurs et aux valeurs et normes pratiques qui les sous-tendaient. Rien ne serait plus comme avant, dans un contexte de diversification et de complexification croissante des scénarios réels ou susceptibles de se présenter.

Du fait de ces évolutions, les juristes et l'appareil législatif ont été amenés à statuer sur des situations jusque-là inédites, ou qui n'avaient pas encore été construites comme problème social et éthique. Ainsi, la loi française intitulée « Droits des malades et qualité du système de santé » du 4 mars 2002 tend à conférer à l'information du patient un statut de « droit de la personne » – un dérivé en quelque sorte des droits de l'homme – et à remodeler considérablement le « contrat médical » qui lie le praticien à son patient. Or, Jacques Hardy montre dans son analyse que si les intentions du législateur et le contenu du texte de la loi sont bien cernables, les arrêtés jurisprudentiels régulièrement prononcés participent à la préservation du pouvoir médical et à l'élaboration d'orientations qui n'apparaissent ni homogènes ni immuables. Ce que montre aussi l'analyse des péripéties de l'« arrêt Perruche » (Sandrine Perrot). Ces deux juristes rappellent en outre que l'expression des intérêts d'autres catégories d'acteurs, comme les assureurs et les médecins, ou tout simplement la réalité des pratiques sociales, sont loin d'être « conformes » aux dispositions législatives.

---

5. Les noms d'auteurs cités dans le cours de cette introduction sans précision de date sont les auteurs dont les textes suivent.

L'esprit de la loi, mais aussi éventuellement sa lettre, peuvent alors se trouver, dans leurs prolongements par la jurisprudence ainsi que dans les décrets d'application – ou les absences de décrets –, plus ou moins catégoriquement émoussés... voire sanctionnés.

Les questions posées par l'ancrage législatif, judiciaire et réglementaire des faits sociaux dans le champ de la santé se retrouvent dans plusieurs autres contributions où les chercheurs se sont notamment intéressés au point de vue des profanes. Jorge Muñoz, par exemple, étudie, à propos des victimes de l'exposition professionnelle à l'amiante, les étapes de l'inscription dans des textes officiels du principe de réparation des risques professionnels. Il montre que l'évolution de la législation s'oriente vers une meilleure reconnaissance du préjudice subi et du droit à réparation. S'agissant du Québec, Michèle Clément et Éric Gagnon analysent le fonctionnement du « régime d'examen des plaintes » qui, instauré au début des années quatre-vingt-dix, permet d'instruire et de donner suite aux réclamations et insatisfactions que tout usager des services de santé peut désormais formuler. Cette procédure s'inscrit dans le mouvement plus général de démocratisation des services de santé et de valorisation de la citoyenneté et de la parole des usagers. Pascal Ducourneau pour sa part analyse les attitudes et réactions des personnes qui ont accepté de participer à la constitution d'une banque d'ADN créée dans le cadre d'une étude en épidémiologie génétique sur les maladies cardio-vasculaires. Conformément aux textes législatifs relatifs à la protection des personnes se prêtant à la recherche (loi Huriet), ces personnes ont été amenées à signer un « Formulaire de consentement éclairé » qui veut traduire la reconnaissance du citoyen comme sujet participant, vis-à-vis duquel les experts ont un devoir d'information. Ces trois recherches sociologiques dévoilent une appréciation de la reconnaissance et de la défense des « usagers » sensiblement différente de celle affichée par les dispositions législatives et réglementaires. Chacun de ces auteurs montre en effet en quoi l'asymétrie des positions institutionnelles et sociales des protagonistes en présence opère au détriment d'une véritable reconnaissance et défense des acteurs non experts, et contribue à dévoyer des dispositifs qui se veulent, sur leur principe, égalitaires et équitables. Dans une optique analogue, Florence Douguet analyse l'ajustement des normes des professionnels travaillant dans diverses unités de dialyse rénale où prévaut un discours de valorisation de l'autonomie du patient. Mais les infirmières conçoivent cette autonomie à l'aune de leurs propres normes médicotechniques, et font du patient un auxiliaire sans considérer les valeurs qui sont les siennes.

La difficulté, voire la quasi-impossibilité sociologique pour les « experts » et les « décideurs » d'intégrer dans la gestion politique d'une question sociale donnée les caractéristiques des modes de vivre et de penser des individus citoyens trouve une illustration d'actualité à propos de la conduite automobile au-delà d'un certain seuil d'âge. Marcel Drulhe et Maryse Pervanchon portent leur attention sur les manières dont les personnes concernées et leur entourage proche appréhendent les effets du vieillissement et ses interférences avec le « bien (se) conduire ». Ils s'interrogent sur la pertinence et l'efficacité, compte tenu de la nature des faits concernés (vieillir et conduire), d'un contrôle, par des examens médicaux, de l'aptitude à la conduite automobile des personnes de 75 ans et plus. D'autant qu'un tel contrôle systématisé écarte le débat et les délibérations démocratiques et fait fi des processus généraux et informels d'autorégulation. Ce que Alexis Ferrand appelle la « tension normative » qui, en tant qu'état à la fois personnel et interpersonnel, se définit vis-à-vis de soi-même et dans les interactions avec les autres. Il rappelle que solutionner un conflit de normes, c'est adopter une position morale mais aussi adopter une tactique relationnelle, redéfinir ses appartenances, se re-positionner dans des réseaux complexes.

Le travail autour des normes et la négociation des valeurs parmi les professions de santé

La tendance à la médicalisation de problèmes sociaux se traduit par le recours aux normes énoncées par la médecine et ses experts comme outils « simples » et opérationnels pour l'aide à la décision et à la gestion sociale de questions par nature complexes. Ces normes semblent implicitement investies comme porteuses de valeurs « objectives », « sûres » et susceptibles de faire consensus (comme le respect de l'autre et le souci de la collectivité), comme le montre Françoise Le Borgne-Uguen à propos du statut de l'expertise médicale dans les mesures de protection juridique prononcées par les juges en direction des incapables majeurs. Bien souvent, le point de vue du médecin expert (psychiatre le plus souvent) est privilégié par le juge, et le rôle du délégué professionnel à la tutelle n'apparaît ni spontanément reconnu ni valorisé, tant par les juges que par les professionnels de santé intervenant dans la prise en charge du majeur protégé.

Parallèlement on observe de multiples stratégies des acteurs du champ de la santé pour s'approprier en les recomposant des normes exogènes promues par les pouvoirs publics, les caisses d'assurance maladie, les agences sectorielles telles que l'Agence nationale d'accréditation et d'évaluation en santé (ANAES), etc., pour les « socialiser » à leurs propres postures professionnelles ou contextes institutionnels. À propos de la mise en place progressive de la mammographie de dépistage du cancer du sein, Vincent Boissonnat montre en quoi les normes procédurales (« les scripts »), initialement conçues à titre expérimental et pour un usage à finalité diagnostique, ont implicitement été estimées « valides » pour la mise en œuvre d'une pratique généralisée à visée de dépistage systématique, essentiellement réalisée en libéral. Ce transfert de normes s'est accompagné d'une « déperdition normative » dans la mesure où la pratique radiologique faite d'actes individuels est inadéquate et ne peut être assimilée à un programme de santé publique comportant une normalisation et un contrôle qualité de ces actes. L'auteur précise que l'évaluation de la mammographie de dépistage ne se limite pas au registre des normes procédurales, mais doit également porter sur ses attendus, en l'occurrence la baisse de la mortalité par cancer du sein. C'est précisément de cette question que se saisissent Bernard Junod et Christine Quélier, qui s'interrogent sur la justification de ce dépistage systématique et sur la pratique généralisée de chirurgie du cancer du sein. Au vu de l'examen de diverses enquêtes épidémiologiques, ils concluent que l'indication chirurgicale semble pertinente pour les cancers létaux, qui ne représentent qu'une minorité des cancers du sein, mais estiment que la norme actuelle en matière de dépistage et de chirurgie du cancer du sein « est malfaisante » tant sur le plan psychologique que physique pour toutes les femmes dont le diagnostic serait celui d'un cancer non létal. Ce qui les conduit à s'interroger sur l'existence d'un antagonisme entre des normes de conduites diagnostiques et thérapeutiques pratiquées et enseignées, et les valeurs liées à l'appréciation méthodique et impartiale des effets d'une pratique sur le bien-être et la santé de tout ou partie de la population, en l'occurrence les femmes.

En prenant l'exemple des nouveaux traitements substitutifs dans l'offre de soins aux toxicomanes, Isabelle Feroni analyse comment l'incitation, émanant de l'Assurance maladie relayée par l'ANAES, à une régulation des pratiques par un fonctionnement collégial en réseau débouche sur diverses modalités de création normative de la part des généralistes prescripteurs. Cette contribution montre en quoi le suivi d'un processus de diffusion de normes peut constituer un analyseur de la diversité des postures professionnelles et de leurs déterminants, ici parmi les généralistes de ville. Pour sa part, Nathalie Gourmelon axe sa réflexion sur les dispositifs de fonctionnement coordonné dans la prise en charge des « populations limites », largement composées de personnes toxicomanes, souvent malades du sida et en situation de désinsertion sociale. Elle analyse le travail effectué par les professionnels de santé sur leurs propres valeurs pour être en capacité de prendre en charge des malades « hors normes » d'un nouveau type. Le fonctionnement en réseau « force » les différents acteurs qui s'y engagent à reconnaître que l'apport de connaissances internes n'est plus suffisant et qu'il convient de s'approprier l'« art du décentrement » pour forger de nouvelles cultures professionnelles et opérationnelles. Un tel cheminement est parsemé de difficultés, de tensions ou de désaccords, parce que les nouvelles normes marquées du sceau du pragmatisme sont rarement explicites et tout aussi rarement acceptées. Les conclusions qu'établissent Sylvie Denquin et Alexis Ferrand à propos des réseaux de soins en cancérologie sont proches : pour eux, les réseaux de soins sont des espaces de discussions, de débats et de controverses où émergent des problèmes normatifs nombreux et lourds de conséquences pour les pratiques professionnelles.

L'émergence d'une nouvelle donne dans la définition des mondes professionnels — dans le sens d'une hybridation des identités et des territoires — se repère aussi en milieu hospitalier. L'analyse que fait François-Xavier Schweyer de l'implication des médecins dans la définition de projets institutionnels relatifs en particulier aux plateaux techniques illustre, là encore, les façons dont les professionnels de santé sont conduits à mobiliser des compétences non médicales (en ressources humaines, budgétaires, techniques) et à s'engager dans un apprentissage collectif et stratégique. Cette contribution rappelle également que le cheminement social et politique des normes n'est guère celui d'une imposition du haut vers le bas, et que la « participation » institutionnelle des acteurs en détermine fortement le devenir. Dans une optique analogue, Mohamed Mebtoul montre comment, dans le contexte algérien caractérisé par la prégnance d'une « bureaucratie difforme » et d'une pléthore d'injonctions réglementaires, les directeurs d'hôpital parviennent à déjouer les normes prescrites et à les utiliser à des fins stratégiques, notamment en vue d'éviter les conflits et d'assurer « la paix sociale » au sein de leur établissement. C'est aussi en référence à l'espace social général que s'élaborent des normes de conduite des professionnels de santé. Tel est le cas, abordé dans la même contribution, des agents paramédicaux. Se vivant comme « victimes » et déconsidérés, les infirmiers cherchent à assurer leur reconnaissance au sein de l'institution par des stratégies de positionnement relationnel et social à l'égard des patients, qui sont plus ou moins considérés ou méprisés en fonction de leur appartenance sociale.

Les acteurs professionnels et profanes du soin et leurs relations

Quels sont les fondements sociaux du rôle de soignant ? Soigner autrui quel qu'il soit ne va en effet pas de soi, telle est l'idée développée par Françoise Bouchayer à propos de la prestation de soins professionnalisée, qu'elle définit comme une forme particulière de la relation d'aide, autrement dit de l'attention qu'une personne consacre à une autre personne. Dans cette perspective, cette auteure reprend la question en considérant deux registres principaux : celui des modalités et des circonstances de l'activation sociale de l'aide à autrui et celui du système de solidarité collective porté par la protection sociale.

L'analyse des pratiques de soutien et de soin par les enfants à leurs ascendants âgés, malades ou handicapés conduite par Simone Pennec, l'amène à repérer les différentes configurations de l'aide apportée et les valeurs qui les sous-tendent. Elle souligne qu'à force d'utiliser des référentiels de normes et de valeurs professionnelles pour rendre compte des conduites des profanes, on finit par ignorer ce qui leur est propre. Le patient ne se réduit pas à l'agent auxiliaire des soins ni au sujet idéal percevant son corps comme un objet clinique. Il donne sens à son expérience de la maladie, du handicap à partir d'un état personnel qui laisse place aux émotions, aux préférences, aux choix. Les agencements de représentations et de pratiques observés sont la résultante d'interactions et de compatibilités (ou incompatibilités) entre plusieurs séries de facteurs, parmi lesquels les souhaits de la personne aidée telle que la personne qui aide les perçoit et les prend en considération.

Les modes de construction et d'expression profane des normes identitaires et de conduite font l'objet de trois contributions consacrées au rapport au corps, au bien-être ou au mal-être en fonction des étapes et des situations de vie. Christine Rolland-Dubreuil met en lumière comment la définition médicale non stabilisée de la maladie d'Alzheimer crée un espace d'incertitude diagnostique qui est investi par les professionnels de la santé et les personnes désignées malades ou « probablement » malades. Dans un travail de négociation et de maintien de leur identité, celles-là vont aussi bien prendre appui sur les critères médicaux et opérer une appropriation des normes médicales sous une forme dont elles peuvent tirer avantage pour se dégager de l'image du « vieux dément ». Fabrice Fernandez, dont la contribution porte sur les usagers de drogues en prison, montre aussi la prégnance des phénomènes de contrôle et de régulation profane individuelle et interpersonnelle au sein d'un collectif donné. Les usagers de drogues du monde carcéral investissent le statut de malade comme ressource identitaire et interprètent les réponses institutionnelles. La construction des normes identitaires se retrouve aussi parmi les caissières de supermarché ou d'autres femmes consommatrices régulières de psychotropes auprès desquelles Katell Terrien et Claudie Haxaire ont conduit leur recherche. On note que le thème de la gestion profane de la santé et des soins, assez familier à la sociologie de la santé, se trouve ici abordé à partir de trois objets de recherche ayant à voir, d'une manière ou d'une autre, avec la santé mentale, sous-champ de la santé présentant diverses spécificités, notamment celle de concerner le sujet dans sa globalité existentielle.

Les textes présentés dans cet ouvrage sont issus d'une volonté de débat et de confrontation[6]. Ils nous permettent de nous interroger

6. C'est l'esprit du comité de recherche « Sociologie de la santé » de l'AISLF.

aussi sur les normes de travail des chercheurs. En prenant le recul que nous offre la fameuse distinction entre les niveaux d'analyse macro/méso/micro, nous constatons que le premier niveau est le moins analysé ici. Les travaux sociologiques réunis dans ce volume font certes référence au niveau macrosocial, aux grands appareils de l'État (la justice, le droit, le système de santé) mais les étudient moins pour eux-mêmes que comme environnement. Et c'est à l'histoire et à la science juridique que reviennent ici le soin d'aborder la partie « macro » de notre question initiale, ce qui nous oblige à nous questionner sur la division du travail entre approches disciplinaires. Les travaux analysant de manière comparative différents systèmes de protection sociale en rapport avec les transformations du travail et la marchandisation croissante des services sont indispensables pour saisir comment les interactions des milieux du soin, hospitalier et domestique, sont structurées par les politiques globales du marché et des États. Les politiques économiques et de santé déterminent les rapports entre professionnels assurant des fonctions soignantes, administratives ou de recherche. Or, les décisions prises au niveau national comme les transformations internationales sont peu développées dans les textes présentés, comme si les changements rapides liés à la globalisation (Saillant, Bouliane, 2003; Hours, 2003) ne pouvaient y trouver écho. Que sait-on des intérêts des grands groupes économico-professionnels et de la façon dont les firmes pharmaceutiques infléchissent les normes de la pratique, au fil des découvertes et de la réaffectation des molécules et des médicaments? On entrevoit quelques traces de leurs intérêts, et des constructions normatives associées, à l'hôpital ou dans les consommations de certaines femmes, de certains malades, des hommes emprisonnés, etc.

Ces politiques économiques, conjuguées aux politiques publiques sociosanitaires, définissent les places et rôles laissés ou imposés aux malades, à leur entourage et éventuellement aux organisations qui les représentent. Les régulations en jeu relèvent alors des pouvoirs et définissent différents niveaux de normes dont les degrés d'imposition peuvent être mesurés au travers des sanctions appliquées. Cependant, l'étude des sanctions ne peut être réduite aux sanctions prévues contre les contrevenants à la règle, car c'est aussi dans les interactions entre groupes d'acteurs, professionnels entre eux, professionnels et usagers, malades entre eux, etc., que se construisent les rapports normatifs. Ceux-ci comportent des relations diversifiées, suivant les rapports sociaux de classe, de génération, de sexe et selon des liens d'affinité ou d'obligation qui font porter la sanction sur les processus interindividuels et intrapersonnels. Ces sanctions sont moins facilement repérables que celles que l'on observe dans les régulations interprofessionnelles.

La place du patient-usager-profane, qui est régulièrement affirmée comme le cœur même de l'activité médicale et sanitaire, reste assez paradoxale et les chapitres de ce livre en dressent un « contour en creux ». L'usager semble dissout dans sa pathologie, dans son dossier médical ou dans l'information traitée par les épidémiologistes, les médiateurs ou d'autres professionnels, et est rarement pris dans les rapports sociaux autres que microsociaux. On peine à le reconnaître dans les rapports sociaux de classe, de sexe ou de génération, qui restent les principaux rapports structurants de toute société (Godelier, 1982). Il est sans doute difficile de conjuguer l'étude des rapports sociaux de classe, de genre, d'âge, etc. dans les travaux microsociologiques centrés sur des processus interindividuels et collectifs dans des groupes bien spécifiques, et qui en oublient parfois de faire retour sur les effets de structure. On peut y voir cependant un effet des spécialisations en sociologie ; par exemple, si les travaux sur la protection sociale se réfèrent plus volontiers aux inégalités de classes et montrent des effets de domination fréquemment établis à partir de grandes séries statistiques, ils se penchent assez peu sur les processus différentiels qui s'inscrivent dans les interactions du quotidien.

À travers une grande variété d'observations et d'analyses, cet ouvrage apporte une contribution à une théorie des normes par l'illustration convaincante de deux propositions fortes. D'une part, les normes ne sont pas des fins en soi, ce sont des intermédiaires, à la fois résultats de processus sociaux et outils au service des groupes et de leurs objectifs. Les fins elles-mêmes sont par définition contradictoires et conflictuelles. Une évolution normative se dessine qui oscille entre le respect de l'usager (des droits humains, de la dignité humaine, etc.) et le souci de rentabilité, d'efficacité. Elle pose la question de l'usage rhétorique de certaines valeurs ou du sens des tensions normatives illustrées par les impositions de normes ou leur transgression par certains groupes professionnels mais aussi certains « usagers ». D'autre part, la sanction n'est que l'un des aspects, certes capital, de la compréhension des normes, mais d'autres aspects doivent être étudiés pour les rendre intelligibles, comme la négociation, la diffusion, la perte et la recherche de sens, etc. De même, les usages de la norme varient : elle peut être instrument de régulation, mais aussi de destruction, de déstabilisation, selon le point de vue choisi ou le registre de sa légitimation. Nous assistons actuellement à un renouvellement des normes mobilisées dans le champ de la santé, dans le cadre de ce qui apparaît comme un passage de relais difficile entre des instances normatives fortes : justice, médecine, religion, marché. L'ambition de cet ouvrage est d'être constructif et utile en donnant une vision d'ensemble de ces recompositions normatives à l'œuvre dans nos pays au début de ce siècle.

Bibliographie

Aïach P., Delanoë D. (dir.), (1998), *L'Ère de la médicalisation. Ecce homo sanitas*, Paris, Anthropos.

Bouretz P. (2001), « L'utopie de la santé parfaite: entre principe Espérance et principe Responsabilité », *in* Sfez L. (dir.) (2001), *L'Utopie de la santé parfaite. Colloque de Cerisy*, Paris, PUF.

Bréchon P. (dir.) (2003), *Les Valeurs des Français*, Paris, Armand Colin.

Castel P., Merle I. (2002), « Quand les normes de pratiques deviennent une ressource pour les médecins », *Sociologie du travail*, n° 44, p. 337-355.

Conrad P., Schneider J.W. (1985), *Deviance and Medicalization. From Badness to Sickness*, Columbus, Merrill Publishing Company.

Dubet F. (2002), *Le Déclin de l'institution*, Paris, Seuil.

Fassin D. (1998), « Les politiques de la médicalisation », *in* Aïach P., Delanoë D. (dir.), (1998), *L'Ère de la médicalisation. Ecce homo sanitas*, Paris, Anthropos.

Freidson E. (1984), *La Profession médicale*, Paris, Payot.

Gauchet M. (1998), « Essai de psychologie contemporaine I. Un nouvel âge de la personnalité », *Le Débat*, n° 99, réédité *in* Gauchet M. (2002), *La Démocratie contre elle-même*, Paris, Gallimard.

Godelier M. (1982), *La Production des grands hommes*, Paris, Fayard.

Hours B. (2003), « Coopérations, conflits et concurrences dans le système international de santé », *in* Cresson G., Drulhe M., Schweyer F.-X. (dir.), *Coopérations, conflits et concurrences dans le système de santé*, Rennes, Éditions ENSP.

Kuty O. (1998), *La Négociation des valeurs. Introduction à la sociologie*, Paris/Bruxelles, De Boeck/Larcier.

Massé R. (2003), *Éthique et santé publique*, Saint-Nicolas (Québec), Presses de l'Université Laval.

Reynaud J.-D. (1993), *Les Règles du jeu. L'action collective et la régulation sociale*, Paris, Armand Colin.

Saillant F., Boulianne M. (2003), *Transformations sociales, genre et santé. Perspectives critiques et comparatives*, Paris/Saint Nicolas (Québec), L'Harmattan/Presses de l'Université Laval.

Stoetzel J. (1983), *Les Valeurs du temps présent: une enquête européenne*, Paris, PUF.

Touraine A. (1975), « Les nouveaux mouvements sociaux », *Sociologie du travail*, n° 17, p. 1-25.

Première partie

TRANSFORMATION DES NORMES ET NÉGOCIATION DES VALEURS DANS LE CHAMP DE LA SANTÉ

– 1 –

Ordre et désordre dans le champ de la santé

Anne-Marie Moulin,
CNRS-CEDEJ, Le Caire

Le champ social de la santé, selon des termes entrés en usage inspirés par la sociologie de Pierre Bourdieu, se définit par acteurs et enjeux, normes et valeurs. Il subit aujourd'hui dans la plupart des pays des mutations profondes, en relation avec des changements intervenus à la fois dans la science médicale et dans les mentalités. Cette recomposition s'opère au nom d'une «rationalité» nouvelle, d'une efficacité, d'une efficience et d'une équité plus grandes. Autonomie du patient, transparence des procédures, validité des protocoles, autant de mots-clés qui correspondent à la revendication de nouvelles valeurs qui prennent place sans les supplanter aux côtés des valeurs anciennes – bienfaisance, solidarité, efficacité –, silencieusement prorogées. Mais nous sommes plus en présence d'un chantier prolongé que d'une réforme aboutie. Tant s'en faut que la nouvelle configuration du champ soit stabilisée. De surcroît, au sein d'un monde global, elle tend à intéresser l'ensemble de la planète.

Marquées par leur marginalité dans les sanctuaires du soin et de la recherche, les sciences sociales de la santé ont vu longtemps leur fonction ressentie comme essentiellement critique, voire destructrice, à l'égard des institutions médicales et du savoir scientifique. Aujourd'hui, elles ont fermement pris pied dans un champ jadis surplombé sans conteste par le prestige et la transcendance de la science. L'ouvrage de l'anglais R. Wilkinson, *Unhealthy Societies*, qui décrit la persistance d'écarts sociaux catastrophiques en matière d'indicateurs de santé, prend typiquement acte de la prédominance des facteurs sociaux dans les déterminants de la morbidité et de la mortalité: «Les progrès de notre compréhension de la santé dépendront de nos recherches en sciences sociales.» (Wilkinson, 1996, p. 14.)

Les nouveaux chantiers de la santé

Si le champ de la santé est habité par de nouvelles valeurs, c'est que de nouveaux acteurs y ont pris, aux côtés des professionnels de la santé, une importance considérable, en premier lieu les juristes et les économistes.

Le droit à la santé représente un «nouveau droit» introduit dans la plupart des constitutions des pays européens, après la Seconde Guerre mondiale; il a été énoncé en toutes lettres par l'Organisation mondiale de la santé (OMS) en 1949. À la faveur de l'application de ce droit, les juristes ont fait évoluer le principe de responsabilité médicale, donné une place nouvelle à l'usager et facilité le déploiement d'un contentieux auparavant très rare. L'obligation de résultat se profile pour remplacer celle de moyens, selon une doctrine juridique formalisée au début du XXe siècle.

C'est après la fin des Trente Glorieuses que les économistes sont montés massivement en scène. Ils ont fait oublier l'adage selon lequel la santé n'a pas de prix, pour dénoncer la spirale sans fin des dépenses de santé.

Une nouvelle espèce d'acteurs, plus discrets, est également apparue, les éthiciens. En France, le Comité consultatif national d'éthique (CCNE) a été créé en 1983 pour réfléchir sur les conséquences sociales des progrès des sciences biomédicales. Il a regroupé en son sein non seulement des experts, mais aussi des représentants des familles de divers courants de pensée religieuse et politique, et bien que ses avis soient purement consultatifs, ce Comité a joué le rôle d'antichambre du Parlement pour la préparation des lois dites de bioéthique en 1994.

Enfin, les associations de malades ou de personnes civiles concernées par telle ou telle pathologie ont également joué un rôle croissant. Au cours de l'épidémie de sida, certaines d'entre elles sont directement intervenues auprès des pouvoirs publics pour orienter et financer tel ou tel type de recherche. Le champ de la santé voit s'affronter de véritables factions réclamant des décisions du politique.

Préoccupé de garder un équilibre entre les demandes des uns, les exigences comptables des autres, le développement exponentiel de la recherche et la mise en question des valeurs traditionnelles attachées à l'intégrité du corps, le législateur est finalement intervenu en France en fixant des lois dites de bioéthique en 1994 et en promulguant la loi Kouchner relative aux droits des malades en 2002.

La codification et la standardisation des pratiques de soin et de recherche répondent à des impératifs officiellement affichés par l'État: une régulation plus stricte des pratiques, un meilleur partage de l'information, une distribution plus équitable des soins et des traitements – qui devrait permettre de réduire les incohérences et les inégalités entre classes sociales et entre individus –, et une vigilance accrue à l'égard des risques sanitaires en tous genres.

L'équilibre n'en est pas moins sans cesse remis en cause par la production de nouvelles connaissances, et l'on assiste à l'augmentation de « biens de santé » s'épanouissant autour de nombreuses formules alternatives. Le flux d'innovations en matière de diagnostic, de prévention et de traitement crée des situations inédites. Dans le domaine de la reproduction, par exemple, si le désir d'enfant de la part des femmes connaît encore des limites, on peut dire qu'il n'y a plus guère de stérilité masculine incurable (Löwy, 2000). Les améliorations chirurgicales et biologiques de la greffe autorisent des transplantations itératives qui déplacent les bornes de l'espérance de vie. Même l'insémination artificielle avec donneur, technique passée depuis longtemps en routine, voit ses modalités remises en cause par les progrès de la génétique. L'anonymat strict du donneur en représentait un pilier; l'utilité de disposer d'une information génétique précise sur son géniteur amène à reconsidérer la pratique de l'anonymat dans le don de gamètes et ranime la controverse sur le droit de l'enfant à connaître son père biologique.

En légiférant, le politique s'est donc gardé d'affirmer l'intangibilité des lois, et a posé le principe de leur révision périodique afin de s'adapter à la fois aux innovations scientifiques et à l'évolution des mentalités. Un tel *aggiornamento* permanent, inhabituel dans l'histoire du droit, accentue le côté chantier permanent, voire séisme annoncé, du champ de la santé. En dépit des succès et du prestige technique de la médecine, les « Affaires » (sang contaminé, hormones de croissance, vache folle...) ont attiré l'attention sur la nécessité de contre-pouvoirs et d'une fonction d'alerte de la société civile aux dérives possibles de la médecine. On ne saurait laisser seuls aux commandes des professionnels de la santé ou de la recherche qui peuvent, soumis à des pressions ingérables, se couper des réalités et faire fausse route. Bref, la République ne saurait être laissée aux soins des nouveaux « Morticoles[1] ».

1. Titre de la satire d'une violence inouïe, de Léon Daudet, publiée en pleine euphorie de la « révolution pasteurienne », en 1894.

Le champ miné du savoir

La société, fascinée par les avancées officielles de la biomédecine (thérapies géniques, greffes multiples et itératives, vaccins de types nouveaux, nouvelles chimiothérapies, nouveaux biomatériaux...) tout à la fois attend de la médecine des miracles au quotidien et nourrit des craintes à l'égard de ces sauts dans l'inconnu. La rapidité du renouvellement des connaissances a déstabilisé les rapports traditionnels de confiance entre les médecins et leurs patients. Bien que le savoir-faire global du généraliste soit souvent célébré, le recours au spécialiste s'accentue. Les malades se déplacent le long de l'échelle médicale, jonglent avec les consultants et trouvent dans l'éclatement ou même les incohérences des interventions un aliment à leur défiance.

Les connaissances médicales sont plus accessibles que par le passé à tous les usagers, par le jeu des nouvelles techniques de l'information et des progrès de la vulgarisation rebaptisée « communication » ou tout simplement « com' ». « Les nouvelles technologies de la communication ouvrent un champ immense. » (François, 2001, p. 5.) Les laboratoires et les hôpitaux tiennent fréquemment des journées « portes ouvertes ». Il n'est plus question de discriminer, d'un carré blanc ou de toute autre marque, les émissions télévisées spécialisées pour en réserver l'accès aux métiers de la santé. L'Internet efface la distinction sur ses « autoroutes » entre le professionnel et le laïc (après reconfiguration des sites, il subsiste deux grands portails, Doctissimo et Top Santé). Les secrets de la tribu – la mutabilité des connaissances médicales, les incertitudes des traitements, les aléas des indications – ne sont-ils pas maintenant sur la place publique ? L'individu postmoderne est désormais en tête à tête avec la science. Il émerge « solitaire comme un nuage », disait le poète (Wordsworth), comme un être rationnel et autonome, sur un marché en voie de globalisation où il est directement sollicité par les nombreuses forces qui s'y exercent.

Si la responsabilité civile et pénale des médecins a succédé à un certain état d'« irresponsabilité » historique dont témoignait la seule obligation de « moyens », le citoyen ordinaire est investi à son tour d'une responsabilité personnelle directe dans le choix et le contrôle des dépenses de santé, et le malade est désormais considéré comme l'expert ultime du bien-fondé d'une décision qui le concerne avant tout.

Le métier de médecin, de son côté, a changé. Les médecins sont devenus incontestablement plus savants. Leur métier, qui n'a jamais perdu de vue le modèle artisanal, renoue avec l'érudition. À la découverte empirique des corps et des âmes se substitue un apprentissage de plus en plus livresque. La connaissance médicale a changé dans ses modalités d'acquisition et d'enseignement. Le médecin ne cherche plus à retrouver, à propos du cas qui se présente, un modèle canonique imprimé jadis dans sa mémoire, pendant une «visite» au lit du malade. Il s'agit désormais moins de rechercher un diagnostic par intuition fulgurante, grâce au repérage rapide d'un signe pathognomonique, que de passer en revue des arbres de décision d'une grande complexité. Le front de la science se déplace en bouleversant la nosologie, et la Classification internationale des maladies est sans cesse en révision. Les maladies naissent et meurent (Moulin, 2004b; Nicolle, 1933) non pas tant parce qu'elles sont éradiquées, que parce qu'elles ont cessé d'être. Au cimetière des connaissances, bien des syndromes aux noms savants vont rejoindre la suette miliaire et la chlorose des jeunes filles.

Le *turnover* accéléré des connaissances confronte à la nécessité de modifier constamment le cursus des étudiants en médecine et d'instaurer le recyclage périodique des praticiens, entériné par la loi comme une obligation. Ce renouvellement rapide des connaissances, que l'on peut saluer comme un indice réconfortant de progrès, alerte cependant aussi quant au caractère éphémère des connaissances, et suggère l'ampleur et la fréquence des erreurs, sinon des fautes, commises dans le passé. Par extrapolation, il annonce également celles qui se démasqueront dans un avenir proche.

Le statut de la connaissance par rapport au temps s'en trouve radicalement modifié. L'expérience médicale apparaît moins cumulative que soumise à des torsions brusques et des ruptures incessantes. Le champ de la santé est semble-t-il soumis à des forces inconciliables, sollicité d'un côté par une exigence d'innovation continue, et de l'autre par une demande de sécurité croissante (principe de précaution), bref, exposé à des embardées, entre accélération et freinage.

La transformation du champ a porté aussi sur le rapport du soin à la recherche. Le modèle de la clinique n'ignorait pas la composante expérimentale, elle était même omniprésente si l'on en croit la célèbre formule de Georges Canguilhem: «En médecine, on n'expérimente, c'est-à-dire on ne soigne, que dans l'angoisse.» (1989, p. 389.) Le risque renvoyait avant tout à l'aléa thérapeutique et à l'idiosyncrasie ou aux particularités du terrain individuel. Mais la dépendance du sujet et l'autorité du médecin étaient admises par tous, liés au danger de la situation, et à l'urgence de la décision à prendre.

La course au progrès scientifique a pris une allure plus frénétique. Certes le XXe siècle a enregistré un recul global des maladies infectieuses, une baisse spectaculaire de la mortalité infantile et néonatale, un meilleur dépistage et traitement des cancers, et l'allongement continu de l'espérance de vie, même dans les pays tardivement industrialisés. Mais au cours de la période récente, la science médicale s'est heurtée à de nouveaux défis:

- le «retour» de certaines maladies infectieuses;
- l'émergence de virus inconnus;

– l'apparition ou l'aggravation des pathologies liées aux bouleversements écologiques (troubles respiratoires, affections métaboliques liées à des désordres nutritionnels...);

– l'essor des résistances des agents pathogènes aux antibiotiques;

– le développement des infections nosocomiales, avec des germes différents selon les pays. Microbes et moustiques seraient-ils revenus, comme disent les Africains, «plus méchants qu'avant»?

La demande d'innovations se fait donc pressante, parfois au détriment de la recherche sur les causes profondes du désordre. Or l'utilisation de nouvelles molécules ne se conçoit plus qu'au terme d'un processus de «validation» des protocoles. Il s'agit de ce qu'on appelle improprement «essais cliniques», puisque la clinique renvoyait à un patient couché (du grec *klino*) sur un lit. Les essais cliniques au sens large signifient l'enrôlement de nombreux sujets dans des «cohortes», appariés selon différents critères d'âge, de sexe, de niveau de vie, d'habitudes alimentaires ou professionnelles ou toute autre caractéristique jugée pertinente, pour comparer des drogues simples ou composées, aux termes d'un protocole.

En France, la loi Huriet de 1988 «sur la protection des personnes qui se prêtent à des recherches biomédicales», qui a marqué le passage d'une expérimentation implicite à une pratique explicite, a encouragé et encadré juridiquement ce mouvement. Elle a entraîné l'augmentation exponentielle du nombre de personnes engagées dans les essais: si l'on en croit un avis du CCNE en 1998, plus de 800000 personnes en France seraient engagées dans de tels essais.

L'idéal de la connaissance en médecine repose désormais sur des essais randomisés et sur la modélisation, permettant de tester des hypothèses et de valider des schémas thérapeutiques. La médecine, dite «*evidence-based*» (appellation empruntée à un article du *Journal of the American Medical Association* en 1980) ou encore «*population-based*», requiert des cohortes de patients ajustées en tirant parti de l'effet statistique avec une puissance inégalée, au détriment parfois d'une certaine finesse dans le recueil et l'exploitation des données.

La mathématisation de la connaissance médicale a été longtemps différée par les médecins, depuis les études modèles de Louis sur l'utilité de la saignée, au début du XIXe siècle. Les médecins répugnaient à voir leur art leur échapper au profit d'une comptabilité des cas pouvant être effectuée par des scribes ou des comptables indifférents au contenu des catégories. Ils se déclarent aujourd'hui convaincus par la médecine «fondée sur des preuves» irréfutables, où l'argument statistique est prédominant[2].

2. L'ouvrage d'Éven P. et Debré B. (2002) représente à cet égard une exception notable.

Les firmes pharmaceutiques spécialisées dans l'innovation ne sont pas étrangères à ce mouvement où elles jouent le rôle de «promoteurs des essais». Le lobby des grandes compagnies et leur influence occulte font l'objet de deux romans policiers de Martin Winckler, auteur à succès de *La Maladie de Sachs*: *Mort in vitro*, *Touche pas à mon sein*, où les héros pratiquent en virtuoses le jargon professionnel des appels d'offres et des essais thérapeutiques et introduisent à un univers implacable et anonyme, où les médecins pactisent avec le diable des multinationales.

L'enrôlement des individus dans des essais jugés indispensables à la validation de toute innovation trouve sa limite dans l'impossibilité de réemployer les mêmes populations. Les essais se sont donc multipliés avec une proportion croissante dans les pays du Sud. Un quart de la recherche américaine, par exemple, est situé dans ces derniers. Le nombre de sujets concernés est passé de 4000 en 1995 à 40000 en 1999. Il se déroule ce que le *Washington Post* appelle une «chasse au corps humain» (*bodyhunting*). On parle aussi de *Bleed and Run*, *Fed-Ex Research*, *Parachute Research*. Le nombre de pays concernés est passé de 28 en 1990 à 79 en 2000, portant sur l'Amérique latine, l'Afrique et l'Asie (et aussi désormais l'Europe de l'Est).

Ces transformations conjuguées des connaissances médicales, des modes de formation des professionnels et de la recherche sont allées de pair avec une prise de conscience que le pacte entre la médecine et son public devait reposer sur d'autres bases que le principe d'autorité, l'entente tacite ou le contrat de confiance. L'asymétrie historique du médecin et de son patient est apparue comme un obstacle au bon fonctionnement démocratique du champ de la santé. Le consentement devait être explicite et «informé», et le contenu même de cette information devait être précisé et codifié. Les turbulences du champ de la santé seraient jugulées par le regard citoyen. L'ère de la «transparence» était venue.

Un champ lumineux ou l'avènement de la transparence

Ce terme «transparence» est emprunté au monde politique, et s'oppose dans le vocabulaire quotidien à la corruption, à l'ombre et la noirceur. Il renvoie à un changement radical dans les relations du patient au monde médical, au rééquilibrage d'une asymétrie chronique.

Pour discipliner les professions de santé et répondre aux exigences de la démocratie et de la gouvernance, la législation a prévu une nouvelle donne des devoirs et des droits: «Une aggravation de la responsabilité médicale, une meilleure information des usagers de santé, une vigilance accrue à l'égard des risques en tous genres, depuis les risques alimentaires jusqu'aux risques dans le milieu, une sécurité sans faille au sein du milieu hospitalier, et une réduction des dépenses.» (Bernard Glorion, président du Conseil national de l'Ordre en 1995)[3]. La relation médecin/malade était jusque-là dominée par la figure vocationnelle du soignant, ses qualités d'écoute et d'empathie, opposées au statut inférieur du soigné, «aveugle, douloureux, et essentiellement passif», suivant une formule du premier président de l'Ordre des médecins, Louis Portes (Portes, 1954). La prise d'autonomie devient appréciable à l'aune de la qualité du consentement du sujet de soins, défini comme un «citoyen libre, adulte et responsable» (rapport Évin).

Une série de lois et de mesures réglementaires a jalonné cette évolution. La loi Huriet de 1988, qui a nettement distingué les situations de recherche et celles de soin ordinaire, a fourni une charte détaillée au consentement «éclairé». L'information exigible portait entre autres sur les objectifs de la recherche et le rapport bénéfices/risques pour le sujet qui s'y prête.

La loi bioéthique de 1994, relative au respect du corps humain et modifiant le Code civil, a lié la règle du consentement préalable dans tout acte médical au principe du respect de l'intégrité de la personne: le malade pleinement informé devrait accéder aux schèmes de la démarche diagnostique, aux arbres de décision et participer aux choix thérapeutiques. Le soin ordinaire doit d'autre part se conformer aux normes reconnues par la profession. Dans les années quatre-vingt-dix, les autorités ont encouragé les conférences dites de consensus et la rédaction de références médicales «opposables» dites RMO, facilitant l'évaluation et la sanction des comportements déviants, tout en laissant subsister des éléments de compromis, comme la possibilité de cacher un diagnostic ou un pronostic grave. L'outil a été progressivement abandonné, en raison de la difficulté à le faire fonctionner (contrôle administratif de millions d'ordonnances et caractère mouvant des certitudes). Les recommandations des conférences de consensus, qui devaient permettre le fonctionnement d'un contentieux, se sont avérées instables, et les RMO rebaptisées «recommandations de pratiques cliniques» (RPC) ont été remises sur le métier par l'ANAES.

À travers ses quatre rédactions successives (1947, 1955, 1979, 1995), le Code de déontologie médicale a suivi une évolution parallèle: il a été «profondément modifié pour tenir compte de l'évolution des lois en vigueur comme des mentalités». La dernière version du Code, en date de 1995, contient un article détaillé sur le consentement.

---

3. Si la représentativité du Conseil de l'Ordre a été fortement remise en question jusque dans les années quatre-vingt, l'Ordre a incontestablement rétabli sa situation d'arbitre, et son *Bulletin* constitue, pour les vingt dernières années, une précieuse source sur l'évolution de la profession, de ses pratiques et de la réglementation en vigueur.

Le médecin doit au malade une « information loyale, claire, appropriée sur son état, les investigations et les soins qu'il lui propose ». Il n'y a pas de secret qui lui soit opposable. La Charte du patient hospitalisé (la première version datait de 1974), actualisée en 1994, figure dans le livret d'accueil du malade à l'hôpital. Elle traite en son titre III de l'information du patient et de ses proches et, manifestement, veut en finir avec toute trace de paternalisme. L'information comporte notamment l'énoncé précis des risques inhérents à la stratégie thérapeutique envisagée. Le patient se voit reconnaître le droit de changer d'avis et de se soustraire à tout traitement quand il le désire. En cas de désaccord, l'autonomie du patient l'emporte sur le devoir de bienfaisance du médecin, pourvu que, et c'est évidemment le point délicat, l'information ait été correctement apportée[4]. Le texte parle de « participation » aux choix. Le malade devient un « partenaire ».

La Convention européenne sur les droits de l'homme et la biomédecine de 1997 est allée dans le même sens, comme l'Association médicale mondiale, qui s'est prononcée aussi à Bali en 1995 pour un « droit du refus ».

En France, l'arrêt de la Cour de cassation de 1997 (arrêt Hedreuil) a accentué le tournant historique. Le médecin doit désormais prouver qu'il a rempli ses devoirs d'information, alors que la charge inverse (prouver le défaut d'information), évidemment très difficile à mettre en œuvre, incombait jusque-là au patient. Un document écrit constitue donc maintenant la preuve légale de l'information ; il peut évidemment servir d'écran protecteur et de paravent à l'absence de dialogue...

Cependant, tous ces dispositifs, très influencés par la réglementation en vigueur aux États-Unis, ont été jugés encore insuffisants. En 1998, le CCNE a rendu, à la demande de Bernard Kouchner, un avis (consultatif) sur le « consentement éclairé et l'information des personnes qui se prêtent à des actes de soin ou de recherche », apportant de nouvelles précisions. Dès 1993, Kouchner, interpellant le CCNE avait parlé de « transparence » et, soulignant la fin de l'asymétrie historique, avait caractérisé la relation malade/médecin tout uniment comme « un homme qui en rencontre un autre ». De façon volontairement provocante, il fustigeait la « feinte infaillibilité » de la profession. L'appropriation du savoir médical par le malade apparaît alors de nature à établir la transparence et à modifier le champ de forces. Le médecin ne figurerait ainsi plus qu'une pointe du triangle société civile/professions de santé/État, autour du corps de l'individu

4. La pratique de « traiter un malade malgré lui » subsiste cependant certainement et témoigne pour l'instant d'un certain hiatus entre la réglementation officielle et les mœurs.

qui en occupe le centre de gravité. Philippe Éven, ancien doyen du CHU Necker à Paris, parle d'un « triangle magique », où les citoyens seraient « au centre du système » (Éven, Debré, 2002, p. 315).

Les associations, se fondant sur la connaissance intime que les patients ont de leur mal, revendiquaient depuis longtemps de mettre leur expérience au service d'une recherche innovante. Les malades chroniques (diabétiques, insuffisants rénaux ou respiratoires, porteurs d'anomalies génétiques en tous genres : hémoglobinopathies, maladies métaboliques, neurologiques...) seraient ainsi amenés à devenir des quasi-experts. La postmodernité favorise l'émergence d'un motif philosophique qui fascinait mon maître, Georges Canguilhem : le médecin de soi (Aziza-Shuster, 1972). Le thème vient de Descartes qui l'envisageait comme la conséquence logique d'une bonne connaissance des mécanismes du corps assimilé à l'étendue géométrique et d'une saine articulation entre intellection et pouvoir de décision, raison et volonté.

Pour des raisons conjuguées – idéologiques (affirmation réitérée du droit à la santé, valorisation du principe d'autonomie), juridiques (ouverture des droits à compensation) et économiques (recherche d'un abaissement des coûts et encouragement à une prise de responsabilité) – la réorganisation du champ médical tend aujourd'hui à faire des malades des acteurs autonomes et rationnels, gardiens et comptables de leur santé.

La transparence marque une tentative de libération du malade de sa sujétion, mais aussi la fin d'un huis clos et un éclatement de la relation thérapeutique. La science, qui fait l'objet d'un « grand partage », gomme la distinction privé/public[5]. Pour permettre la transparence des actes, la rationalité médicale s'exprime dans des règles. Consultations et traitements se transforment en une série de procédures de marques déposées, dont, en droit, le fonctionnement est aisé à suivre et peut être contrôlé par de simples bureaucrates. Cette bureaucratie intermédiaire ne rencontre plus le patient que sous la forme du dossier médical. La tradition de la « Grande leçon » ou théâtre de la clinique, où le malade s'offrait aux regards, qui a subsisté en France jusqu'aux années soixante, est aujourd'hui jugée inadmissible, alors qu'elle était précédemment valorisée comme objectivante et scientifique[6]. Le dossier apparaît comme un véritable substitut du

---

5. « Le débat public/privé est une sorte de débat théologique qui n'intéresse que les théologiens. » (Collet, 2003, p. 6.)

6. Le célèbre tableau de la leçon de Charcot sur l'hystérie à la Salpêtrière n'était pas vu au XIXe siècle comme un spectacle indécent et irrespectueux de la patiente, mais comme un témoignage sur l'objectivité de la science garantie par le regard de l'assemblée.

malade dans les discussions qui le concernent. Il remplace la présentation du cas (le malade en personne) devant un parterre de spécialistes ou un public d'étudiants. Il appartient davantage au malade qui peut légalement y avoir accès comme il l'entend, mais il circule aussi dans une sphère étendue où la manipulation bureaucratique peut mettre à mal le secret dont le principe est officiellement maintenu. Il doit donc faire l'objet de dispositifs complexes d'anonymisation des dossiers.

Le dossier est même entré dans l'espace virtuel, si lourd d'images qu'il faut accroître la mémoire des ordinateurs (mais il y manque parfois la mention du motif qui a déclenché l'hospitalisation !) (Hazebroucq, 2000). Le réalisme et les qualités d'objectivité et d'exhaustivité prêtées à l'imagerie participent d'ailleurs directement à l'idéal affiché de la transparence. L'imagerie semble remplacer et dévaluer le regard humain, subjectif et imparfait. Le dévoilement qu'elle promet des profondeurs de l'organisme répond à la volonté de savoir total sur le corps en temps réel (en fait, les possibilités de fusion et de retraitement des images permettent bien des manipulations). L'imagerie satisfait aussi le malade par ses qualités de rassurante immédiateté, elle court-circuite les investigations lentes et indirectes, permet, de plus, d'éluder les rapports de personne et de sexe : dans les cultures les plus pudiques, elle permet de faire l'économie de l'examen physique, de part et d'autre avec bonne conscience.

L'architecture hospitalière traduit aussi cette perte d'intimité et volonté d'ouverture sur la cité. Les vieux hôpitaux gardaient de leurs anciennes fonctions historiques un air de prison dont témoignent les portails monumentaux de la Salpêtrière, de Saint-Louis et de Bicêtre à Paris. Les murailles s'abaissent, qui tout à la fois renfermaient et protégeaient. L'asile psychiatrique Sainte-Anne abat ses remparts. Pour mieux prouver que le champ de la santé se soude au champ social, la rue pénètre dans l'hôpital moderne. Le bruit et la fureur de la ville s'engouffrent dans le sanctuaire. Dans l'hôpital-village, les bâtiments s'organisent comme ceux d'un campus autour des magasins, des cafés et des services communs, la foule des soignants croise celle des malades ambulatoires et de leurs visiteurs, en une cohue anonyme comme celle d'un vrai quartier. Le métier de soignant en est banalisé et la blouse blanche perd de son prestige à être côtoyée chez le buraliste ou même à la table de café la plus proche. La voûte en verre de l'Hôpital européen Georges-Pompidou, dernier-né de l'Assistance publique de Paris, l'abondance des matériaux légers et transparents suggèrent en même temps une cité panoptique où la surveillance est facilitée.

Ordre et désordre

Mais comment les exigences modernes de transparence et d'autonomie se recomposent-elles avec les valeurs traditionnelles de compétence et de bienfaisance (l'axe conscience/confiance selon une autre formule bien connue du président Louis Portes en 1949) invoquées dans le même temps sans contradiction apparente ? Un indice de maintien à bas bruit de l'asymétrie historique peut être décelé dans la rareté relative des procès, surtout si l'on compare la France aux États-Unis. Par exemple, les affaires en responsabilité médicale enregistrées et jugées au tribunal administratif de Paris n'ont guère augmenté au cours des cinq dernières années. La jurisprudence apparaît insuffisante aux yeux des juristes qui aiment à voir la loi s'animer dans la controverse. Ils y voient le reflet regrettable d'une révérence persistante à l'égard des médecins qui resteraient pour le public au-dessus des lois.

Pourtant, le public manifeste son insatisfaction : si le corps médical fait l'objet de peu de poursuites, la sécurisation des procédures, la clarification des choix, loin de désarmer l'opinion, laissent subsister un malaise. Si les clients poursuivent rarement leurs soignants devant les tribunaux, il n'en circule pas moins des rumeurs qui témoignent d'un non-dit.

En France, par exemple, les citoyens, impressionnés peut-être par les anecdotes sur les vols d'organes et la publicité faite au « trafic » dans le monde, ou simplement attachés à l'intégrité du cadavre et au respect des formes traditionnelles de sépulture, se dérobent au don, pourtant qualifié de « don de vie » par ses militants. Pour la sociologue V. Campion-Vincent, ces rumeurs révèlent une insatisfaction profonde et une défiance à l'égard de la science médicale (Campion-Vincent, 1996) qui ne trouve pas de canaux pour s'exprimer.

Dans des sociétés particulièrement fragiles, ces rumeurs peuvent entraîner la rupture. Des émeutes contre la vaccination, le plus souvent passées sous silence par la presse, ont eu lieu dans des pays du tiers-monde. L'épisode de la révolte contre l'instauration dans le Nord-Cameroun de la vaccination antitétanique chez les femmes en âge de procréer, a fait l'objet d'une thèse de sociologie (Tiokou Ndonko, Schmidt-Ehrergis, 2000). Mais un peu partout – en Inde, au Yémen, aux Philippines –, malgré l'application de formulaires de consentement repris du modèle américain ou européen, les populations s'inquiètent des interventions médicales, qu'elles interprètent comme des tentatives malveillantes de stérilisation ou de manipulation biologique. Le recrutement des essais cliniques s'étend précisément de plus en plus, on l'a vu, dans ces pays. Comme dans le cas du sida ou des hépatites, l'accès au médicament dépend souvent de la participation à de tels essais cliniques, sur des « plate-formes » entourées d'un océan d'absence de soins et de traitements. Le consentement autonome et informé des sujets y est par conséquent grevé d'un biais redoutable, puisque le malade n'a pas vraiment le choix.

Pour éviter que le consentement ne soit de pure forme, le médecin, dont le devoir est d'informer exactement le malade, est amené à s'assurer qu'il a retenu la leçon, et même qu'il l'a faite sienne. L'avis de 1998 du CCNE suggère de lui demander par exemple de reformuler ce qu'il a compris avec ses mots à lui, pour vérifier la transaction. L'adhésion requise va donc plus loin que la seule observance; elle suppose que le malade suit les règles parce qu'il les a authentiquement intériorisées: il y a non seulement adéquation mécanique des conduites à la prescription, mais aussi continuité des vouloirs, connivence, effacement des individus devant la transcendance de la science. Kouchner va très loin dans la direction fusionnelle. Si le malade doit s'approprier la science, il va de la «responsabilité de l'Autre [entendons le médecin] non seulement de guérir, mais peut-être de faire aussi que les soins donnés et les soins reçus prennent un sens dans la vie du malade».

En dépit des gestes faits dans cette direction, plusieurs anthropologues ont souligné qu'il n'est pas raisonnable d'espérer établir une transparence totale au sein de la relation médecin/malade et une coïncidence des savoirs et des vouloirs qui viderait la dyade de tout son contenu (Fainzang, 2001), les soignants, à commencer par eux, étant déjà loin d'incarner la rationalité[7]. Il ne saurait y avoir, quelle que soit la qualité de l'information communiquée, coïncidence des visées et des objectifs des uns et des autres. Ce que dit l'un n'est pas ce qu'entend l'autre, ce que ressent le malade échappe en partie à son thaumaturge. Le décalage ne provient pas seulement d'une inégalité de compétences qui pourrait être rééquilibrée par une vulgarisation bien faite; le malade reste en position existentielle de demandeur dolent et angoissé, et possède une connaissance originale et profondément personnelle de sa maladie.

En Afrique, les enquêtes de terrain ont fait justice de la prétendue incapacité d'observance qui avait servi de prétexte à retarder l'introduction des antirétroviraux. Mais si les études confirment la possibilité d'une observance satisfaisante, en dépit du contexte de précarité, l'adhésion véritable est une autre affaire. Le sida reste pour les populations une maladie de Blancs, énigmatique et redoutable. Le traitement antirétroviral est perçu avant tout comme un traitement fort destiné aux privilégiés, censé balayer la maladie mais suscitant de ce fait même une «résistance» du corps qu'il ploie sous sa puissance,

7. L'hôpital de Genève a entamé dernièrement une réflexion sur les situations de stress et de *burn out*, ou d'épuisement des soignants, et prône un programme de prévention: *Pulsations*, journal des hôpitaux universitaires de Genève, 2003.

suivant une figure familière (ne dit-on pas très couramment en France que l'antibiotique «fatigue»?). Les effets secondaires, fourmillements, douleurs, jugés indésirables par les médecins, peuvent du même coup être accueillis et bienvenus comme une preuve de l'activité du traitement dans le corps. Plus que la normalisation du compte de lymphocytes «T4», les malades attendent des drogues l'effacement des signes stigmatisants de la maladie, comme l'amaigrissement ou les lésions cutanées. La révérence devant la puissance des antirétroviraux s'accompagne d'une inévitable ambivalence, notamment quant à ses effets sur la sexualité et la fécondité. On attend d'eux la venue de l'enfant tant désiré, qui va signer le retour à une vie normale (Msellati, Roux, 2000), mais on s'inquiète de leurs effets sur la qualité du sperme, dont les promoteurs des essais ne se soucient guère.

Dans d'autres cultures, même constat. L'asymétrie entre soignant et patient – celui qui sait et celui qui ne sait pas, celui qui jouit de toute sa santé et celui qui souffre –, n'a pas disparu. L'information n'est pas assimilable à un simple transfert de données, elle est formatée par le médecin qui filtre et adapte son message, comme par le malade qui l'assimile à sa guise. Ni le devoir ni le droit d'information ne sauraient venir à bout d'une aliénation dont le principe est ailleurs que dans l'arrogance d'une profession qu'il suffirait de déposséder de ses privilèges. Le transfert d'information, fût-elle exhaustive, ne permet pas l'économie d'une médiation. Or, si le médecin n'est pas dessaisi de sa position de médiateur, l'exigence de transparence le renvoie à l'obscurité de son propre savoir, et la vérité invoquée se dérobe ainsi aux acteurs en présence. En préconisant une information à la fois complète et appropriée – contradiction dans les termes –, le législateur a dans le même temps distendu et retendu les relations entre médecins et malades. En revendiquant un ordre moralement plus exigeant, l'échange et la coproduction d'un savoir et d'un sens, il a favorisé des turbulences et ouvert une crise profonde dans le champ de la santé.

Envoi

Ces transformations du champ, ordre et désordre, appellent à un dialogue renouvelé et intensifié entre les sciences sociales qui traitent de la santé, et à une meilleure articulation entre ces mêmes sciences et les sciences biomédicales. Si l'éloge de l'interdisciplinarité est devenu largement un rituel académique, cette interdisciplinarité est loin d'avoir porté ses fruits au quotidien, et le cycle même de ses célébrations suggère quelque chose de son caractère inopérant.

La complémentarité des sciences sociales et des sciences biomédicales dans le champ de la santé m'a paru pendant longtemps de l'ordre de l'évidence. Ce n'est que récemment que j'ai pris la mesure d'une certaine méfiance réciproque, au nom de l'autonomie disciplinaire et de la crainte d'instrumentalisation, et des malentendus qui en résultent. Pourtant, cette complémentarité, au-delà de la source d'enrichissement intellectuel qu'elle représente, revêt aujourd'hui un caractère d'urgence.

Les sciences sociales assument des fonctions descriptives, mais ce sont avant tout des disciplines critiques, attentives aux failles, aux redondances, à l'erreur. Or la « tâche aveugle » des sciences biomédicales conquérantes consiste dans leur difficulté à se doter d'un régime épistémologique de l'erreur. Bien que l'appréhension des diagnostics ou traitements aberrants obsède nombre de médecins et que le souvenir de certains faux-pas leur fiche une écharde vive dans la mémoire, c'est là quelque chose qui n'est pas directement abordé dans les nombreuses réformes pédagogiques qui visent à faire d'eux des *lifelong learners*. Cette dernière formule est empruntée aux réformateurs américains de l'université Harvard quand, définissant le *New Pathway* ou le « nouveau curriculum », ils cherchèrent à faire de « la meilleure médecine au monde » une médecine plus parfaite.

Comment ne pas penser aux sciences sociales en lisant le discours de 1993 où Kouchner encourage les médecins à donner une information la plus complète possible, en abdiquant leur « feinte infaillibilité » ? Nous ne sommes pas loin de la sociologie des sciences et de son programme de « déconstruction » des vérités scientifiques. Mais si la vérité ne saurait être un repère stable, dès lors sur quoi faire reposer le consentement d'un malade ? Sur le partage d'une « vérité médicale » dont on reconnaît le caractère provisoire ? Sur l'engagement du corps médical à rectifier au fur et à mesure l'information ? Qui, mieux que les sciences sociales, peut s'interroger sur les pièges de la transparence, les ambivalences de la sincérité et du désir de savoir ?

Les sciences sociales ne représentent pas seulement la contestation permanente, mais aussi une source de rétro-information sur le fonctionnement des institutions et des professionnels de la santé dans la société, la difficulté étant de déboucher sur des propositions constructives, dans un champ soumis à la double poussée du développement des connaissances et de l'évolution des mœurs.

L'individu est officiellement sommé d'éclairer et d'assumer ses choix, et peut-être de trouver un sens à sa souffrance solitaire. La transition d'un régime paternaliste à un régime d'autonomie, avec constitution d'un triangle État/professionnels/associations paraît éminemment favorable pour aviver l'échange et l'interrogation mutuelle de toutes les sciences de la santé. Il ne saurait s'agir d'une simple opportunité. Cette rencontre relève de la nécessité historique. Les sciences humaines sont devenues le nouvel expert indispensable dans l'élaboration des programmes de santé et les choix des priorités. Face aux spécialistes des sciences dures, elles expriment aussi le point de vue de la société civile. Un double rôle délicat, qui implique de faire la part de l'engagement militant pour une société meilleure et de la neutralité axiologique nécessaire aux observations de terrain.

Les sciences sociales ont une fonction critique, mais les médecins ne désignent-ils pas par le mot «crise» le temps fort qui peut précéder la guérison, quand se dénouent les tensions et s'apaisent les conflits à l'intérieur du corps?

Bibliographie

Aïach P., Fassin D. (dir.) (1994), *Les Métiers de la santé. Enjeux de pouvoir et quête de légitimité*, Paris, Anthropos.

Assistance publique-Hôpitaux de Paris (2001), *Demain sera meilleur. Hôpital et utopie*, Paris.

Avis du CCNE (www.ccne-ethique.org/scripts/base/avis.idc).

Aziza-Shuster E. (1972), *Le Médecin de soi-même*, Paris, PUF.

Bernardis M.-A. (dir.) (1992), *L'Homme et La Santé*, Paris, Cité des sciences/Seuil.

Bulletins du Conseil de l'Ordre des médecins, collection depuis 1980.

Callon M., Rabeharisoa V. (1998), «L'implication des malades dans les activités de recherche soutenues par l'Association française contre les myopathies», *Sciences sociales et Santé*, vol. XVI, p. 41-64.

Campion-Vincent V. (1996), *La Greffe, Les Rumeurs et Les Médias. Les récits de vol d'organes*, Paris, Maison des Sciences de l'Homme.

Canguilhem G. (1989), «Thérapeutique, expérimentation, responsabilité», *in Études d'histoire et de philosophie des sciences*, Paris, Vrin.

Carricaburu D. (2000), *L'Hémophilie au service de la médecine*, Paris, Économica.

Carvais R., Sasportes M. (2000), *La Greffe humaine; (in)certitudes éthiques: du don de soi à la tolérance de l'autre*, Paris, PUF.

Collet G. (2003), «Lorsque le public et le privé ne feront qu'un», *Bulletin de l'Ordre des médecins*, n° 17, p. 5-6.

Colonna L., Lachaux B. (dir.) (2000), *Le Consentement en pratique clinique. La loi Huriet, 10 ans et après, enjeux, perspectives*, Paris, Flammarion.

Delusseau L. (1998), *AP-HP ou le voyage d'été*, Paris, ENS Éditions.

Éven P., Debré B. (2002), *Avertissement aux malades, aux médecins et aux élus*, Paris, Le Cherche Midi.

Fainzang S. (2001), *Médicaments et société. Le patient, le médecin et l'ordonnance*, Paris, PUF.

Fainzang S. (dir.) (2002), «Les médicaments: des prescriptions aux usages», *Sciences sociales et Santé*, vol. XX, n° 1.

Fainzang S. (2002), «Les stratégies paradoxales. Réflexions sur la question de l'incohérence des conditions de vie des malades», *Sciences sociales et Santé*, vol. XV, n° 3, p. 5-12.

François I. (2001), « L'information du patient », *Courrier de l'éthique médicale*, vol. I, n° 1, p. 4-5.

Hazebroucq V. (2000), *Fiabilité et acceptabilité de la téléradiologie*, Paris, L'Harmattan.

Jaffré Y., Olivier de Sardan J.-P. (dir.) (2003), *Une médecine inhospitalière. Les difficiles relations entre soignants et soignés dans cinq capitales d'Afrique de l'Ouest*, Marseille/Paris, APAD/Karthala.

Jordanova L. (1995), « The Social Construction of Medical Knowledge », *Social History of Medicine*, vol.VIII, p. 361-381.

Kervasdoué J. (de) (2003), *La Crise des professions de santé*, Paris, Dunod.

Kourilsky P., Viney G. (2002), *Le Principe de précaution*, rapport au Premier ministre, Paris, Odile Jacob.

Löwy I. (2000), « Assistance médicale à la procréation (AMP) et traitement de la stérilité masculine en France », *Sciences sociales et Santé*, vol. XVIII, n° 4, p. 75-102.

Memmi D. (1996), *Les Gardiens du corps. Dix ans de magistère éthique*, Paris, Éditions EHESS.

Moulin A.-M. (1989), « Medical Ethics in France », *Theoretical Medicine*, vol. IX, p. 271-285.

Moulin A.-M. (1993), « AIDS and the History of the Right to Health », *in AIDS, Health and Human Rights*, Fondation Marcel Mérieux, Les Pensières, p. 67-73.

Moulin A.-M. (1993), « La médecine moderne selon Georges Canguilhem », *in Concepts en attente, Georges Canguilhem, philosophe, historien des sciences*, Paris, Albin Michel, p. 121-134.

Moulin A.-M. (1995), *L'Aventure de la vaccination*, Paris, Fayard.

Moulin A.-M. (1995), « La crise éthique de la transplantation d'organes. À la recherche de la "compatibilité culturelle" », *Diogène*, vol. CVXXII, p.76-96.

Moulin A.-M. (1998), « Medical Science and Ethics before 1947 », *in* Tröhler U., Reiter-Theil S., *Ethic Codes in Medicine, Foundations and Achievements of Codification since 1947*, Aldershot UK, Ashgate, p. 24-39.

Moulin A.-M. (2000), « Les sociétés au siècle de la santé », *Médecine/Sciences*, vol. XI, p. 1185-1191.

Moulin A.-M. (2004a), « L'éradication des maladies infectieuses, un remède à la globalisation ? », *in La Globalisation*, Paris, Odile Jacob, p. 186-208.

Moulin A.-M. (2004b), « Les maladies meurent aussi », préface, *in* Seytre B., Shaffer M., *Histoire de l'éradication de la poliomyélite*, Paris, PUF.

Msellati P., Roux J.-P. (2000), *L'Accès aux traitements du VIH/sida en Côte-d'Ivoire*, Paris, Éditions ANRS.

Muñoz-Perez, Thouvenin D. (1994), « La responsabilité assurance médicale », *Infostat Justice*, n° 35, p. 1-4.

Nicolle C. (1933), *Naissance, vie et mort des maladies infectieuses*, Paris, Alcan.

Novaes S. (1994), *Les Passeurs de gamètes*, Nancy, Presses universitaires de Nancy.

Portes L. (1954), *À la recherche de l'éthique médicale*, Paris, Masson.

Prévenir (1996), « La santé, usages et enjeux d'une définition », vol. XXX, 1er semestre.

Rabeharisoa V., Callon M. (1999), *Le Pouvoir des malades. L'AFM et la recherche*, Paris, Presses de l'École des Mines.

Thomas J.-P. (2000), « Qu'est-ce que le pouvoir médical ? », *Raison Présente*, n° 137, p. 39-52.

Tiokou Ndonko F., Schmidt-Ehrergis B. (2000), *Les « Vaccins stérilisants » au Cameroun*, Yaoundé, Éditions CLE.

Wilkinson R.G. (1996), *Unhealthy Societies. The Afflictions of Inequality*, Routledge.

– 2 –

Les transformations du contrat médical

Jacques Hardy,
Université Lille 2,
CRAPS UPRESA CNRS 8026

Le juriste est assez mal placé pour s'intéresser aux valeurs, surtout s'il s'efforce de développer une approche positiviste du droit[1]. Il est en revanche tout à fait qualifié pour s'intéresser aux normes *juridiques*, c'est-à-dire à leur contenu, à leur signification, à l'usage qu'en font les acteurs du champ juridique qui participent à la production de la norme par action ou par interprétation[2]. De ce point de vue, le droit de la santé offre un champ d'investigation tout à fait stimulant car il est l'objet de transformations fréquentes qui sont autant de réponses à une triple demande:

- de qualité et de sécurité de la part des consommateurs de soins et de produits de santé[3] fortement relayée par les juges;
- de rationalisation de l'offre de soins de la part des autorités de tutelle et des financeurs;

1. Sur cette question abondamment débattue dans la doctrine juridique, voir notamment Troper M. (1994, p. 27-44; 2003); voir aussi Atias Ch. (2002); *a contrario*, pour une approche *jus naturaliste* du droit de la biomédecine, voir Binet J.-R. (2002), à comparer avec Iacub M. (2003, p. 177-201).

2. Voir la définition des éléments organiques de l'interprétation donnée par Bourdieu (1986, p. 3): «Structurée entre un pôle d'interprétation de la jurisprudence, monopole des professeurs chargés d'enseignement, et un pôle d'interprétation tourné vers l'action pratique d'un cas particulier, apanage des magistrats qui accomplissent des actes de jurisprudence.»

3. Pour un commentaire de ces réformes successives, voir Hardy J. (2000, p. 430-449).

– de régulation et d'encadrement juridiques des progrès de la recherche biomédicale de la part des chercheurs eux-mêmes et du corps social en général.

Chacune de ces exigences génère des réponses législatives, réglementaires et juridictionnelles qui font rapidement évoluer le droit de la santé :

– La demande de qualité et de sécurité a débouché sur les lois du 4 janvier 1993 puis du 1er juillet 1998 et enfin la loi du 4 mars 2002 qui ne se réduit pas, comme une lecture trop hâtive pourrait le laisser penser, à une réforme du droit de la responsabilité médicale[4].

– La demande de rationalisation financière a été notamment prise en charge par le plan Juppé débouchant sur les ordonnances du 4 avril 1996[5].

– Enfin, la demande de régulation des progrès de la recherche a conduit à l'adoption des lois dites *bioéthiques* de 1988 et 1994 qui font aujourd'hui l'objet d'une révision laborieuse et fort médiatisée dès lors que la question du clonage (thérapeutique et reproductif) y est intégrée.

Le juge, interprète autorisé de la loi, n'est pas en reste qui fait évoluer, de façon parfois spectaculaire, le droit de la responsabilité[6] ou qui cherche à acclimater, en droit français de la santé, le principe de précaution[7].

Chacun de ces points offre de la matière pour alimenter une communication sur le thème du changement des normes et, probablement, des valeurs qui les sous-tendent. Mais dans un colloque tourné vers les pratiques professionnelles des soignants, il m'a paru plus pertinent de tenter une analyse juridique des changements qui, de façon assez récente, à travers des évolutions jurisprudentielles d'une part, et l'intervention du législateur d'autre part, modifient — transforment peut-être — le contrat médical.

---

4. Cette demande continue de sécurité et de qualité n'est évidemment pas sans rapport avec la prise en charge, par la solidarité nationale, de certains dommages à travers des fonds d'indemnisation (Fond d'indemnisation des travailleurs handicapés - FITH, 1991 ; Fond d'indemnisation des victimes de l'amiante - FIVA, 2001 ; Office national d'indemnisation des accidents médicaux - ONIAM, 2002).

5. Pour autant, le chantier n'est pas clos, comme le montrent la décision du ministre de la santé, prise en avril 2003, de ne plus rembourser certains médicaments qu'au prix du générique et la vaste réforme de la protection sociale annoncée pour l'année 2004.

6. L'arrêt Perruche fournit évidemment une bonne illustration de cette capacité du juge à faire évoluer le droit de la responsabilité du fait des actes médicaux. Sur cette décision qui a déclenché un torrent de commentaires doctrinaux, voir notamment de Béchillon D. (2002, p. 47-69) et aussi Jestaz Ph. (2001, p. 547).

7. CE, 9 octobre 2002, Union nationale des apiculteurs français, *AJDA*, 2002, p. 1180, concl. F. Seners.

Pour les juristes[8], la notion de contrat médical est née avec l'arrêt Mercier rendu par la Cour de cassation le 20 mai 1936 sur le fondement des conclusions de M. Matter et dans lequel la Cour reconnaît «l'existence d'un véritable *contrat* entre le médecin et son client comportant pour le praticien l'engagement, sinon de guérir le malade, du moins de lui donner les soins consciencieux, attentifs et, réserve faite de circonstances exceptionnelles, conformes aux données acquises de la science»avant d'affirmer que «la violation même involontaire de cette obligation contractuelle est sanctionnée par une responsabilité contractuelle».

Depuis 1936, les évolutions ont été nombreuses mais les principes de base demeurent et les obligations du médecin sont clairement fixées autour des notions de conscience et de science puisqu'il s'engage à délivrer des soins:
- conscencieux et attentifs;
- conformes aux données de la science.

Puisque le médecin a des obligations, le patient a des droits. Pour autant, les textes et la jurisprudence tracent plus volontiers les limites des premières que les contours des seconds. Le Code de déontologie le confirme lorsqu'il liste les obligations du médecin sans jamais affirmer l'existence de droits de celui qui consulte autrement que comme corollaires — implicites — des obligations du praticien.

La loi va rester longtemps tributaire de cette approche du contrat médical qui privilégie la description des obligations du médecin plutôt que l'énoncé des droits du patient. C'est ainsi qu'en 1994 le législateur interdit aux soignants toute intervention thérapeutique sans avoir, au préalable, recueilli le consentement de l'intéressé[9]. Il est tentant de penser que le recours à cette méthode d'énonciation des termes de la relation contractuelle entre le médecin et le malade ne change pas grand-chose en pratique. Pourtant, la simple lecture de l'article L. 1111-4 du Code de la santé publique dans sa rédaction issue de la loi du 4 mars 2002 prouve le contraire puisqu'il prévoit qu'aucun acte médical, ni aucun traitement, «ne peut être pratiqué sans le consentement libre et éclairé de la personne et [que] ce consentement peut être retiré à tout moment». Le changement est de taille puisque, pour être valable, le consentement doit être «libre et éclairé» et qu'il peut «être retiré à tout moment». Ainsi le consentement cesse d'être une simple obligation pour le médecin, un simple préalable à l'acte médical. Il devient un droit subjectif, un droit de la personne, un élément qui atteste de sa liberté de contracter ou de ne pas contracter sans être

8. Pour une analyse sociologique du fonctionnement pratique de certains types de contrats médicaux, voir Memmi D. (2003).

9. Loi n° 94-653 du 29 juillet 1994 relative au respect du corps humain.

jamais définitivement engagée puisqu'elle peut « à tout moment » retirer son consentement. La loi proclame donc — il en était sans doute besoin — l'autonomie de la volonté du patient.

Cette nouvelle rédaction témoigne d'un changement d'ambiance. Le contrat médical cesse d'être appréhendé à partir des obligations du médecin pour être pensé à partir des droits du patient. Il est possible de rendre compte des termes juridiques de ce changement en examinant les trois éléments du contrat médical susceptibles d'être concernés :

- l'information du patient ;
- le droit pour le malade de refuser les soins ;
- l'obligation de moyens qui pèse sur le soignant.

L'information : de l'obligation du médecin au droit de la personne

Elle a d'abord été une obligation du médecin en tant que préalable à l'acte thérapeutique avant de devenir un droit du patient avant comme après l'acte thérapeutique.

Hors des cas où elle est déterminée par des textes spéciaux[10], l'obligation pesant sur le médecin trouve sa source dans :

- la jurisprudence qui la « découvre » avec un arrêt de la Cour de cassation du 28 janvier 1942 et la fonde sur « le respect de la dignité de la personne humaine » ;
- le Code de déontologie qui, en son article 35, prévoit que « le médecin doit à la personne qu'il examine, qu'il soigne ou qu'il conseille, une information loyale, claire et appropriée sur son état, les investigations et les soins qu'il lui propose. Toutefois, dans l'intérêt du malade et pour des raisons légitimes que le praticien apprécie en conscience, un malade peut être tenu dans l'ignorance d'un diagnostic ou d'un pronostic graves, sauf dans le cas où l'affection dont il est atteint expose les tiers à des risques de contamination ».

La formulation retenue ne laisse planer aucun doute sur le fait que, dans la relation médecin malade, le premier détermine assez librement le contenu qu'il entend donner à l'obligation d'information. Il juge de son caractère « approprié » et peut s'en dispenser « en conscience » s'il estime que « l'intérêt du malade le justifie ». L'asymétrie est patente : l'intensité de l'obligation, son effectivité même étant entre les mains du médecin, la réalité du droit à l'information dépend de lui et ne peut être regardée comme un droit accordé au patient.

---

10. Art. L. 1121-1 du Code de la santé publique relatif aux recherches biomédicales ; art. L. 1231-1 relatif aux prélèvements d'organes ; art. L. 2212-1 relatif à l'IVG pour état de détresse invoquée ; art. L. 2141-1 relatif à l'assistance médicale à la procréation.

D'ailleurs, jusqu'en 1997, le juge mettait à la charge de ce dernier l'obligation de prouver qu'il n'avait pas été correctement informé des risques liés aux actes médicaux entrepris [11], confirmant ainsi, compte tenu de la difficulté à établir les faits, la position prééminente du médecin dans le contrat de soins. Le revirement de la jurisprudence marque une évolution confirmée par la loi du 4 mars 2002.

L'évolution jurisprudentielle

Depuis 1997, la Cour de cassation a renversé la charge de la preuve et exige du praticien qu'il démontre avoir informé son patient car « celui qui est légalement ou contractuellement tenu d'une obligation particulière d'information doit rapporter la preuve de l'exécution de cette obligation [12] ». Certes, la Cour n'évoque pas explicitement l'existence d'un droit du patient mais elle le dispense de la preuve du défaut d'information, ce qui revient à lui reconnaître implicitement le droit d'être toujours informé. Ce déplacement du centre de gravité de la relation contractuelle en faveur du consommateur de soins est confirmé lorsqu'à partir de 1998, le juge fait obligation au médecin d'informer le patient de tous les risques, même exceptionnels, sauf dans trois cas :
- l'urgence avérée ;
- le refus d'être informé ;
- l'impossibilité de l'informer [13].

Ces limites tiennent soit à la décision du patient (refus d'être informé), ce qui renforce l'idée d'un droit qui lui appartient, soit à une situation médicale dont l'existence devra, en cas de contentieux, être prouvée par le médecin (urgence ou impossibilité d'informer), ce qui va dans le même sens. Toutefois, la Cour juge que ce droit n'est pas absolu et que l'obligation d'information ne porte pas sur les risques imprévisibles sans rapport avec l'intervention proposée [14].

---

11. Cass. civ., 29 mai 1951, *Jurisclasseur périodique édition générale* (*JCP*), éd. G., 1951, II, n° 6421, note R. Perrot.

12. Cass. civ. 1re, 25 février 1997, RTD civ. 1997, p. 434, note P. Jourdain (décision rendue à propos du risque de perforation intestinale au cours d'une coloscopie). Ce faisant, elle fait application des dispositions de l'article 1315 du Code civil qui, en son alinéa 2, prévoit : « Celui qui se prétend libéré doit justifier [...] le fait qui a produit l'extinction de son obligation. »

13. Cass. civ. 1re, 7 octobre 1998, *Bull. civ.*, I, n° 291 ; *JCP*, 1998, II, n° 10179, concl. J. Sainte-Rose (1re esp.), note P. Sargos – 22 mai 2002, époux B c/B. et autres, *Gaz. Pal.*, 2003, n° 54-56, p. 30, note F. Chabas : le médecin n'est pas tenu de surseoir à un geste chirurgical dont la nécessité apparaît au cours d'une intervention pour le simple motif que son patient est endormi et ne peut, en conséquence, être informé d'un acte qui n'était pas initialement prévu.

14. Cass. civ. 1re, 18 décembre 2002, Mme Rutz-Maignan, n° 1841.

Cette évolution née dans la jurisprudence civile a franchi la barrière du dualisme juridictionnel puisque le juge administratif impose aux établissements publics de santé une obligation d'information tout à fait comparable en substance à celle qui vient d'être évoquée pour les praticiens libéraux [15].

Les juridictions – administratives ou judiciaires – considèrent que le défaut d'information prive le patient de la possibilité de donner un consentement ou un refus éclairé à l'acte [16] et lui fait ainsi perdre une chance de se soustraire aux risques encourus. La Cour de cassation estime que lorsque l'intervention est rendue nécessaire par l'état de santé du patient, le défaut d'information ne lui fait perdre aucune chance de se soustraire à un traitement auquel il ne peut, sans mettre sa vie en danger, renoncer, et le Conseil d'État, au terme d'un raisonnement similaire, calcule le préjudice subi en faisant la différence entre les risques encourus du fait du geste entrepris et les risques encourus en cas de renoncement à celui-ci [17].

Cette évolution jurisprudentielle en faveur d'un droit à l'information du patient a pris un tour un peu surprenant lorsque la Cour de cassation a estimé, sur ce fondement, dans un arrêt rendu le 25 juin 2002, que nul ne peut se prévaloir d'un droit acquis à une jurisprudence figée pour casser la décision d'une cour d'appel jugeant que, plusieurs années après un accouchement générateur de malformations, la mère et l'enfant n'étaient pas fondés à rechercher la responsabilité de l'accoucheur pour défaut d'information, dès lors qu'à l'époque des faits (1974) la jurisprudence admettait qu'un médecin ne commettait pas de faute en n'informant pas son patient des risques exceptionnels [18]. En donnant à sa jurisprudence un effet rétroactif, le juge a incontestablement renforcé l'évolution entamée en 1997 et semble vouloir créer un droit quasi absolu à l'information au profit du patient. Cette tendance se retrouve dans la loi du 4 mars 2002.

La consécration législative du droit de la personne

Issu de la loi précitée, l'article L. 1111-2 du Code de la santé publique dispose que « toute personne a le droit d'être informée sur son état de santé ». Ce droit était proclamé par la loi hospitalière du

15. CE Sect., 5 janvier 2000, AP-HP c/Consorts Telle, *RFDA*, 2000, p. 641, concl. D. Chauvaux.

16. Civ. 1re, 20 juin 2000, *JCP*, 2000, IV.2385.

17. Cass. civ. 1re, 13 novembre 2002, n° 01-00.377; 26 novembre 2002, Hedreul (ablation d'un nodule cancéreux sur une thyroïde accompagnée de la lésion d'un nerf dans le premier cas; ablation d'un rein dans un contexte opératoire à visée initiale différente dans le second cas).

18. Cass. civ. 1re, 9 octobre 2001, *Gaz. Pal.*, 2003, somm. et déc. p. 12, note A. Perdriau.

31 juillet 1991 et la Charte du patient hospitalisé. Mais, comme le relève un avis du CCNE du 14 septembre 1998, en pratique et pour les raisons rappelées précédemment, il manquait singulièrement d'effectivité.

Selon les termes de la loi nouvelle, cette information porte « sur les différentes investigations, traitements ou actions de prévention qui sont proposés, leur utilité, leur urgence éventuelle, leurs conséquences, les risques fréquents ou graves, normalement prévisibles qu'ils comportent ainsi que sur les autres solutions possibles et sur les conséquences prévisibles en cas de refus ». La loi va donc plus loin que la jurisprudence qui sanctionnait surtout le défaut d'information sur les risques.

La loi reprend les trois limites fixées par la jurisprudence que sont l'urgence ou l'impossibilité d'informer et insiste particulièrement sur « la volonté d'une personne d'être tenue dans l'ignorance d'un diagnostic ou d'un pronostic » qui « doit être respectée, sauf lorsque des tiers sont exposés à un risque de transmission ». En cas de litige, la loi, comme la jurisprudence depuis 1997, met à la charge du professionnel l'obligation « d'apporter la preuve que l'information a été délivrée à l'intéressé » et ce, « par tout moyen ». De plus, l'information sur les frais auxquels elle pourrait être exposée à l'occasion d'activités de prévention, de diagnostic ou de soins doit être fournie par les établissements de santé à la personne qui la demande (art. L. 1111-3)[19]. Les professionnels libéraux ont pour leur part l'obligation « avant l'exécution d'un acte, d'informer le patient de son coût et des conditions de son remboursement par les régimes obligatoires d'assurance maladie ».

Même s'il en reprend largement la substance pour conforter le droit du patient, le législateur ne s'est pas contenté d'inscrire dans la loi l'état du droit jurisprudentiel en matière d'information médicale. Il va au-delà en instaurant la notion de « personne de confiance » et en étendant le droit à l'information du patient à l'ensemble de son dossier médical.

La « personne de confiance » avait été suggérée par le CCNE dans un avis du 12 juin 1998, et l'alinéa 3 de l'article 35 du Code de déontologie évoquait la possibilité pour un malade de désigner un tiers auquel la révélation d'un pronostic fatal pouvait être faite par le médecin. La loi en fait une réalité en permettant à tout majeur de désigner une personne de confiance qui a vocation à être consultée ou informée lorsque

19. Cette obligation pesait déjà sur les établissements publics de santé. CE Sect., 11 janvier 1991, Mme Biancale, Rec. 12 (constitue une faute de nature à engager la responsabilité de l'établissement le défaut d'information sur les dépenses d'hospitalisation).

le patient n'est pas en état de l'être et qui pourra, si ce dernier le souhaite, assister aux entretiens médicaux afin de l'aider dans sa décision[20]. La faculté d'opérer cette désignation faite par écrit et qui peut être retirée à tout moment doit être proposée à toute personne hospitalisée et pour toute la durée de l'hospitalisation.

Tel qu'il est proclamé par la loi du 4 mars 2002, le droit d'accès au dossier médical constitue un autre changement important en matière d'information des usagers du système de soins.

Le droit à la communication des informations médicales contenues dans le dossier du patient hospitalisé, prévu par la loi n° 2000-321 du 12 avril 2000 relative aux droits des citoyens dans leurs relations avec les administrations, est en effet complété par un droit d'accès et de communication portant sur « l'ensemble des informations qui sont formalisées et ont contribué à l'élaboration et au suivi du diagnostic, du traitement ou d'une action de prévention ou ont fait l'objet d'échanges entre professionnels de santé ». Ce droit est transmis aux ayants droit en cas de décès du patient, ce qui confirme son caractère de droit subjectif entrant dans le patrimoine de la personne.

Le décret n° 2002-637 du 29 avril 2002[21] précise les modalités de mise en œuvre de ce droit. La demande est adressée au détenteur du dossier qui doit vérifier l'identité du demandeur ou la qualité de médecin du mandataire. Dans les établissements de santé, c'est le médecin responsable de la structure de prise en charge ou un médecin désigné par lui qui communique les informations demandées. La demande doit être satisfaite dans un délai de deux à huit jours à compter de la date de sa formulation hors des cas où les informations datent de plus de cinq ans. Dans ce cas, le délai est porté à deux mois. Dans le cas où le détenteur du dossier préconise la présence d'un tiers lors de la communication, celle-ci se fait dès que le demandeur a fait connaître son acceptation ou son refus d'être accompagné. Le mineur peut s'opposer à la transmission aux titulaires de l'autorité parentale d'informations médicales le concernant.

Le dossier de la personne hospitalisée contient :

- les informations recueillies lors des consultations externes, de l'accueil aux urgences ou au moment de l'admission en court séjour ;
- la lettre du médecin à l'origine de l'hospitalisation ;
- les motifs de celle-ci ;
- la recherche d'antécédents ou de facteurs de risque ;
- le dossier d'anesthésie ;
- le compte rendu opératoire ;

20. Art. L. 1111-6 du Code de la santé publique.
21. *JO*, 30 avril.

- le cas échéant : le consentement écrit du patient, la mention d'actes transfusionnels, la fiche d'incident transfusionnel – le patient doit être informé par écrit des actes transfusionnels ;
- les prescriptions médicales ;
- le dossier de soins infirmiers ;
- le compte rendu d'hospitalisation ;
- la lettre de sortie, le diagnostic, la prescription de sortie et, le cas échéant, la fiche de liaison infirmière.

Par ailleurs, les établissements de santé sont tenus d'informer par lettre le médecin désigné par le patient hospitalisé de la date et de l'heure de l'admission. Ce médecin peut, par écrit, demander des informations au médecin hospitalier qui prend en charge le patient[22].

Le droit à l'information est aujourd'hui un droit de la personne (on serait tenté d'écrire un nouveau droit de l'homme) avant d'être une obligation pesant sur le médecin. Le juge d'abord, le législateur ensuite ont ainsi opéré une nouvelle lecture du contrat médical. Le médecin n'est plus juge de ce qu'il doit dire ou cacher, même si l'article L. 1111-2 dispose que « l'information incombe à tout professionnel de santé dans le cadre de ses compétences et des règles professionnelles qui lui sont applicables », ce que certains s'autorisent à lire comme une possibilité, pour le médecin, de faire prévaloir les règles déontologiques figurant à l'article 35 du Code et qui permettent au médecin de limiter l'information délivrée de son propre chef. Cette mention ne peut pas avoir pour effet de faire prévaloir le Code de déontologie (c'est-à-dire un décret) sur la loi. Elle doit se lire à la lumière de l'avant-dernier alinéa de l'article L. 1111-2 prévoyant que le ministre de la santé homologuera par arrêté « les recommandations de bonnes pratiques sur la délivrance de l'information » qui seront élaborées par l'ANAES.

Le médecin ne décide plus de ce qu'il faut dire ou ne pas dire. C'est maintenant au patient de demander ce qu'il veut savoir ou de signaler ce qu'il refuse de connaître et le médecin n'a d'autre choix que de s'exécuter. Nul doute que ce changement ne va pas immédiatement entrer dans les pratiques et que la volonté exprimée par le législateur butera encore longtemps sur une culture médicale qui tend à faire du praticien celui qui, en termes d'information à délivrer ou à retenir, sait ce qui est bon pour le patient.

Quoi qu'il en soit, cette modification des termes du contrat se prolonge logiquement dans les règles relatives à la prise des décisions concernant la santé du patient. Jusqu'alors, en pratique sinon en droit, celles-ci appartenaient sans équivoque au médecin (au *sachant*).

---

22. Pour un exemple de lecture restrictive du dispositif par un directeur d'hôpital, voir Dupont M. (2002, p. 7-12). Comparer à Vignal N. (2002, p. 19-22) et rapprocher de Jonas C. (2002, p. 1-5).

La loi du 4 mars 2002 entend mettre fin à cette domination et rééquilibrer la relation au profit du patient qui tend à devenir le décideur de sa propre santé et qui peut, mieux que par le passé, imposer au praticien son refus d'être soigné et ce, même en cas de risque vital. Le juge (administratif pour l'heure) ne semble pas disposé à appliquer mécaniquement la loi.

Soins : le médecin propose, le patient dispose sous le contrôle du juge

Le consentement libre et éclairé est la finalité du droit à l'information. Dès lors que celui-ci devient, sans discussion possible, un droit de la personne, il paraît logique que celle-ci se voit reconnaître un droit à décider de ce qui est bon pour sa santé. Tel est le sens de la loi du 4 mars 2002 aux termes de laquelle ce n'est pas le médecin qui prend, seul, les décisions, mais la « personne ». Le praticien se voit conférer un pouvoir de proposition et le patient un pouvoir de décision dont la manifestation devra toujours être respectée, même en cas de risque vital et après que le médecin aura tout mis en œuvre pour convaincre la personne d'accepter « les soins indispensables[23] ». Là encore, la loi n'innove pas totalement, mais elle traduit une volonté de repenser la relation contractuelle en renforçant les effets de la volonté du patient, ce qui ne va pas sans poser des problèmes aux médecins et au juge administratif.

L'affirmation législative d'un droit subjectif à refuser d'être soigné

La possibilité, pour le patient, de refuser les soins n'est pas née de la loi du 4 mars 2002. Elle est, sans aucun doute, le corollaire des dispositions de l'article 16-3 du Code civil issu de la loi précitée du 29 juillet 1994 et disposant qu'il « ne peut être porté atteinte à l'intégrité du corps humain qu'en cas de nécessité médicale pour la personne. Le consentement de l'intéressé doit être recueilli préalablement hors le cas où son état rend nécessaire une intervention thérapeutique à laquelle il n'est pas à même de consentir ».

La règle était donc claire et d'ailleurs déjà énoncée en termes tout aussi explicites à l'article 36 du Code de déontologie interdisant au médecin – là encore, il n'est question que des obligations du médecin – de passer outre le refus de soins exprimé par le patient.

---

23. Exception faite du cas des mineurs pour lesquels, en cas de risque vital, le médecin peut passer outre le refus de soins y compris lorsqu'il est exprimé par les parents (médecin défenseur des enfants).

La nouvelle loi va cependant un peu plus loin puisqu'elle transforme en droit subjectif l'obligation faite au praticien de recueillir le consentement préalable, en faisant un véritable droit de la personne, expression du respect de l'autonomie de la volonté dans un contexte contractuel qui était *a priori* dominé par une très forte asymétrie de l'information au détriment du patient. Le consentement doit être donné, peut être refusé et, même s'il a été octroyé, peut être retiré à tout moment[24]. La loi entend donc donner au patient la possibilité de faire prévaloir sa volonté contre celle du médecin.

La mise en pratique de ce contrat rénové ne va cependant pas sans poser de redoutables problèmes auxquels les juridictions, pour l'heure administratives, ne se montrent pas insensibles, comme le montre la jurisprudence la plus actuelle du Conseil d'État à propos du refus de toute transfusion sanguine clairement manifesté par des témoins de Jéhovah avant leur prise en charge hospitalière dans des contextes susceptibles de créer, pour eux, un risque vital.

Le juge aux côtés des médecins contre la souveraineté du patient

En 1999, la cour administrative d'appel de Paris avait jugé que le respect de la volonté du patient est limité par «l'obligation qu'a également le médecin, conformément à la finalité même de son activité, de protéger la santé, c'est-à-dire en dernier ressort, la vie elle-même de l'individu». Elle pouvait d'ailleurs se croire autorisée à tenir un tel raisonnement par le Conseil d'État qui, le 27 janvier 1982, jugeait que «le refus de soins s'impose au médecin sauf le cas de danger immédiat pour la vie ou la santé du patient». Or, le Conseil d'État casse l'arrêt de la cour. Il estime qu'en entendant «faire prévaloir de façon générale l'obligation pour le médecin de sauver la vie sur celle de respecter la volonté du malade», la cour a commis une erreur de droit[25]. Il abandonne ce faisant sa jurisprudence antérieure. Il faut essayer de comprendre et de mesurer les effets d'une telle décision.

Cette décision peut être regardée comme un retour aux principes fondamentaux rappelés plus haut. Pour les médecins, elle réintroduit de l'incertitude là où la cour d'appel entendait fixer un principe en hiérarchisant deux obligations qui peuvent en effet se révéler contradictoires en pratique. Elle signifie en effet que le médecin devra apprécier les situations au cas par cas sans pouvoir faire toujours prévaloir l'obligation de sauver une vie sur le respect d'un refus

---

24. Art. L. 1111-4 du Code de la santé publique.

25. CE Ass., 26 octobre 2001, Mme Catherine Senanayake, *RFDA*, 2002, p. 146, note D. de Béchillon; *RDSS*, n° 1, 2002, p. 41, note L. Dubouis; *JCP*, 2002, n° 6, II.10025, note J. Moreau.

librement et clairement exprimé. Jusqu'à plus ample informé, elle signifie que le refus devra prévaloir lorsque le patient aura explicitement envisagé le risque vital.

Mais on voit bien que toute la difficulté est là. Au moment où il a pris sa décision, le patient ne courait pas, le plus souvent, de risque vital. Au moment où ce dernier advient, l'intéressé n'est pas forcément en état de confirmer son refus de soin. Certes la famille peut être sollicitée par le médecin et confirmer ou infirmer le refus initialement formulé. Faudra-t-il qu'un mandat soit expressément rédigé par le patient avant l'intervention au profit de tel ou tel membre de sa famille ?

Au cas d'espèce le Conseil d'État a jugé au fond de la manière suivante :

1. Compte tenu de la situation extrême dans laquelle M. X se trouvait, les médecins ont choisi « dans le seul but de tenter de le sauver, d'accomplir un acte indispensable à sa survie et proportionné à son état. Que dans ces conditions et quelle que fût, par ailleurs, leur obligation de respecter la volonté du patient, ils n'ont pas commis de faute de nature à engager la responsabilité de l'AP-HP ». Il faut noter que le juge crée des conditions propres à écarter la faute :

- le patient était dans un état grave (anémie) ;
- le seul but était de sauver le malade. Il ne s'agissait pas d'un geste de confort mais d'un acte indispensable à sa survie ;
- l'acte était proportionné à l'état du patient (pas d'acharnement).

2. Le rapport d'expertise précise qu'il n'existait aucune alternative thérapeutique aux transfusions. L'établissement n'a donc pas commis de faute en ne mettant pas en œuvre d'autres traitements.

Il faut noter que dans le communiqué de presse qui accompagne la décision, le Conseil d'État prend la précaution de préciser que « les motifs de la décision ne signifient pas pour autant que, s'ils s'étaient abstenus de pratiquer les transfusions sanguines, les médecins auraient commis une faute ». Cette question n'était en effet pas posée en l'espèce au Conseil d'État.

Issu de la loi du 4 mars 2002, l'article L. 1111-4 du Code de la santé publique prévoit qu'« aucun acte médical ni aucun traitement ne peut être pratiqué sans le consentement libre et éclairé de la personne et [que] ce consentement peut être retiré à tout moment ». Il ajoute : « Le médecin doit respecter la volonté de la personne après l'avoir informée des conséquences de ses choix. Si la volonté de la personne de refuser ou d'interrompre un traitement met sa vie en danger, le médecin doit tout mettre en œuvre pour la convaincre d'accepter les soins indispensables. »

C'est dans ce contexte que le Conseil d'État d'une part, et le tribunal administratif de Lille d'autre part, ont été amenés à se prononcer à nouveau sur les refus de transfusion sanguine formulés par des témoins de Jéhovah.

Les dispositions précitées semblent en effet priver de base légale la jurisprudence Senanayake fondée sur le fait que les médecins ont pu, sans commettre de faute, passer outre la volonté clairement exprimée par le patient dès lors qu'ils ont agi « dans le seul but de tenter de le sauver, en accomplissant un acte indispensable à sa survie et proportionné à son état ». Or, contre toute attente et de façon tout à fait explicite, le Conseil d'État maintient sa jurisprudence[26].

Ce faisant, la haute juridiction place l'obligation de soins au-dessus de la volonté du patient et s'oppose donc frontalement aux dispositions sus rappelées de la loi du 4 mars 2002 mais également aux dispositions de l'article 16-3 du Code civil qu'elle cite toutes deux avant d'en déduire que « le droit pour le patient majeur de donner, lorsqu'il se trouve en état de l'exprimer, son consentement à un traitement médical revêt le caractère d'une liberté fondamentale » et d'ajouter que « toutefois, les médecins ne portent pas à cette liberté fondamentale [...] une atteinte grave et manifestement illégale lorsque, après avoir tout mis en œuvre pour convaincre un patient d'accepter les soins indispensables, ils accomplissent dans le but de tenter de le sauver, un acte indispensable à sa survie et proportionné à son état ; le recours dans de telles conditions à un acte de cette nature n'est pas non plus manifestement incompatible avec les exigences qui découlent de la convention européenne de sauvegarde des droits de l'homme et des libertés fondamentales et notamment de son article 9[27] ».

L'ordonnance de référé rendue le 25 août 2002 par le tribunal administratif de Lille faisant « injonction au centre hospitalier de Valenciennes de ne pas procéder à l'administration forcée de transfusion sanguine à Mme G. contre son gré et à son insu » va, malgré les apparences, dans le même sens dès lors que le juge se fonde, en l'espèce, sur le fait que l'hôpital n'allègue pas « que le refus de respecter la volonté de la patiente serait rendu nécessaire du fait d'un danger immédiat pour sa vie[28] ».

La doctrine n'a pas manqué de relever cette opposition déterminée du juge administratif à la volonté exprimée par le législateur[29]

26. CE ord., 16 août 2002, F. et F., épouse de G. ; D.A. 2002, n° 188, note E. Aubin ; *JCP*, 2002, II.10184, note P. Mistretta ; Resp. civ. et Ass., 2002, Chr. n° 21, comm. St.-Porchy.

27. Sur cette capacité du juge à jouer avec la rhétorique pour justifier ses décisions y compris lorsqu'elles sont prises *contra legem*, on peut se reporter au travail de Latour B. (2002, p. 250-261).

28. *JCP* Adm. et coll. loc., 2002, 1022, note A. Mersch.

29. Y. Lachaud (2002, p. 19).

soit pour la désapprouver au motif qu'elle est construire *contra legem*[30], soit pour l'approuver en tant qu'elle privilégie clairement la valeur sacrée de la vie par rapport à la liberté d'y renoncer[31].

En pratique, il ne fait aucun doute qu'en plaçant la décision du patient au principe même de l'acte de soins, le législateur prend à revers un élément central de la culture professionnelle des médecins: la protection de la vie. Au plan strictement juridique, il crée chez eux les conditions d'une crainte de mise en cause pour n'avoir pas fait tout ce qui était en leur pouvoir pour convaincre et donc sauver leur patient. Le médecin se trouve donc en quelque sorte devant une obligation civile claire – «respecter le refus de soins» – et une injonction pénale non moins explicite de «porter assistance à une personne en danger». De ce point de vue, la jurisprudence du Conseil d'État – même si ce n'est pas son rôle – hiérarchise précisément ces obligations. Reste à connaître la position des juridictions judiciaires qui, pour l'heure, n'ont pas été confrontées à ce genre de problèmes dans le contexte nouveau de la loi du 4 mars. De ce que l'on sait de la jurisprudence judiciaire en la matière, on peut inférer que tout se jouera dans la capacité du praticien à apporter la preuve qu'il a bien tout mis en œuvre pour convaincre son patient d'accepter les soins sans aller jusqu'à juger qu'il était juridiquement obligé de le convaincre[32]. Le médecin serait donc ici débiteur d'une obligation de moyens plutôt que d'une obligation de résultat.

Cette distinction, qui constitue un pont aux ânes de la culture des étudiants en droit et, sans doute également, de la culture juridique des médecins, serait aujourd'hui remise en cause, ce qui, bien entendu, achèverait de transformer le contrat médical découvert par la Cour de cassation en 1936.

La permanence de l'obligation de moyens

Mal informés des évolutions du droit, notamment jurisprudentiel, de nombreux médecins ont tendance à croire ceux qui prétendent qu'elles annoncent (ou créent déjà, le cas échéant) une disparition de l'obligation de moyens identifiée par la Cour de cassation dans l'arrêt Mercier (*le médecin n'a pas l'obligation de guérir mais d'apporter*

---

30. S. Porchy-Simon (2002).

31. P. Mistretta (2002).

32. En l'état de sa jurisprudence, la Cour de cassation considère que le médecin n'est pas juridiquement tenu de réussir à convaincre son patient du danger d'un acte médical: Cass. civ. 1re, 18 janvier 2001, D. 2001, p. 3559, note M.-L. Mathieu Izorche (à propos du choix par le patient d'une anesthésie locale plutôt que l'anesthésie générale conseillée par le médecin pour l'opération d'une cataracte).

des soins consciencieux, appropriés et conformes aux données acquises de la science) au profit d'une obligation de résultat qui exposerait les médecins à voir leur responsabilité systématiquement recherchée par des patients aux exigences démesurées et tout aussi systématiquement engagée par des juges incapables de prendre en compte les contraintes particulières inhérentes à l'exercice de l'art médical.

L'offensive conduite par le monde de l'assurance contre la loi du 4 mars 2002 fournit une illustration particulièrement topique de ce discours alarmiste qui fait fond sur un prétendu durcissement de la jurisprudence pour prétendre que les risques sanitaires ne peuvent plus être raisonnablement assurés et pour menacer de se retirer du marché[33].

Un examen serein du droit positif conduit à affirmer que la loi crée certes parfois, de façon dérogatoire, des obligations de résultat[34] et que la jurisprudence, si elle a renforcé les exigences qui pèsent sur les établissements et professionnels de santé, n'a pas jeté aux orties l'obligation de moyens qui est toujours au centre du contrat médical, comme l'a d'ailleurs réaffirmé clairement la loi du 4 mars 2002.

Une jurisprudence respectueuse de l'obligation de moyens

Pour mesurer les éventuels progrès de l'obligation de résultat, il faut examiner la façon dont les juges traitent les demandes d'indemnisation des dommages nés d'actes de prévention, de diagnostic ou de soins. Il est incontestable que la jurisprudence a créé des obligations de sécurité résultat dont le débiteur ne peut se libérer que par une cause étrangère pesant sur les professionnels ou les établissements de santé dans trois domaines :

- la contamination par des produits sanguins ;

---

33. Les revendications des assureurs ont été entendues, comme le prouve l'adoption de la loi n° 2002-1577 du 30 décembre 2002 relative à la responsabilité civile médicale, qui est en pratique un texte de droit des assurances qui réintroduit notamment la possibilité pour les compagnies de limiter dans le temps les effets de la police souscrite par l'établissement ou le professionnel de santé et le droit d'y prévoir des plafonds de garantie. Par ailleurs, la nouvelle loi fait basculer dans le domaine de compétence de l'Office national d'indemnisation des accidents médicaux (ONIAM) les conséquences dommageables des infections nosocomiales que la loi du 4 mars 2002 maintenait dans le champ de l'obligation d'assurance des établissements ou des professionnels de santé. S'agissant de la matérialité du risque encouru par les assureurs des professionnels de santé, on se reportera avec intérêt aux statistiques publiées annuellement par le Groupe des assurances mutuelles médicales. Voir Castelleta A. (2002).

34. Art. L. 1121-7 du Code de la santé publique relatif aux recherches biomédicales sans bénéfice individuel direct; art. L. 1222-9 relatif au don de sang. Dans les deux cas, la loi crée un système de responsabilité sans faute au profit de la personne qui, volontairement, se soumet à une recherche ou vient donner son sang. Dès lors, elle crée pour le promoteur de la recherche ou l'établissement de transfusion sanguine une obligation de sécurité résultat.

– les infections nosocomiales;
– l'utilisation du matériel médical.

Toutefois, la Cour de cassation n'est pas allée jusqu'à mettre à la charge du professionnel de santé l'obligation de réparer les conséquences dommageables d'un aléa médical, ce qui signale l'absence de ralliement de la haute juridiction à l'obligation de résultat.

Pour les contaminations consécutives à la transfusion ou à l'injection de produits sanguins ou dérivés du sang humain, la jurisprudence – tant administrative que judiciaire – est fixée depuis 1995 autour d'une obligation pour les centres de transfusion sanguine de délivrer des produits exempts de tout vice dont ils ne peuvent s'exonérer que par la démonstration d'une cause étrangère qui ne peut être constituée par le fait qu'à l'époque des transfusions ou injections il n'existait aucun moyen scientifique de dépister les marqueurs viraux[35]. On ne saurait être plus exigeant en matière d'obligation de sécurité résultat.

Depuis 1999, la Cour de cassation manifeste une exigence comparable en matière de responsabilité du fait des infections nosocomiales en mettant à la charge du praticien une obligation de sécurité résultat mais en laissant toutefois au patient la charge de prouver l'origine nosocomiale du dommage allégué[36]. Si le médecin exerce dans les locaux et avec le matériel mis à disposition par un établissement de santé privé, celui-ci est responsable dans les mêmes conditions des dommages imputables à une infection d'origine nosocomiale[37]. Le juge administratif a adopté la même position à l'égard des dommages nés au sein d'un établissement public de santé. Son raisonnement est un peu différent puisqu'au lieu de mettre à la charge de l'hôpital une obligation de sécurité résultat de nature contractuelle, il préfère relever que la survenance d'une infection d'origine nosocomiale « révèle une faute dans l'organisation et le fonctionnement du service de soins de nature à engager la responsabilité de l'établissement[38] ».

En ce qui concerne l'utilisation du matériel médical, la position de la Cour de cassation, largement préparée par le juge du fond[39], est fixée depuis 1999 autour de l'idée que « le contrat formé entre le patient et son médecin met à la charge de ce dernier, sans préjudice

35. Cass. civ. 1re, 12 avril 1995 (2 espèces), *JCP*, 1995, II.22467, note P. Jourdain; CE Ass., 26 mai 1995 (3 espèces), *RFDA*, 1995, p. 748, concl. S. Dael. Sur l'ensemble de cette question, voir Hardy J. (2002).

36. Cass. civ. 1re, 29 juin 1999, *JCP*, 1999, II.10138, rapp. P. Sargos; Cass. civ. 1re, 27 mars 2001, D. 2001, I.R. 1284.

37. Cass. civ. 1re, 29 juin 1999, n° 97-14.254.

38. CE Sect., 31 mars 1999, CPAM du Vaucluse, n° 181735.

39. CA Rouen, 7 février 1984; CA Bordeaux, 14 décembre 1998; CA Paris, 15 janvier 1999, *JCP*, 1999, I.10068, obs. G. Viney.

de son recours en garantie, une obligation de sécurité résultat en ce qui concerne le matériel qu'il utilise pour l'exécution d'un acte médical d'investigation ou de soins[40] ».

Pour autant, il n'est pas possible de soutenir que la jurisprudence fait aujourd'hui peser une obligation de résultat sur les professionnels de santé, car la Cour de cassation a précisément écarté l'obligation pour le médecin d'indemniser les conséquences de l'aléa médical[41], se cantonnant, hors des cas de responsabilité sans faute précités, à une responsabilité pour faute appréciée selon les termes de l'arrêt Mercier. C'est précisément sur cette distinction qu'est construit le régime d'indemnisation des accidents médicaux prévu par la loi du 4 mars 2002.

La loi du 4 mars 2002 garante de l'obligation de moyens

La responsabilité d'un professionnel de santé ou d'un établissement à raison des conséquences dommageables d'un acte de prévention, de diagnostic ou de soin ne pourra être mise en cause que sur le fondement d'une faute que la victime devra prouver. En ce qui concerne les produits de santé, la responsabilité du professionnel ne peut être retenue que sur le fondement d'une erreur de prescription (à l'exclusion des défauts du produit lui-même, ce qui est conforme à la jurisprudence élaborée par la Cour de cassation depuis 1998); en ce qui concerne les infections nosocomiales, la loi est claire: elle met fin à la tentative de certaines juridictions judiciaires de retenir en la matière la responsabilité du professionnel de santé exerçant à titre libéral en créant une obligation de résultat en matière d'asepsie ou une responsabilité du fait des choses.

Ensuite, la loi réduit le délai de prescription – qui est trentenaire en matière de contrat médical – à dix ans (art. L. 1142-28). Cette réduction vaut pour les dommages imputables aux professionnels et aux établissements de santé, qu'ils soient publics (fin de la prescription quadriennale) ou privés, à l'occasion d'actes de prévention, de diagnostic ou de soins. Le point de départ du délai de prescription est la consolidation du dommage, ce qui est plutôt favorable à la victime. Cette réduction du délai de prescription est favorable pour les assureurs qui voient réduite d'autant leur obligation d'assurer le titulaire du contrat d'assurance.

40. Cass. civ. 1re, 9 novembre 1999, D. 2000, J. 117, note P. Jourdain. Il va sans dire que, le cas échéant, le médecin mis en cause dispose d'un recours en garantie contre le fabricant ou le distributeur du produit sur le fondement de la loi n° 98-389 du 19 mai 1998 relative aux produits défectueux.

41. Cass. civ. 1re, 8 novembre 2000, *Bull.* I, n° 287, cassant un arrêt de la CA Paris, 15 janvier 1999, mettant à la charge du médecin l'obligation de réparer l'aléa médical.

La loi crée également une obligation d'assurance qui concerne tous les professionnels et établissements qui se livrent à des actes de prévention, de diagnostic ou de soins et une obligation d'assurer. La faute est couverte par l'assureur, ce qui revient à circonscrire son risque à la faute de l'assuré.

Conclusion

Le sociologue a raison de souligner que l'on ne change pas la société par décret. Pour autant, les évolutions du droit sont le produit plus ou moins maîtrisé et la cause plus ou moins espérée de changements. En l'occurrence, il est patent que le contrat médical s'est transformé sous les assauts mesurés des juges d'une part, du législateur d'autre part.

Assauts mesurés parce qu'en définitive l'essentiel du contrat est préservé puisque, contrairement à ce que l'on soutient parfois de façon plus ou moins naïve, le médecin n'est, pas plus aujourd'hui qu'en 1936, soumis à une quelconque obligation de résultat et conserve son indépendance professionnelle et sa liberté de prescription.

Pour autant, rien n'est plus comme avant puisque le patient l'est de moins en moins et tend de plus en plus à considérer l'acte médical comme une prestation de service qui, comme les autres prestations consommées, doit être exempte de défaut. Pour répondre de façon mesurée à son attente, le juge et le législateur ont renforcé ses droits à l'information, à la décision et à la réparation. Quoi de plus normal dès lors qu'ils n'ont pas créé une folle obligation de guérir qui s'imposerait au médecin ? Il n'y a là que des manifestations du droit venant organiser un contrat pour rendre plus effectifs les principes fondamentaux d'autonomie et d'égalité des volontés dont il est le produit.

Alors, bien entendu, ces modifications du droit vont produire des effets pratiques chez les professionnels qui vont s'inquiéter, consulter des avocats, essayer de se prémunir contre ce qu'ils interprètent comme une menace permanente de mise en cause judiciaire. Elles vont aussi produire des conséquences chez les patients qui demanderont peut-être plus souvent à consulter leur dossier médical ou qui vont, progressivement sans doute, conquérir une certaine autonomie par rapport à la parole d'autorité du praticien. Tout cela sera passionnant à observer et à systématiser. C'est à ce point que le juriste cède la place au sociologue.

Bibliographie

Atias C. (2002), *Épistémologie juridique*, Paris, Dalloz.

Béchillon D. (de) (2002), « Porter atteinte aux catégories anthropologiques fondamentales ? Réflexions, à propos de la controverse Perruche, sur une figure contemporaine de la rhétorique universitaire », *Revue trimestrielle de droit civil*, 2002, p. 47-69.

Binet J.-R. (2002), *Droits et progrès scientifique, science du droit, valeurs et biomédecine*, Paris, PUF/*Le Monde*.

Bourdieu P. (1986), « La force du droit : éléments pour une sociologie du champ juridique », *Actes de la recherche en sciences sociales*, n° 64, p. 3-19.

Castelleta A. (2002), « Responsabilité médicale, droits des malades », *Dalloz Référence*, nos 0-19 à 0-39.

Dupont M. (2002), « L'accès du patient aux documents médicaux personnels. Aspects pratiques à l'hôpital », *Gazette du Palais*, décembre, p. 7-12.

Hardy J. (2000), « Les habits neufs de la sécurité sanitaire », *in* Rouger Ph. (dir.), *La Transfusion sanguine*, John Libbey, Eurotext, p. 430-449.

Hardy J. (2002), « Les produits sanguins labiles », *Lamy Santé*, t. II, étude 412, octobre, n° 412-91.

Iacub M. (2003), *Le Crime était presque sexuel et autres essais de casuistique juridique*, Paris, Flammarion.

Jestaz P. (2001), « Une question d'épistémologie (à propos de l'affaire Perruche) », *Revue trimestrielle de droit civil*, p. 547.

Jonas C. (2002), « La loi du 4 mars 2002 et la pratique médicale quotidienne : apports et incertitudes », *Médecine et Droit*, n° 56, p. 1-5.

Lachaud Y. (2002), « Le droit au refus de soins après la loi du 4 mars 2002 : premières décisions de la juridiction administrative », *Gazette du Palais*, numéro spécial « Droit de la santé », nos 349-351, p. 19.

Latour B. (2002), *La Fabrique du droit: une ethnographie du Conseil d'État*, Paris, La Découverte.

Mistretta P. (2002), « Transfusion sanguine : Jéhovah ne résiste pas à Hippocrate », *Jurisclasseur périodique édition générale*, éd. G, II.10184.

Memmi D. (2003), *Faire vivre et laisser mourir*, Paris, La Découverte.

Porchy-Simon S. (2002), « Le refus de soins vitaux à l'aune de la loi du 4 mars 2002 », *Responsabilité civile et assurances*, chr. n° 21.

Troper M. (1994), *Pour une théorie juridique de l'État*, Paris, PUF.

Troper M. (2003), *Philosophie juridique*, Paris, PUF.

Vignal N. (2002), « L'accès au dossier médical », *Petites Affiches*, p. 19-22.

– 3 –

Remarques du juriste utilisateur de la norme : la loi relative aux droits des malades et à la qualité du système de santé

Sandrine Perrot,
Université Lille 2,
CRAPS UPRESA CNRS 8026

La conscience des valeurs et des normes relatives au champ de la santé est indispensable au juriste. Cette dimension est nécessaire au praticien du droit en tant qu'utilisateur de la norme[1] (la loi, le décret, l'arrêté...) pour le compte d'autrui. L'avocat étudie la norme pour défendre son client. Ses conclusions ou son mémoire mettent en lumière la construction de sa réflexion juridique empreinte de sa perception des valeurs et des normes. Corrélativement, son raisonnement doit convaincre le juge. Le magistrat, qu'il soit de l'ordre judiciaire ou de l'ordre administratif, va rendre une décision espérée par les parties au conflit, le jugement ou l'arrêt devant être, pour être mieux accepté par les litigants, conforme aux valeurs et aux normes.

L'analyse menée doit permettre de considérer la portée d'une norme. Notre étude portera sur la loi du 4 mars 2002 relative aux droits des malades et à la qualité du système de santé. Elle s'inscrit dans un contexte particulier, celui dans lequel évolue la santé publique. En effet, le monde médical doit faire face à un bouleversement de la pratique médicale (Sicard, Haddad, 1999) et à une crise de confiance

---

1. Notre système juridique connaît une pyramide des normes qui s'établit comme suit : au premier niveau, la Constitution, y compris le bloc de constitutionnalité, puis les traités et accords internationaux, ensuite les lois comme celle du 4 mars 2002 relative aux droits des malades, puis les principes généraux du droit, et enfin les actes réglementaires comme les décrets relatifs à l'application de la loi du 4 mars 2002 ou celui du 29 avril 2002, n° 2002-637, relatif à l'accès aux informations personnelles détenues par les professionnels et les établissements de santé.

des patients dans le système de santé. Le procès du sang contaminé, l'affaire de l'hormone de croissance, le scandale du prion ou encore la vaccination contre l'hépatite B (qui risque de provoquer une sclérose en plaque), ont contribué à décrédibiliser le discours médical. Ce manque de confiance est préjudiciable à la relation particulière entre le médecin et le malade (Lagrée, 2002). L'asymétrie dans l'information et dans la connaissance laisse le malade en position d'infériorité et dans l'obscurité sur son état de santé, face à un médecin qui est en position de supériorité. Il est celui qui révèle un diagnostic ou un pronostic au malade. La relation paternaliste du médecin avec son patient et l'absence de reconnaissance de la capacité du patient à prendre en charge sa vie ont été une des causes de la judiciarisation des rapports médecins/patients. Souvent, le patient a le sentiment que le médecin lui cache la vérité sur son état de santé.

Le législateur a tenté de pallier le déséquilibre constant de la relation patient/professionnel de santé avec la loi du 4 mars 2002 relative aux droits des malades et à la qualité du système de santé[2]. Les dispositions de cette loi placent l'usager du système de santé au centre de la relation, sensiblement à la manière du droit de la consommation. Le dispositif légal et réglementaire en matière de droit de la consommation est très protecteur vis-à-vis consommateur apprécié *in abstracto*. La volonté du législateur est de protéger le profane (celui qui n'est pas informé) contre celui qui a la connaissance (le professionnel). Le droit de la consommation répond à la disparité dans les relations entre le consommateur et le professionnel, tente d'établir une égalité et permet également de trouver un responsable solvable. Cette analogie au regard d'une relation manifestement inégalitaire (celle du malade et de son médecin) conduit à déduire que le patient se comporte en consommateur à la recherche d'un professionnel de santé prestataire de services de qualité, responsable de ses actes et solvable. Cette relation si particulière a perdu son caractère sacré.

L'exposé a pour objet, dans un premier temps, de démontrer que la loi répond à un besoin social (replacer le patient au centre du système de santé) et qu'elle fait partie intégrante de la société, puis, dans un deuxième temps, d'expliquer pourquoi la norme anticipe peu sur les déséquilibres qui peuvent naître du progrès, qu'il soit scientifique ou médical. Enfin, en adoptant une démarche prospective, on se propose de recenser les problèmes à résoudre par le juriste au moment de l'application de la norme. Par souci de commodité et d'intérêt, l'étude est limitée à l'article 1er (dit anti-Perruche) et l'article 101 (sur l'aléa thérapeutique) de la loi contenant plus de 120 articles.

---

2. Loi n° 2002-304 du 4 mars 2002 relative aux droits des malades et à la qualité du système de santé, *JO*, n° 54, 5 mars 2002, p. 4118.

Cette loi est la manifestation de l'évolution de la responsabilité médicale. Le discours sur «la judiciarisation» de la pratique médicale crée la confusion chez les professionnels de santé (Garay[3], 2001). Les procédures relatives à la responsabilité médicale sont très médiatisées comme l'illustre l'affaire Perruche. La dérive «à l'américaine» est redoutée, ce qui risque de freiner les progrès de la médecine (Bertella-Geffroy[4], 2002). La norme du 4 mars 2002 est le fruit du constat d'un décalage entre les lois existantes et les progrès de la médecine. Son objet est de faire coïncider l'activité jurisprudentielle avec la législation, tout en restaurant une certaine sécurité juridique pour les patients et les professionnels de santé.

La dimension sociale de la loi

Pallier le décalage ou l'inadaptation des textes du fait du progrès de la science médicale

Le dernier quart du XXe siècle a connu une explosion des connaissances, que le monde juridique ne peut ignorer (Michaud[5], 2002). Parce que le droit régit les rapports entre individus au sein d'une société donnée, il ne peut rester en dehors de cette évolution qui transforme ces rapports. Le droit applicable en matière de santé pouvait jusqu'à présent être mis en œuvre sans difficulté, car il était question d'appliquer à une activité des normes juridiques qui s'inséraient dans le cadre de la société. Les dispositions en matière de responsabilité civile, pénale, les lois hospitalières, peuvent être maintenues, mais les progrès de la science obligent les juristes à les regarder avec des contraintes différentes. Ces textes procurent une certaine sécurité juridique, qui n'est cependant pas indéfinie; en effet, une norme n'est efficace que si elle est flexible et qu'elle permet de résoudre les situations conflictuelles correspondant à des faits pour lesquels la loi n'a pas forcément été conçue (Carbonnier[6], 2001). À défaut, le juriste, comme le requérant ou le plaignant, est face à un vide juridique. Si les textes ne correspondent pas à des faits, le juge, qui dit le droit en se référant à ces mêmes textes, doit se montrer créatif et déterminer un critère d'admission qui permet, par l'application d'une norme en principe inadaptée, de dégager une solution et de combler ce vide

---

3. Avocat à la cour de Paris.

4. Premier juge d'instruction du tribunal de grande instance Paris.

5. Conseiller doyen honoraire de la Cour de cassation.

6. Carbonnier écrit: «Le droit est trop humain pour prétendre à l'absolu de la ligne droite. Sinueux, capricieux, incertain, tel il nous est apparu dormant et s'éclipsant, changeant mais au hasard, souvent refusant le changement, attendu, imprévisible pour le bon sens comme par l'absurdité. Flexible droit!»

juridique. C'est bien là le rôle de la jurisprudence. C'est également la démonstration que le droit ne peut et ne doit anticiper sur les découvertes scientifiques et disposer pour l'avenir, comme le prévoit d'ailleurs l'article 2 du Code civil. Le contraire freinerait toute créativité.

Entériner et harmoniser la jurisprudence en matière de responsabilité médicale

Les juges sont aussi les architectes du droit au travers de leurs décisions et contribuent à « la fabrique » des droits des malades (Latour, 2002), incorporant l'évolution des mentalités. La jurisprudence, tant de l'ordre judiciaire que de l'ordre administratif, crée ainsi des sources multiples du droit qui peuvent donner des solutions de conflits similaires ou créer des situations disparates, surtout en matière de responsabilité médicale.

Au titre des similitudes, on remarquera que le juge administratif admettait avant la loi du 4 mars 2002 la présomption de faute dans l'organisation et le fonctionnement du service afin d'indemniser le préjudice lié à une infection nosocomiale[7]. Le juge judiciaire quant à lui parlait d'obligation de sécurité résultat à la charge des établissements de santé en matière d'infection nosocomiale et cela dans plusieurs décisions du 29 juin 1999[8]. On remarquera que souvent le juge administratif a été précurseur et que le juge judiciaire lui a emboîté le pas. Au titre des solutions diverses en fonction de l'ordre juridictionnel saisi, on notera qu'une des disparités concernait le délai de prescription (le délai pour agir en justice). Les actions en responsabilité civile se prescrivaient par 30 ans alors que les actions en responsabilité administrative se prescrivaient par 4 ans. Dès lors, le malade qui se rendait « à l'hôpital » (terme de langage courant) devait s'assurer du statut juridique de la structure, car le délai de prescription et la compétence du magistrat en dépendent. Or, il est évident que le statut juridique de l'établissement qui doit l'accueillir pour y être soigné n'est pas dans le champ des préoccupations du futur opéré. Une autre disparité, et non des moindres, existait : celle de l'indemnisation ou non de l'aléa thérapeutique. Le juge administratif l'avait admise[9] alors que le juge judiciaire l'a toujours rejetée[10]. Là aussi, le malade aurait dû orienter son choix en fonction de connaissances juridiques qui ne sont accessibles qu'à des experts en la matière.

---

7. CE, 9 décembre 1988, Cohen c/APHP, Rec. Dalloz Sirey, 1989, somm. commenté, p. 347.

8. Cass. civ. 1re, *Bull.* n° 220 et n° 222, *JCP*, 1999, G.II.10138.

9. CE, 9 avril 1993, Bianchi, Rec. Dalloz Sirey, 1994, somm. commenté, p. 6.

10. Cass. civ. 1re, 8 novembre 2000, *Gaz. Pal.*, 17-19 décembre 2000, p. 48, note J. Bonneau.

La loi du 4 mars entérine le principe d'une responsabilité pour faute dans l'exécution d'une obligation de moyens (soigner). Elle reconnaît l'obligation de sécurité résultat à la charge des établissements de santé en matière d'infection nosocomiale. Elle fixe le délai de prescription à 10 ans et admet l'indemnisation de l'aléa thérapeutique au titre de la solidarité nationale. Cette loi est l'expression du lien social, car elle a été élaborée en fonction des progrès de la société, et discutée, amendée et votée par les représentants des citoyens.

La légitimation de la loi

En matière de responsabilité médicale, d'indemnisation de l'aléa thérapeutique, il y a eu de nombreuses propositions de loi depuis une trentaine d'années, mais aucun texte n'avait abouti jusqu'à présent. Pourtant, cette loi correspond bien à une réalité sociale. Sa valeur sociale se déduit également de la façon dont le texte est élaboré, discuté et approuvé. Cette loi est un texte issu du gouvernement.

La rigueur de l'élaboration du projet de loi

La préparation de ce texte était annoncée depuis 1998-1999 lors des états généraux de la santé. Un groupe de travail a ensuite établi un rapport en 2000. Des contributions ont été nécessaires, notamment l'enquête IPSOS du collectif interassociatif pour la santé, la participation du Haut-Comité de la santé publique, de l'Ordre national des médecins, du Centre de recherche, d'étude et de documentation en économie de la santé, du Centre de documentation multimédia en droit médical (Sénat, 2000). Il en résulte que ce projet de loi est le fruit d'un travail d'enquête et de concertation. Il émane d'une lente réflexion ayant sollicité des institutionnels qui sont, en principe, au fait des attentes des professionnels de santé comme des malades.

La discussion et le vote de la loi sont l'expression de la volonté sociale

Le projet de loi, le texte n° 3258 (2001-2002), porté par Mme Élisabeth Guigou, ministre de l'emploi et de la solidarité, a été déposé à l'Assemblée nationale le 5 septembre 2001. Il a été discuté, des rapports des commissions, tant de députés que de sénateurs, ont été rédigés, des amendements formulés et des propositions soumises. Il y a eu plus d'un an de débats et de discussions avant de procéder au vote de la loi. C'est le signe d'un débat démocratique mené par les représentants des citoyens. Le texte a évolué en fonction des manifestations des professionnels de santé, des associations de malades, des assureurs, des juristes. En ce qu'il a été débattu et voté par ces représentants, ce texte est l'expression du peuple, par la voix d'une majorité d'élus.

L'ajout, dans l'urgence, à la loi en débat d'un titre I intitulé «Solidarité envers les personnes handicapées» dont l'article 1er vient mettre un coup d'arrêt à la position de la Cour de cassation prise en assemblée plénière dans l'affaire de Nicolas Perruche le 17 novembre 2000, confirmée par trois décisions rendues en 2001 par la même assemblée plénière de la Cour de cassation[11], est l'illustration du débat démocratique. La réactivité des hommes politiques, initiateurs des lois, a été mise à rude épreuve par cette affaire. Dès la fin 2000, puis durant toute l'année 2001, la doctrine s'est déchaînée, la pression médiatique s'est faite très forte. Les échographes menaçaient de ne plus exercer leur activité[12] et les assureurs de ne plus couvrir le risque. Les débats relatifs à la loi portant sur les droits des malades arrivaient à leur terme; il fallait réagir. Le Dr Mattei, député, a proposé un amendement relatif à l'indemnisation des handicaps congénitaux qui a été adopté le 10 janvier 2002. On voit que la loi s'élabore dans un contexte et poursuit un idéal. Cependant, son application confronte le juriste à une réalité un peu différente.

Les effets de la loi votée en mars 2002 n'ont pas tardé à se faire sentir à la fois de manière forte, en mettant un coup d'arrêt à la jurisprudence Perruche, et de façon plus discrète concernant le dispositif d'indemnisation de l'aléa thérapeutique, illustrant ainsi qu'il existe une norme idéale et que, dans son application, la réalité diffère un peu.

Les effets de la loi

La jurisprudence Perruche a eu comme conséquence de permettre à un enfant né handicapé du fait d'une anomalie congénitale d'agir en justice sur le fondement de la responsabilité médicale pour demander réparation de son préjudice d'être né avec ce handicap (Cayla, Thomas, 2002).

La décision a choqué pour des raisons très différentes. Les médecins y voyaient une source nouvelle de responsabilité injuste; les assureurs mesuraient le coût d'une telle responsabilité professionnelle; les associations des handicapés se sentaient encore un peu plus exclues du fait de la reconnaissance de l'anormalité comme un préjudice susceptible d'être indemnisé. Quant aux juristes, d'aucuns

---

11. Cass., assemblée plénière, arrêts nos 478-479-480 du 13 juillet 2001, (www.courdecassation.fr).

12. «États généraux des échographes et loi anti-Perruche», *Petites Affiches*, 7 janvier 2002, p. 4.

étaient « perruchars » ou « anti-perruchars » en fonction de leur approche du problème de droit.

Toutefois, la volonté générale manifeste était celle d'une réaction des politiques par rapport aux décisions des magistrats. Par ailleurs, la loi avait aussi pour objet d'indemniser les victimes d'accidents médicaux, d'aléas thérapeutiques, d'infections nosocomiales, d'affections iatrogènes au titre de la solidarité nationale sur la base d'un système similaire aux accidents de la circulation.

Le coup d'arrêt souhaité à la jurisprudence Perruche

Les magistrats ont reconnu le droit à un enfant né handicapé la possibilité dès lors « que les fautes commises par le médecin et le laboratoire dans l'exécution des contrats formés avec Mme X. avaient empêché celle-ci d'exercer son choix d'interrompre sa grossesse afin d'éviter la naissance d'un enfant atteint d'un handicap, *ce dernier peut demander la réparation du préjudice résultant de ce handicap* et causé par les fautes retenues. » (Chabas, 2001.)

Ils ont reconnu à l'enfant un préjudice distinct de celui de sa mère, et lui ont accordé une indemnisation en procédant par une fiction juridique attribuant à l'enfant le droit d'agir en justice. Ils tirent cette capacité à agir du fait de la naissance et reconnaissent dans le même temps que son handicap constitue un préjudice réparable. Ainsi le préjudice réparable est bien celui qui résulte du handicap et non de la naissance. N'oublions pas que l'objectif poursuivi par la Cour de cassation était celui de la réparation d'un préjudice subi par un être vivant.

C'est une disposition législative au titre I, article 1er, de la loi du 4 mars 2002 qui met un terme à cette jurisprudence en disposant: « Nul ne peut se prévaloir d'un préjudice du seul fait de sa naissance. La personne née avec un handicap dû à une faute médicale peut obtenir la réparation de son préjudice lorsque *l'acte fautif a provoqué directement le handicap ou l'a aggravé, ou n'a pas permis de prendre les mesures susceptibles de l'atténuer.* » La loi du 4 mars 2002 met fin à la construction d'un raisonnement juridique qui procédait d'une fiction octroyant un droit à réparation au profit d'un sujet vivant[13].

L'indemnisation du préjudice

La cour administrative d'appel de Paris (3e ch. A), le 13 juin 2002, statuant en liquidation du préjudice dans l'affaire Maurice, semblable à celle de Perruche, a appliqué les dispositions de l'article 1er relatives

13. « Les premiers effets de la loi anti-Perruche », Dalloz, 2002, n° 27, *Chr.*, 2156.

à l'indemnisation du préjudice des parents. Le texte prévoit: « Lorsque la responsabilité d'un professionnel ou d'un établissement de santé est engagée vis-à-vis des parents de l'enfant né avec un handicap non décelé pendant la grossesse à la suite d'une faute caractérisée, les parents peuvent demander une indemnité au titre de leur seul préjudice. Ce préjudice ne saurait inclure les charges particulières découlant, tout au long de la vie de l'enfant, de ce handicap. La compensation de ce dernier relève de la solidarité nationale. « La cour administrative d'appel applique le texte, ramène l'indemnisation du préjudice moral des parents de 152449 € attribués à titre de provision par ordonnance de référé du tribunal administratif de Paris, le 19 décembre 2001, à 15245 €. La somme attribuée par les premiers juges correspond à l'application de la jurisprudence Quarez[14] (Deguergue, 2003). Dans cette affaire, le préjudice moral des parents avait été indemnisé à hauteur de 100000 F (15000 €) et les magistrats avaient mis à la charge du centre hospitalier régional de Nice le coût des charges particulières relatives aux soins et à l'éducation spéciale liée à l'infirmité de l'enfant en condamnant l'établissement au versement d'une rente mensuelle de 5000 F (750 €) pendant toute la durée de la vie de Mathieu Quarez.

Le 19 février 2003, le Conseil d'État, saisi de l'affaire Maurice, annule l'arrêt de la cour administrative d'appel de Paris du 13 juin 2002 au motif que « considérant qu'il n'est pas sérieusement contestable que de tels faits constitutifs d'une faute caractérisée [...] ouvrent droit à réparation en application de l'article 1er de la loi du 4 mars 2002, entrée en vigueur depuis l'intervention de l'ordonnance du juge des référés du tribunal administratif de Paris, et applicable aux instances en cours; qu'il y a lieu [...] de fixer à 50000 € le montant de l'indemnité provisionnelle mise à la charge de l'AP-HP en raison du préjudice propre subi par M. et Mme Maurice ».

La cour d'appel de Paris (1re ch.), le 29 mars 2002, statuant en liquidation du préjudice personnel des père, mère et sœur de Nicolas Perruche a alloué la somme de 300000 F (45000 €) à chacun de parents et 100000 F (15000 €) pour la sœur. Dans son dispositif, la cour a appliqué l'article 1er, notamment la mention interdisant de se prévaloir du préjudice de sa naissance: « Rejette toute autre demande plus ample ou contraire au présent dispositif et en particulier celles relatives à l'indemnisation du préjudice de Nicolas. »

L'entrée en vigueur de la norme produit des *effets sur les instances en cours* et une instabilité juridique en découle. Cette incertitude juridique s'explique par la force des revendications des acteurs du

14. CE, 14 février 1997, arrêt M. et Mme Quarez n° 133238, Rec. Lebon; Mistretta (P.), « L'indemnisation des parents d'un enfant né handicapé après la loi du 4 mars 2002 », *JCP*, G.II.1017, p. 1211.

système de santé. La loi porte un idéal, qui est celui de l'indemnisation de l'aléa thérapeutique au titre de la solidarité nationale, mais la mise en œuvre des dispositions légales semble à ce titre cependant plus mesurée.

L'indemnisation modérée de l'aléa thérapeutique

Le souhait d'indemniser l'aléa thérapeutique correspond, depuis plus d'une trentaine d'années, à une attente tant des victimes que des professionnels de santé. Il est devenu très présent quand, lors des débats sur le projet de loi de modernisation sociale, le sénateur Claude Huriet a proposé un texte portant sur l'indemnisation de l'aléa thérapeutique, mettant ainsi la pression sur le gouvernement. Les dispositions ont été soutenues par le Sénat à chaque navette parlementaire. Les textes relatifs à l'indemnisation de l'aléa ont fini par glisser d'une loi à l'autre, de la loi de modernisation sociale du 17 janvier 2002 [15] à celle du 4 mars 2002. Des difficultés relatives à l'application de cette seconde loi dans le temps ont été rapidement soulevées, notamment lors de la mise en œuvre l'article 101. Simultanément, les compagnies d'assurance ont fait savoir aux professionnels de santé qu'elles ne les garantiraient plus et cela, contrairement à l'obligation d'assurance qui figure dans la dite loi.

L'interprétation de l'article 101 conforme à un idéal d'indemnisation accessible au plus grand nombre des victimes

L'article 101 de la loi du 4 mars 2002 disposait que « les dispositions du titre IV du livre Ier de la première partie du Code de la santé publique [...], s'appliquent aux accidents médicaux, affections iatrogènes et infections nosocomiales consécutifs à des activités de prévention, de diagnostic ou de soins réalisées au plus tôt six mois avant la publication de la présente loi. Cet article est applicable aux instances en cours n'ayant pas donné lieu à une décision irrévocable ».

La Cour de cassation, réunie le 22 novembre 2002 [16], saisie d'une demande d'un juge du fond en interprétation des textes, a rendu l'avis suivant : « Est d'avis que l'article 101 de la loi n° 2002-303 du 4 mars 2002 relative aux droits des malades et à la qualité du système de santé, en son entier, s'applique non seulement aux accidents médicaux,

15. Loi n° 2002-73 de modernisation sociale du 17 janvier 2002, *JO*, 18 janvier 2002, p. 1008 (travaux parlementaires : www.assemblee-nationale.fr).

16. Rapport et note de Mme Crédeville, avis n° 0020006P, 22 novembre 2002 (www.courdecassation.fr).

affections iatrogènes et infections nosocomiales consécutifs à des activités de prévention, de diagnostic ou de soins survenus depuis le 5 septembre 2001, mais également à toutes les procédures en cours au moment de la publication de la loi quelle que soit la date du fait générateur. » L'avis devait avoir pour conséquence de faciliter à un plus grand nombre de victimes, l'accès à l'indemnisation de l'aléa thérapeutique par l'Office national d'indemnisation des accidents médicaux (ONIAM), financé, entre autres, par la solidarité nationale au moyen d'une dotation. Les compagnies d'assurance se sont faites menaçantes et ont refusé d'assurer certains professionnels de santé ou certains établissements de soins. Elles ont obtenu une limitation de l'accès à la procédure en indemnisation. Elles ont également restreint leur champ d'indemnisation. Désormais, tous les préjudices liés à une infection nosocomiale donnant lieu à une incapacité permanente partielle supérieure à 24 % ou entraînant le décès seront indemnisés par l'ONIAM.

La portée de l'article 101 limitée par une nouvelle loi

La loi n° 2002-1577 du 30 décembre 2002 relative à la responsabilité civile médicale[17] dispose dorénavant que « les dispositions du titre [...] s'appliquent aux accidents médicaux, affections iatrogènes et infections nosocomiales consécutifs à des activités de prévention, de diagnostic ou de soins réalisés à compter du 5 septembre 2001, même si ces accidents médicaux, affections iatrogènes et infections nosocomiales font l'objet d'une instance en cours, à moins qu'une décision de justice irrévocable n'ait été prononcée ». Cette norme réduit les possibilités de saisine de l'ONIAM, restreint aussi le champ d'application de la loi du 4 mars 2002. La date du fait générateur devient déterminante pour connaître ou non de l'application de l'article 101 et ce, contrairement à l'avis de la Cour de cassation, satisfaisant ainsi les demandes des compagnies d'assurance (Lambert Faivre, 2003).

Au terme de l'exposé sur la loi relative aux droits des malades, il ressort que la norme répond à un idéal de reconnaissance d'un malade qui doit être au centre du système de santé, et à un idéal d'indemnisation de l'inacceptable dans notre société. Il s'avère toutefois qu'au moment de la mise en œuvre de cette loi, la situation juridique réelle est en contradiction avec des intérêts catégoriels puissants comme ceux des professionnels de santé ou encore des assureurs. Ces acteurs du système de santé vont jusqu'à exiger une atténuation des effets promis par les politiques lors de l'élaboration, du vote et de l'adoption de cette loi. Pour s'en convaincre, il suffit de constater que la loi sur le droit des malades, parue au *Journal Officiel* le 5 mars 2002, a déjà

17. Loi n° 2002-1577 du 30 décembre 2002, *JO*, 31 décembre 2002.

été modifiée par une loi du 30 décembre 2002, intitulée « Responsabilité civile médicale ». Force est de constater cependant que d'aucuns tentent de résister à l'application de cette loi dont la qualification pose problème. S'agit-il d'une loi interprétative ou modificative et dénaturante (Bernfeld, 2003)? Penser que les relations entre acteurs du système de santé vont se déjudiciariser relève de l'utopie. Les dispositions légales en faveur des usagers ont dû reculer face aux exigences des professionnels de santé et des assureurs. Pour autant, il faut reconnaître que la loi du 4 mars 2002 constitue malgré tout une avancée pour les droits des malades.

Bibliographie

Bernfeld C. (2003), « L'application de la loi du 4 mars 2002 sur le droit des malades aux instances en cours: faut-il résister à la loi du 30 décembre 2002? », *Gazette du Palais*, 7-9 septembre 2003, p. 2 – CA Douai 3e ch., 21 novembre 2002, C. c/Raffin, Resp. civ. et Ass., mai 2003, p. 19, note Rade C.

Bertella-Geffroy M. (2002), « Le point de vue d'un praticien sur les nouvelles dispositions concernant les risques sanitaires incluses dans la loi du 4 mars 2002 sur les droits des malades », *Gazette du Palais*, 15-17 décembre 2002, p. 45 et s.

Carbonnier J. (2001), *Flexible droit: pour une sociologie du droit sans rigueur*, 10e éd., Paris, LGDJ.

Cayla O., Thomas Y. (2002), *Du droit de ne pas naître à propos de l'affaire Perruche*, Paris, Gallimard.

Chabas F. (2001), « Cour de cassation, assemblée plénière du 17 novembre 2000, époux X. c/Mutuelle d'assurance du corps sanitaire français », *JCP*, G. II.10438.

Deguergue M. (2003), « Une faute caractérisée ouvre droit à réparation des préjudices propres subis par les parents d'un enfant handicapé », *AJDA*, 28 avril, p. 854.

Garay A. (2001), « Plus de déclarations, moins de procès », reprise d'un article du *Concours médical*, 3 novembre 2001 (www.33docpro.com).

Latour B. (2002), *La Fabrique du droit : une ethnographie du Conseil d'État*, Paris, La Découverte.

Lagrée J. (2002), *Le médecin, le malade et le philosophe*, Paris, Bayard.

Michaud J. (2002), « Pénétration du droit par la science », *in Mélanges Lambert Droit et économie de l'assurance et de la santé*, Paris, Dalloz, p. 311 et s.

Lambert Faivre Y. (2003), « La responsabilité médicale: la loi du 30 décembre modifiant la loi du 4 mars 2002 », Dalloz, 6 février, *Chr.*, p. 361.

Sénat, travaux parlementaires relatifs au projet de loi relatif aux droits des malades et à la qualité du système de santé (www.senat.fr).

Sicard D., Haddad G. (1999), *Hippocrate et le scanner: réflexions sur la médecine*, Paris, Esculape.

– 4 –

La tension normative : un état à la fois personnel et interpersonnel

Alexis Ferrand,
Université Lille 1

Le concept de « norme » est essentiel pour la sociologie, et on le trouve dans le vocabulaire de la plupart des approches. Pour cette raison, il est aussi très polysémique. Cette contribution ne cherche pas à défendre « la » bonne définition, mais une définition qui permet de mieux comprendre certains processus normatifs, mais pas tous. C'est pourquoi nous commencerons par délimiter le domaine de validité de notre propos en indiquant les processus auxquels il ne s'applique pas.

Une vision assez répandue des normes sociales, qui trouve principalement son origine dans la théorie fonctionnaliste, considère qu'elles gouvernent la conduite de l'acteur parce qu'elles ont été « intériorisées » au cours de la socialisation. Cette « intériorisation » comporte deux processus : d'un côté, il s'agit d'un apprentissage cognitif au terme duquel l'acteur sait ce qui est recommandé ou interdit ; d'un autre côté, il s'agit, ce qui est beaucoup plus complexe et important, de lier dans le psychisme, plus ou moins profondément et inconsciemment, l'image de soi de l'acteur et les actions recommandables. Il en résulte que la transgression d'une norme intériorisée entraîne une sanction très particulière que l'acteur s'inflige à lui-même et qu'on appelle le sentiment subjectif de culpabilité, sentiment douloureux de s'être trahi soi-même, d'avoir perdu une certaine cohérence identitaire. L'efficacité sociale remarquable des normes intériorisées serait de fonctionner en l'absence de tout contrôle social externe, de toute surveillance, et de toute sanction par l'environnement relationnel. Nous ne nous intéresserons pas ici aux normes « intériorisées [1] ».

Par ailleurs, on peut distinguer deux types de prescriptions normatives relativement à leurs effets dans la dynamique des groupements:

– Celles qui ont une fonction expressive, identitaire et consensuelle. Elles permettent à un ensemble d'acteurs de manifester qu'ils sont d'accord, qu'ils forment un « nous ». Ces normes — que nous dirons « idéales » — définissent des comportements « parfaits ».

– Celles que nous définirons comme « normes pratiques » et qui ont une fonction de régulation effective des comportements; leur transgression entraîne une forme quelconque de sanction sociale[2]. Cette communication ne porte pas sur les normes idéales mais sur les normes pratiques. Désormais, le terme de « norme » vaut pour « norme pratique ».

Des normes aux rapports normatifs

Ces limites étant posées, il est possible d'avancer un certain nombre de définitions qui nous permettront d'inscrire les normes pratiques dans le cadre plus complexe des « rapports normatifs »:

– On définira une norme comme un acte de communication, un *message*[3], émis par un acteur social et qui vise un autre acteur social[4]. Cette définition suppose un acteur qui serait — pour reprendre la très vieille formule de David Reisman (1964) — essentiellement « *extro-determined* », guidé par les injonctions de son environnement, et elle considère donc que la régulation des pratiques dépendrait de l'insertion sociale des acteurs (qui peut dire quoi à qui?).

– Le contenu de ce message est une prescription, une « injonction », une « recommandation ». Il est possible de le concevoir comme un *ordre standard*[5].

1. Nous admettons que *certaines* normes sont intériorisées, pas toutes. On accorde une trop faible importance à toutes celles qui sont réaffirmées dans les interactions, et auxquelles ce texte est consacré.

2. Cette distinction est ancienne (Linton, 1945); on la retrouve chez différents auteurs (par exemple, Hannertz, 1980); nous l'avons utilisée dans le domaine des pratiques sexuelles (Ferrand, Mounier, 1998).

3. Et non comme une proposition plus ou moins connue par des acteurs disant de manière impersonnelle ce qu'il serait bien ou mal de faire (« Quand on est malade, il faut se soigner »).

4. L'expression « un acteur » est utilisée pour désigner une « catégorie d'acteurs sociaux ».

5. Le concept d'ordre suppose, de manière cohérente avec l'esprit de la définition, une relation de commandement. Mais un ordre a le plus souvent un caractère conjoncturel et spécifique à une situation originale. Les normes sont des ordres valant, de manière standardisée, récurrente, pour des situations elles-mêmes typiques et récurrentes. C'est pourquoi il convient de préciser que les normes sont des ordres « standards ».

– Le contenu de cet ordre est la définition des *comportements* ou des *cognitions* qu'un acteur doit adopter[6]. Il est trivial de dire qu'une norme définit un comportement attendu; elle peut aussi imposer une manière de penser, un contenu de pensée.

– Si on admet qu'un «acteur», par définition, dispose d'une marge de liberté, alors une norme est un ordre visant un individu disposant d'une marge de liberté, notamment de la liberté de ne pas appliquer la norme. On conçoit alors le conformisme et la transgression comme résultats de *décisions* plus ou moins explicites des acteurs. Et les deux décisions – conformisme ou transgression – doivent chacune pouvoir être expliquées. Il faut maintenir une question fondatrice de la sociologie et considérer le conformisme comme un problème majeur: on comprendra peut-être mieux certaines transgressions si on commence par comprendre les ressorts des conformismes qui leur correspondent.

– Une norme n'existe que si son respect ou sa transgression a une chance d'entraîner une sanction sociale. Cette condition est cruciale. Elle distingue notamment les normes pratiques auxquelles nous nous intéressons ici des normes idéales qui peuvent continuer à être affirmées tout en étant régulièrement transgressées par défaut de sanction. On ne peut définir une norme si on sait identifier les chances d'existence, les formes, les forces des sanctions qui accompagnent sa mise en pratique. Nous entendons «sanction» au sens large du terme, avec les deux orientations de sanction négative (punition) et positive (récompense). Dans ce dernier cas, il peut s'agir aussi bien de marques ténues d'approbation ou de connivence («Ah! Madame, si on n'avait que des malades comme vous, tout irait mieux...») que de récompenses statutaires explicites.

– Une norme n'existe que si on peut découvrir les processus de mise en œuvre des sanctions. Il faut notamment savoir quels acteurs assument la charge de cette mise en œuvre. L'application des sanctions est un problème crucial de la vie collective. D'une part, il faut que des acteurs (ceux qui pourraient sanctionner) puissent être informés de ce qui se passe; d'autre part, dans la mesure où sanctionner a le plus souvent un coût pour celui qui assume ce rôle de gardien d'une norme, il faut trouver des moyens de récompenser ce rôle[7].

---

6. Le terme «norme» est couramment utilisé pour parler de «normes de qualité» de produits ou services. Il est employé alors pour désigner des «étalons» ou des «références» décrivant les qualités attendues d'un produit, comme produit fini, fait. Dans ce cas, la notion sociologique de norme ne peut s'appliquer. Par contre, si la norme vise le processus de production ou la procédure, le *modus faciendi* et non l'*opus operatum*, alors l'injonction concerne les comportements d'acteurs et la notion sociologique de norme peut s'appliquer.

7. C'est un problème qui a été rappelé avec force par J. Coleman (1993) en tant que «problème du bien public d'ordre deux».

Sans entrer dans des discussions complexes sur *l'origine* des normes (Boudon, Demeulenaere, Viale, 2001), on peut admettre que la mise en pratique d'une norme répond le plus souvent à un intérêt ou à un objectif d'une catégorie d'acteurs (on peut penser aux « entrepreneurs de morale » de H.S. Becker, 1963). Concernant la santé (et non le soin) cette supposition oblige par exemple à se demander *qui* peut avoir pour objectif la bonne santé de qui, au point de chercher à imposer à ce dernier les comportements lui permettant de rester en bonne santé, au prix de sanctions positives et négatives. Nous nous sommes posé ce type de question à propos des risques sanitaires que la transmission du VIH fait peser sur la vie sexuelle (Ferrand, Snijders, 1997) : qui est intéressé par la bonne santé de qui ? Qui est informé ? Qui peut sanctionner des conduites sexuelles « dangereuses » ?

Cette approche dédouble la question de la rationalité des comportements réputés maintenir la santé : en plus de la question classique consistant à se demander si un acteur perçoit ou non son *propre* intérêt à être en bonne santé, on doit se demander également si des acteurs ont un *intérêt quelconque à ce que d'autres acteurs soient en bonne santé*, et si oui, s'ils disposent de moyens de surveillance et de moyens de sanction à leur égard.

Cette approche conduit aussi à *ne pas considérer* comme des normes sociales un bon nombre de recommandations concernant notre santé et ce que nous devons faire pour la conserver. En effet, ces injonctions sont bien des messages émis par les professions de santé en direction des profanes. Par contre, les « sanctions » promises en cas de transgression seraient infligées par notre propre organisme, par notre fonctionnement naturel, qui nous « punirait » sous la forme de la survenue de telle maladie ou d'une aggravation de notre état de santé. Cette maladie ou cette aggravation ne sont pas des sanctions *sociales* – positives ou négatives – imposées par les acteurs[8] qui émettent ces messages. Ces messages ne sont donc – contrairement aux apparences qu'ils ont souvent – ni des normes ni des ordres, mais des *informations* sur les lois (probabilistes) des choses de la vie.

Par contre, il existe des normes que les médecins imposent pour transformer des acteurs en patients, et notamment pour imposer une obéissance aux prescriptions. Ces normes ne concernent pas la manière d'être en bonne santé, mais la manière d'être un bon patient, ce qui est fort différent. Les sanctions mobilisables concernent la relation thérapeutique elle-même et non la santé de l'acteur (encouragements du praticien *vs* menace de ne plus s'occuper du patient).

8. Dans des cas spécifiques, il existe cependant des sanctions sociales. Par exemple la menace de suppression des allocations familiales en cas de manquement aux visites dans le cadre de la protection maternelle et infantile (PMI) est une sanction sociale ; de même, certaines maladies contagieuses comportent une obligation de soin sous peine de sanctions légales.

– Si on admet ce qui précède, on peut finalement expliquer qu'un acteur se conforme à une norme s'il trouve plus intéressant de se conformer en recueillant les sanctions sociales positives que d'agir autrement. Et un acteur transgresse la norme s'il envisage de trouver ce faisant des bénéfices qui dépassent les inconvénients probables de la sanction sociale négative.

Le sens le plus courant du concept de norme est limité à l'idée de prescription: une norme est une proposition qui dit ce qu'on doit faire. En ce sens restreint, le concept de norme ne désigne qu'une composante partielle des processus plus complexes que nous venons d'évoquer. Si on admet qu'une norme ne peut être définie en dehors des relations qui assurent son imposition[9], alors le concept de norme *n'est pas un concept autonome*, et il est impossible de faire une théorie des normes. Pour reprendre des concepts classiques, seul le «contrôle social» des comportements de santé peut être l'objet pertinent d'hypothèses théoriques et d'analyses empiriques. Mais ce terme a été employé dans des conceptions très asymétriques du contrôle social où l'imposition des normes s'appuie sur des rapports de force assurant une domination sans partage des acteurs de contrôle. Cette configuration, volontiers évoquée par le terme de «contrôle social», est une possibilité sociale et historique. Mais on peut l'envisager comme ne constituant qu'un type particulier dans une série plus variée. Les théories interactionnistes (par exemple, Strauss, Schatzman, Bucher, 1963) et les théories de l'échange social[10] (Blau, 1964; Emmerson, 1972) permettent de concevoir des processus de contrôle sans asymétrie radicale où les conformismes résultent de négociations implicites ou explicites. S'il faut trouver une manière plus ouverte de désigner l'objet théorique qui nous intéresse, on peut l'appeler «*rapport normatif*» en disant qu'il est composé par:

– les propriétés des acteurs, émetteurs et destinataires d'une prescription;

– le contenu de la norme, c'est-à-dire les comportements ou les cognitions prescrits;

– les contenus des sanctions positives et négatives probables, ce qui met en jeu la nature des relations entre émetteurs et destinataires de la prescription, et les différents échanges que permettent ces relations;

– l'inscription de ces relations dans des structures relationnelles.

9. Il faudrait examiner dans quelle mesure les processus d'élaboration, de transformation des normes sont, ou ne sont pas, dissociables théoriquement de ceux qui assurent leur imposition. Mais cette question est laissée ici de côté.

10. Ces théories de l'échange sont au fondement des approches stratégiques développées par Crozier M. et Friedberg E. (1977) dans lesquelles on montre comment la participation-soumission des acteurs est elle-même une ressource échangeable.

Conflits de normes

Une norme est *consensuelle* lorsque tous (...?) les acteurs d'une société la partagent; elle est *particulière* si elle n'est partagée que par certains groupes (on dit parfois qu'elle appartient alors à une « sous-culture »). Si ces acteurs de différents groupes n'ont pas à mener des actions communes ou à interagir dans les domaines où ces normes divergent, alors il n'y a pas de conflits de normes. Par contre, et c'est fréquent, des acteurs porteurs d'orientations normatives distinctes peuvent avoir à agir ensemble, ce qui crée les conditions d'émergence de conflits de normes[11].

Dans le cadre de la définition des rapports normatifs que nous venons d'esquisser, il y a conflit de normes si un acteur est soumis à deux injonctions *inconciliables*. Un cas particulier est celui où ces injonctions sont émises par *un* seul et même acteur. La forme pure de ce cas est le *double bind*, deux injonctions *logiquement* contradictoires: « Vous pouvez mener une vie tout à fait normale, mais enfin faites attention... », qui n'est qu'une forme atténuée de l'injonction qui rend fou: « Je vous ordonne de me désobéir », ou « Soyez naturels, souriez ». Le cas le plus fréquent est que *deux* acteurs exigent d'un troisième deux comportements inconciliables: ce que son groupe de pairs exige d'un adolescent pendant ses loisirs n'est pas toujours conciliable avec ce qu'exigent ses parents, ou même sa fratrie; l'indifférence que l'entreprise peut demander à un salarié vis-à-vis d'un risque sanitaire n'est pas conciliable avec l'attention qu'il devrait y porter en tant que père de famille ayant en charge l'avenir de ses enfants, etc. On peut multiplier les exemples où une même situation peut impliquer deux injonctions peu ou pas conciliables.

À partir de quel moment ces situations posent-elles réellement problème? Uniquement si ces injonctions sont avancées par des acteurs ayant des capacités de sanction (positive et négative) importantes et plutôt égales. Si les pouvoirs de sanction sont faibles de part et d'autre, c'est tout simplement un problème sans importance. Si l'un a une emprise beaucoup plus faible que l'autre, le choix s'imposera facilement. Au contraire, si les sanctions sont à la fois fortes et plutôt équivalentes, alors la décision est particulièrement délicate. On peut parler de conflit de normes si les forces de sanction (positive et négative) en présence sont significatives.

Dans ces définitions, les conflits normatifs sont caractérisés principalement par des *structures d'interaction* présentant des capacités

11. Les conflits de normes ne sont pas *a priori* socialement « anormaux » ou « dysfonctionnels ». Beaucoup de processus de changement et de rapports de domination qui constituent la vie sociale n'existent qu'à travers ces conflits.

différentielles de sanction sociale. Et c'est en connaissant ces structures d'interaction qu'on peut comprendre les choix effectués par les acteurs et donc expliquer des pratiques. L'analyse doit porter autant sur les capacités que sur les contenus plus ou moins contradictoires des prescriptions. Et ceci n'est pas simple. D'un côté, elles peuvent être objectivées par des descriptions sociologiques qui chercheraient à identifier les *ressources* dont disposent différents « sanctionneurs » potentiels et la manière dont l'acteur *dépend* plus ou moins de chacun d'eux; d'un autre côté, on peut examiner la manière dont elles sont subjectivement perçues par les acteurs.

Enfin, le choix réalisé par l'acteur entre des alternatives peu ou pas conciliables peut être compris comme un choix « moral » entre normes concurrentes. Mais c'est simultanément le choix d'une relation sociale contre une autre, d'une reconnaissance contre une autre, d'un partenaire contre un autre, au sein des alternatives qu'offrait une situation particulière. En ce sens, solutionner un conflit de normes, c'est aussi adopter une tactique relationnelle, redéfinir ses appartenances, se re-positionner dans des réseaux complexes.

Conclusion

La vie sociale n'oblige pas toujours à des choix tranchés comme ceux-ci : les possibilités de séparation des contextes de différentes activités, de segmentations des domaines de la vie urbaine, offrent des possibilités de répondre à des attentes de partenaires différents qui – exprimées en un même espace temps – seraient inconciliables. Et les acteurs s'accommodent plutôt bien de ces changements et de cette hétérogénéité (Lahire, 1998). Le type de conflit normatif analysé ici est donc particulier.

Mais le point de vue adopté vise à mettre l'accent sur la question – importante dans l'analyse des processus normatifs – de l'identification des acteurs qui peuvent avoir un intérêt (au sens le plus ouvert du terme) à contrôler les comportements de santé d'*autres* acteurs, et à consacrer des ressources à ce contrôle. De la réponse à cette question dépend la possibilité de voir la *santé* émerger comme un bien commun protégé par des normes.

Bibliographie

Becker H.S. (1963), *Outsiders. Études de sociologie de la déviance*, trad. fr., Paris, Métaillé, 1985.

Blau P.M. (1964), *Exchange and Power in Social Life*, New York, J. Wiley.

Boudon R., Demeulenaere P., Viale P. (2001), *L'Explication des normes sociales*, Paris, PUF.

Coleman J.-S. (1993), « The Emergence of Norms », *in* Hechter M. *et al.* (dir.), *Social Institutions, their Emergence, Maintenance and Effects*, Berlin, W. de Gruyter.

Crozier M., Friedberg E. (1977), *L'Acteur et Le Système*, Paris, Seuil.

Emmerson R.M. (1972), « Exchange Theory Part II ; Exchange Relations, Exchange Networks and Groups as Exchange Systems », *in* Berger J., Zelditch M., Andersons B. (dir.), *Sociological Theories in Progress*, vol. II, Boston, Hougton-Mifflin.

Ferrand A., Mounier L. (1998), « L'influence des réseaux de confidence sur les relations sexuelles », *in* Bajos N., Bozon M., Ferrand A., Giami A., Spira A. (dir.), *La Sexualité aux temps du sida*, Paris, PUF, p. 255-304.

Ferrand A., Snijders T. (1997), « Social Networks and Normative Tensions », *in* Van Campenhoudt L., Cohen M., Guizzardi G., Hauser D. (dir.), *Sexual Interactions and HIV Risk: New Conceptual Perspectives in European Research*, Londres, Taylor & Francis, p. 6-21.

Hannerz U. (1980), *Exploring the City*, trad. fr. (1983) : *Explorer la ville. Éléments d'anthropologie urbaine*, Paris, Éditions de Minuit.

Lahire B. (1998), *L'Homme pluriel. Les ressorts de l'action*, Paris, Nathan.

Linton R. (1945), *The Cultural Background of Personnality*, trad. fr. (1967) : *Les Fondements culturels de la personnalité*, Paris, Dunod.

Reisman D., Glaze N., Deney R. (1954), *The Lonely Crowd. A Study of the Changing American Character*, trad. fr. (1964) : *La Foule solitaire, anatomie de la société moderne*, Paris, Arthaud.

Strauss A., Schatzman L., Bucher B. *et al.* (1963), « The Hospital Audits Negotiated Order », trad. fr. (1992) : « L'hôpital et son ordre négocié », *in* Baszanger I. (dir.), *La Trame de la négociation : sociologie qualitative et interactionnisme*, Paris, L'Harmattan, p. 87-112.

– 5 –

L'inscription sociale de l'aide à autrui : à propos de la prestation de soins professionnalisée

Françoise Bouchayer,
SHADYC, UMR EHESS-CNRS Marseille

La prestation de soins est ici considérée comme une forme particulière de la relation d'aide à autrui. Au sein de la plupart des sociétés industrialisées, la fonction soignante professionnalisée se trouve largement encadrée par des dispositifs dits de solidarité nationale : la branche maladie de la sécurité sociale complétée par les diverses modalités de couverture complémentaire et d'aide médicosociale, en ce qui concerne le domaine de la santé, en France. À ce paradigme de solidarité en matière d'offre de services de santé et d'accès aux soins s'adosse un vaste système de réglementation et de gestion de toute une palette de dispositions : codification et tarification des prestations, conditions d'affiliation au système et de prise en charge des patients-bénéficiaires, gestion des caisses et, d'une manière générale, des transferts sociaux. Parallèlement, l'encadrement sociolégislatif des professions de santé se fonde sur une institutionnalisation très contrôlée de la formation et des compétences.

Nous nous attacherons dans ce texte à considérer certaines composantes de l'enchâssement[1] du rôle de soignant – qu'il s'agisse de médecins ou de paramédicaux – dans les rapports et processus sociaux dérivant des dispositifs de solidarité institués à l'échelon macrosocial. Dans cette perspective, notre « attention sociologique » s'oriente de manière sélective et privilégiée vers ce qui se rapporte aux attitudes

1. Le terme d'« enchâssement » renvoie à une vision des processus en jeu plus sinueuse et susceptible de modulations que celle d'encastrement, d'évocation davantage mécanique et statique.

des soignants à l'égard des patients, par exemple la bienveillance, le respect, la sollicitude, voire l'empathie ou encore l'indifférence, le mépris, la brutalité ou la violence. Le recours à ces notions ne correspond en rien ici à une approche normative, qui établirait une partition entre les « bons » et les « mauvais » soignants. Sans doute retrouve-t-on le plus souvent dans les attitudes des soignants un panachage, aux pondérations diverses et évolutives, des « valeurs » qui sous-tendent et imprègnent leurs conduites. La question des valeurs relatives aux attitudes des professionnels de santé – dont on peut parler en termes de conscience professionnelle ou de professionnalisme – a été relativement peu « sociologisée », c'est-à-dire agencée de manière raisonnée avec d'autres faits et processus aux fins d'en analyser les ramifications et les ressorts sociaux. C'est ce que nous proposons d'aborder en partant donc de l'hypothèse que la prestation de soins et les attitudes qui l'accompagnent sont à considérer en lien avec leur inscription dans des logiques et des systèmes de solidarité.

Après un point sur certains dysfonctionnements dans les attitudes des soignants envers les patients, nous nous attacherons à qualifier ce qu'il en est de la composante « aide à autrui » dans des situations et contextes divers qui ne relèvent pas tous de la prestation de soins professionnalisée. À partir de là seront examinées les spécificités de cette prestation par le biais de son intégration au sein de systèmes et logiques de solidarité institutionnalisés et des effets de cet ancrage sur les acteurs en présence et sur leurs statuts respectifs. L'approche développée ici ne relève donc pas d'une « lecture » de type interactionniste, mais plutôt d'une démarche visant à construire une liaison entre des faits sociaux pouvant faire l'objet d'un cadrage micro (une personne qui soigne une autre personne) et des processus opérant à l'échelon méso (les situations de soins) ou macro (les dispositifs de solidarité nationale). Cette approche ne correspond pas vraiment non plus à l'étude d'un objet qui serait « la dimension relationnelle et humaine du rôle de soignant », même si elle renvoie en partie aux mêmes données empiriques. Enfin, la fonction de délivrance d'aide retenue ici comme cadre de définition de la prestation de soins ne nous apparaît pas superposable à celle, plus générique, de relation de service. Elle se rapprocherait davantage de la notion de service à la personne, par sa dimension non réductible à un service d'ordre marchand.

Les « ratés » de la fonction soignante

Le rôle professionnalisé de soignant comporte de multiples attendus, notamment ceux relatifs à la neutralité d'appréciation morale des patients et à l'équivalence de « traitement » de toute personne, quelle qu'elle soit, initiant un recours auprès des services de santé ou ayant besoin de soins. Cette éthique relève des règles déontologiques traditionnelles, régulièrement rappelées et actualisées dans différents textes de loi et discours professionnels et officiels. Dans la réalité des relations et des interactions entre soignants et soignés, et comme l'ont finement analysé de nombreux travaux, de multiples déclinaisons de ces attitudes «idéales» sont à l'œuvre. En effet, ce n'est pas parce que les professionnels de santé sont bien formés, compétents et, pour une bonne part, expérimentés, qu'ils se comportent de manière professionnelle. Ces «écarts de conduite» s'observent notamment sur le registre de la tonalité relationnelle dans les échanges avec les patients: la neutralité ou la bienveillance, éventuellement l'agacement, l'absence de sympathie, la contrariété ou l'impatience plus ou moins maîtrisés cèdent parfois le pas à l'indifférence passive ou plus activement exprimée, à la déconsidération, voire à la maltraitance. Ces attitudes dépréciatives peuvent aussi s'accompagner de manquements élémentaires relatifs au processus de délivrance de soins considéré dans ses composantes «techniques»; non pas par faute involontaire, mais plutôt par négligence, laxisme, voire, dans certaines situations, par inattention dont les conséquences ne peuvent pas être absentes de l'esprit du soignant (gestes douloureux pouvant aisément être évités, brutalité d'exécution technique, omissions d'ordre diagnostique ou thérapeutique, fautes d'asepsie, etc.). Les pouvoirs publics se sont saisis de ce problème, et plusieurs rapports sur la maltraitance et la violence dans le domaine de la santé et dans le secteur médicosocial ont été publiés ces dernières années[2].

Par contre, à ce jour, relativement peu de recherches ont, en France, situé ces questions au centre de leurs objets et problématiques. Divers travaux toutefois rendent largement compte de ces phénomènes (Thomas, 1996; Vega, 2000). À notre connaissance, les recherches axées sur ce type de dysfonctionnement ont été réalisées par des anthropologues, en Afrique subsaharienne (Hours, 1986; Olivier de Sardan, Jaffré, 2003). Cette disparité dans l'investissement, par les chercheurs et selon les terrains considérés, des «ratés» de la fonction soignante doit bien sûr être mise en regard de l'importance et de la fréquence que revêtent ces attitudes dans les sociétés et les systèmes de santé respectivement étudiés: ces anthropologues africanistes estiment en effet que les dysfonctionnements observés reflètent

2. Voir notamment: *Prévenir, repérer et traiter les violences à l'encontre des enfants et des jeunes dans les institutions sociales et médico-sociales*, guide méthodologique, ministère de l'emploi et de la solidarité, Direction de l'action sociale, Rennes, Éditions ENSP, 2000; *Prévenir la maltraitance envers les personnes âgées*, sous la présidence de Michel Debout, membre du Conseil économique et social, rapport remis à Mme Paulette Guinchard-Kunstler, secrétaire d'État aux personnes âgées, 22 janvier 2002, Rennes, Éditions ENSP, 2003.

« la moyenne » de ce qui se passe dans les sociétés qu'ils ont étudiées, tandis que ces phénomènes n'interviennent que de façon sensiblement plus limitée en France, tout au moins dans leurs formes d'expression les plus manifestes.

La prise en compte de ces écarts aux règles déontologiques et aux normes du professionnalisme présente un double intérêt pour la recherche : d'abord parce que ces faits révèlent, « en négatif », que l'attitude à l'égard de l'autre est une composante intrinsèque de la prestation de soins ; ensuite, et comme pour l'analyse de nombreuses autres questions, parce que l'examen de « ce qui ne va pas » peut contribuer à éclairer et à mieux comprendre ce qui, d'une manière habituelle, fonctionne plutôt bien dans les relations entre ces deux catégories d'acteurs – soignants et patients –, même si ces relations sont quasiment toujours négociées, voire « en tension ».

Les vertus de l'attention portée à divers types et contextes d'aide

C'est dans des recherches portant sur des objets et des terrains situés soit dans des espaces institutionnels relativement atypiques du système de santé, soit aux marges, voire en dehors de ce secteur que nous avons principalement trouvé matière à alimenter les questionnements relatifs aux attitudes des soignants et aux valeurs qui s'y rattachent. Plus précisément, nous évoquerons ici trois ordres de situations d'aide, dont rendent compte diverses recherches récentes : tout d'abord l'activité de soins, bénévole ou salariée, assurée par les professionnels de santé exerçant dans des structures médicosanitaires d'accueil de personnes en situation de précarité ou d'exclusion (Parizot, 2003) ; ensuite, le domaine de l'aide quotidienne et des soins délivrés dans l'espace domestique par des profanes envers des proches (Pennec, 2004 ; Weber *et al.*, 2003) ; enfin des démarches de recherche référées à des valeurs et des pratiques proches de celles de l'aide et de la solidarité comme l'hospitalité et le don (Gotman, 2001 ; Gotbout, 2001). Une des composantes transversales de ces travaux – dont la lecture a été orientée par nos propres questionnements – réside dans le constat que les frontières et les distinctions entre diverses formes d'aide ne se retrouvent pas toujours là où elles sont instituées et au premier abord manifestes.

S'agissant en particulier de l'engagement dans des pratiques d'accueil, de partage, de « don de soi », de solidarité à l'égard d'autrui, on repère un continuum d'attitudes traversant des espaces sociaux et institutionnels effectivement bien différents : le bénévolat ou le travail rémunéré, les compétences professionnelles ou les savoir-faire profanes, l'intra-muros du domicile ou bien celui du dispensaire associatif ou de l'hôpital, le registre des soins techniques, ou de *nursing* ou de l'aide à la personne et à la vie quotidienne, etc. Tous ces contextes se présentent comme propices à accueillir et à aider l'autre, dans la mesure où ils ont été construits à ces fins par les acteurs dispensateurs d'accueil et d'aide. Ces acteurs, dont les postures et les propos, dans un type de situation d'aide donnée, ne sont pas homogènes, se réclament toutefois tous de divers systèmes de valeurs et de solidarité: prédominance de l'attachement aux notions de responsabilité et de liens familiaux ou bien, et de manière non exclusive, mobilisation active opérée en direction des normes et formes d'aide portées par les systèmes de protection sociale et de santé, dans le cas des soins délivrés aux personnes âgées par leurs enfants (Pennec, 2004); sens du service public hospitalier et de sa dimension sociale («l'univers symbolique médical») ou engagement personnel de type humaniste («l'univers symbolique humaniste»), pour les professionnels de santé salariés ou bénévoles des structures de soins destinés aux populations précaires (Parizot, 2003); accueil dans l'espace de son domicile et pour des périodes plus ou moins longues de personnes demandeuses d'hospitalité, à différents titres: membres de la famille ou amis de passage, réfugiés en provenance de l'étranger, etc. (Gotman, 2001); «don de soi» par la participation altruiste à des activités associatives de solidarité ou encore par le don d'organe en direction de personnes proches ou inconnues (Gotbout, 2001).

D'autres travaux, portant sur des métiers de l'aide alliant l'engagement traditionnel vers l'autre en détresse et la professionnalisation par l'acquisition formalisée de compétences techniques et théoriques, peuvent être également considérés, dans la perspective qui est la nôtre; tel est le cas, par exemple, d'une recherche portant sur les pompiers bénévoles où l'auteur analyse les strates successives de référentiels axiologiques fondant les normes d'intervention et les identités professionnelles (Retière, 1997). Ce que soulignent F. Weber et A. Gramain à propos de l'aide aux parents âgés peut en fait s'appliquer à l'ensemble des situations évoquées ici et notamment à la prestation de soins professionnalisée: «Nos enquêtes montrent que l'opposition entre argent et sentiment ne fonctionne pas dans la réalité, parce qu'elle confond deux niveaux d'analyse: le niveau, ponctuel, de l'aide apportée (qu'elle soit obligatoire ou non) ou de la tâche effectuée (qu'elle soit rémunérée ou non); le niveau de la relation dans laquelle s'inscrit cette aide [...]. Nos enquêtes révèlent également que l'opposition entre l'univers de la solidarité familiale et l'univers de l'aide professionnelle est [...] insuffisante.» (Weber *et al.*, 2003, p. 9-10.)

Un autre enseignement transversal à ces diverses recherches se rapporte à la difficulté, aux écueils, aux risques personnels que comporte le fait de s'engager dans une relation d'aide et de service à autrui, *a fortiori* lorsque cette relation s'inscrit dans la durée et dans un espace social peu institutionnalisé ou atypique (l'espace domestique ou associatif d'orientation alternative, par exemple). Ce que souligne avec insistance A. Gotman (2001, p.4) à propos de l'hospitalité, qu'elle définit non pas comme un sentiment mais comme un rapport social, peut, là encore, s'appliquer à un large éventail de situations d'aide: «Rejet et défiance ne sont pas antagonistes du lien social mais ses composantes mêmes [...]. L'histoire et la géographie de l'hospitalité sont jalonnées d'ambivalence et le recours à cette notion invite à nommer la difficulté au lieu de la masquer [...]. L'exercice de l'hospitalité nous renseigne aussi sur quelque chose de plus général qui est la construction de l'autre et la gestion du rapport à l'autre.» Dans une posture proche, J. Gotbout (2003) développe l'idée selon laquelle, dans l'orientation librement consentie vers l'autre, se trouve mise en jeu l'identité du «donateur».

Ce détour par diverses formes et contextes de «prestations d'aide» autorise à proposer une approche en quelque sorte dé-spécifiée de la prestation de soins. Plus précisément, il s'agit de reconsidérer celle-ci sur la base d'un cadrage élargi, intégrant des composantes qui ont peut-être eu tendance à être laissées de côté par la primauté accordée au processus historique de professionnalisation des métiers de la santé, notamment dans deux de ses dimensions: la consolidation des compétences par les «progrès» en matière de connaissances technico-scientifiques et par les diverses formes instituées de contrôle (par les pairs et par les pouvoirs publics); la rupture avec le modèle religieux de la charité, du dévouement et de la vocation. Parallèlement, le caractère bien particulier et riche en données et matériaux originaux pour les chercheurs des domaines de la médecine, de la maladie, du pronostic vital et de la mort, a pu contribuer à masquer ce qu'il en est de la relation d'aide – dans son principe assez banale et répandue – dans la prestation de soins professionnalisée.

Cette composante de la «présence à l'autre» se trouve très explicitement exprimée par certains professionnels de santé: «Nombreux sont ceux [les professionnels des centres médicaux associatifs] qui disent retrouver la véritable éthique de leur métier en exerçant bénévolement auprès des personnes démunies: une pratique désintéressée, dont ils mesurent l'importance et l'utilité face à des patients en grand besoin et ne parvenant pas à consulter par ailleurs; une pratique exercée de surcroît au plus près des personnes, détachée du poids des hiérarchies professionnelles et des intermédiaires de la technologie médicale.» (Parizot, 2003, p. 268.) Des propos et témoignages de cet ordre émanent de soignants qui ne sont certes pas représentatifs de l'ensemble de leurs collègues (comme tout segment ou sous-groupe professionnel, par définition spécifique), et sans doute nombre d'infirmières ou de médecins en récuseraient plus ou moins vivement le contenu et la tonalité. On peut aussi penser que ce que mettent en exergue ces professionnels de santé, qui ont ressenti le besoin d'exprimer et de vivre leur métier par un engagement bénévole dans des actions de solidarité, en parallèle le plus souvent avec une activité salariée ou libérale plus classique, reflète une composante plus permanente et générale du rôle de soignant. Enfin, on peut également se dire que cette attention à autrui relève d'un registre d'attitude d'ordre profane et citoyen, partagé par des personnes qui font profession de soignant mais aussi par bien d'autres, comme le montre la diversité des situations de délivrance d'aide examinées plus haut. Dans le professionnel de santé se trouve présent et mobilisé le citoyen profane, ainsi que des référentiels de solidarité «informels». En fonction de déterminismes associant, selon des scénarios très variés, des éléments personnels et notamment biographiques, institutionnels et sociopolitiques, cette dimension du métier est diversement ressentie et mise en œuvre: elle peut passer inaperçue, aux yeux mêmes de ceux qui la portent (même si elle peut quand même être opérante dans la réalité des échanges soignants/patients); elle peut, de façon plus ou moins explicite et consciente, être maintenue à l'écart (cas des professionnels de santé cherchant, de diverses manières, à se positionner de façon distanciée vis-à-vis des patients); elle peut aussi être malmenée (cas des «ratés» de la fonction soignante).

De la solidarité aux soins: des transferts sociaux de valeurs

Revenons à la prestation de soins professionnalisée et aux incidences de son ancrage dans des systèmes de solidarité institutionnalisés. Dans cette optique, nous nous sommes intéressé aux travaux rendant compte des caractérisations des dispositifs institutionnels de protection et d'aide sociales en France (Borgetto, Lafore, 2002; Castel, 1995; Chauchard, 2001; Join-Lambert, 1997; Morel, 2000). Sans doute parce que plus familiarisé avec les travaux relevant du domaine de la santé et du système de distribution de soins, nous avons été frappé par la place structurelle que tiennent, dans les écrits se rapportant aux politiques, à l'action, à la protection et à l'aide sociales, les valeurs et la façon dont celles-ci président historiquement et actuellement, juridiquement et politiquement, à la définition des dispositifs de solidarité. Il y est en effet très largement question d'aide, de responsabilité, de mutualisation, de solidarité, de garantie collective, de partage et de redistribution, de justice et de cohésion sociales, de bien-être de chacun et de tous, de réponse aux besoins et aux risques de l'existence, de lutte contre la pauvreté et l'exclusion, etc. Cette axiologie n'y est pas (ou que peu) traitée sur un mode philosophique et moral abstrait mais de manière très articulée et intégrée à la palette des dispositions législatives, réglementaires et institutionnelles. On perçoit bien en outre les incidences sociales de ces couplages valeurs/dispositifs institutionnels tant à l'échelon macro et mésosocial – les fondements du fonctionnement organique de sociétés complexes et de leurs institutions – que microsocial – c'est-à-dire les droits sociaux accessibles aux individus éligibles, et les prestations dont ne bénéficient pas ceux qui sont exclus d'un arrimage à ces dispositifs de solidarité[3].

Parallèlement, l'histoire de la protection sociale et des dispositifs de solidarité, en France, apparaît structurée par le débat sur l'orientation des politiques publiques vers une logique assistancielle ou vers une logique assurantielle. Cette dernière se veut contributive (cotisations patronales et salariales) et assure un certain nombre de prestations, sans conditions de ressources, aux individus cotisants et à leurs ayants droit. La logique assistancielle pour sa part s'organise en direction des plus pauvres et de ceux qui ne sont pas en mesure de contribuer par des cotisations découlant d'une activité professionnelle rémunérée. La constellation des valeurs sociales et solidaires évoquée plus haut se trouve mobilisée dans les discours et les textes législatifs se rapportant à l'une et l'autre de ces logiques. Dans l'esprit des pères fondateurs de la Sécurité sociale, la logique assistancielle devait progressivement régresser au profit d'une intégration de tous dans un dispositif de type assurantiel alimenté par le travail et l'emploi. Mais les évolutions socio-économiques, l'accroissement du chômage et le développement de la précarité ont conduit à un renforcement de la logique d'assistance et à l'orientation des politiques publiques vers l'instauration d'un ensemble de prestations de plus en plus ciblées et délivrées sous conditions de ressources[4]. Comme le souligne M. Borgetto (2003, p. 118), cette évolution du système de solidarité nationale « [...] n'est pas sans comporter, sur le plan théorique comme sur le plan pratique, plusieurs conséquences tout à fait déterminantes ». Ceci vaut bien sûr pour le domaine de la santé, et c'est précisément dans cette perspective, et notamment en référence au « plan pratique » évoqué, qu'il me paraît éclairant de situer l'espace social solidaire de la santé, en particulier dans son expression pratique et concrète qu'est la relation et la prestation de soins.

---

3. Bien sûr, il conviendrait de faire la part des choses entre le registre du droit tel qu'inscrit dans les lois, les décrets et les règlements divers, et celui de la réalité du fonctionnement des « guichets », de l'accès aux droits, etc.

4. Nous ne pouvons pas entrer ici dans la distinction et le débat relatifs à la solidarité (contributive) et sa portée en termes d'intégration sociale généralisée, *vs* l'aide (non contributive et éventuellement contractualisée par la contrepartie) et son association avec une société duelle chronicisant ses exclus. Ces questions renvoient en outre au vaste débat entre égalité et équité, prestations universelles *vs* discrétionnaires (ou positivement discriminatoires), ainsi qu'au statut du travail rémunéré comme clef de voûte des systèmes de protection sociale. Sur ces questions, on peut se référer notamment à Borgetto (2003), Castel (1995) et Morel (2000).

Au sein de cet espace solidaire sont inscrits les patients et les soignants. Ceux-ci en effet s'y trouvent rattachés de plusieurs manières : comme professionnel qui reçoit une rétribution, en bonne partie encadrée par les dispositions diverses de la Sécurité sociale, pour les services qu'il procure (paiement par le patient, par les caisses ou par l'institution employeur) ; ce professionnel est en outre statutairement et par plusieurs canaux « adhérent » au système : enregistrement de son diplôme à la DDAS, immatriculation à la caisse d'assurance maladie, conventionnement, adhésion, parfois obligatoire, à une instance professionnelle ordinale, etc. ; enfin, il s'inscrit aussi dans ce système de solidarité et de transferts sociaux en tant qu'individu cotisant et (potentiellement) recourant. Le patient de son côté est affilié, directement ou en tant qu'ayant droit, à une ou plusieurs caisses auxquelles il cotise ce qui lui permet d'être remboursé ou d'être dispensé, tout ou partie, des avances de frais. Il peut aussi relever de l'aide sociale : la couverture maladie universelle (CMU) et l'aide médicale d'État (AME) actuellement en France pour le « risque santé »[5] ; bien que non-contributeur, il a accès aux soins et au paiement de ceux-ci par un tiers (l'État principalement), sous conditions de ressources et d'autres éléments d'identification statutaire (lieu et durée de résidence, notamment). Ce statut de bénéficiaire se présente donc comme plus atypique et incertain (Volovitch, 2003).

Ces considérations ne visent pas uniquement ici à rappeler l'état de la situation en France en matière d'assurance maladie, mais à souligner certaines données structurelles et dimensions organiques dans lesquelles s'inscrivent les protagonistes, soignants et patients, du système socialisé de prestation/demande de soins. Même si les acteurs en présence n'en ont pas, « au quotidien », conscience, ce vaste système de socialisation/solvabilisation/légitimation gestionnaire et solidaire de coûts et de services instaure des affiliations et entretient des liens entre prestataires et destinataires de l'aide par le soin.

L'affiliation commune des soignants et des patients, et ses perturbations

Ce système d'affiliation commune et de solidarité tient donc lieu de cadre socialisant pour la prestation de soins. Notre idée est qu'il assure également une fonction de soutien et d'activation de la composante « aide à autrui » de cette prestation. Ce dispositif sous-tend et entretient, symboliquement et au plan des valeurs énoncées mais aussi très concrètement, sur le plan des attitudes et des pratiques à

5. Pour ceux qui ne peuvent pas justifier d'une domiciliation ou qui sont en situation irrégulière.

l'œuvre, des faisceaux de liaison qui traversent et imprègnent le champ de la santé et de la prestation de soins.

Tandis que les travailleurs sociaux sont socialisés dès leur formation et habitués par leur expérience au fait que les bénéficiaires des services qu'ils délivrent relèvent pour une bonne part de l'aide sociale et sont non contributifs, les professionnels de santé, eux, exercent dans un domaine où, d'une manière générale, la clientèle contribue majoritairement, comme eux-mêmes, au système de transferts sociaux. En France, la conjonction du rôle de soignant avec la non-affiliation « classique » d'une proportion croissante de patients, du fait de la montée du chômage et de la précarité, se présente alors comme une donnée relativement nouvelle pour des générations entières de professionnels de santé (schématiquement ceux qui ont commencé à exercer dans les années cinquante à quatre-vingt). Une telle distribution des statuts respectifs des soignants et des patients apparaît particulièrement marquée dans les contextes où la clientèle appartient à des milieux défavorisés et précaires.

L'observation des réactions des professionnels de santé vis-à-vis des patients appartenant à ces milieux et plus précisément relevant d'une affiliation non contributive (CMU ou AME) et de ce fait plus marginale, moins intégrée en regard du paradigme de la « solidarité de participation », pour reprendre une expression de M. Borgetto (2003, p. 115), apparaît sur ces questions très éclairante. Certains de ces professionnels exercent, et ont souvent « choisi » d'exercer, dans des espaces sociogéographiques (cités, banlieues, etc.) ou institutionnels (centres de santé, hôpital) où ces catégories de la population sont fortement représentées. D'autres investissent, nous l'avons vu, dans une activité bénévole auprès de ceux en situation de grande précarité ou de désocialisation sur le long terme. Ces professionnels, initiateurs d'une attitude « accueillante » vis-à-vis de ces patients, s'efforcent aussi de faire en sorte que ces personnes disposent de la couverture sociale à laquelle ils sont éligibles et s'inscrivent dans le droit commun, vis-à-vis duquel les plus démunis d'entre eux sont totalement « désaffiliés » (Castel, 1995 ; Parizot, 2003).

Au-delà de la défense des intérêts, des droits – et de la santé – de ces patients, on peut penser que c'est dans la défense de leur propre fonction d'aide et de leur propre rôle d'aidant par le soin que ces professionnels s'engagent. Comme si l'absence de l'affiliation de l'autre venait perturber leur propre inscription dans un système solidaire d'affiliations respectives, et déstabiliser aussi la part profane et citoyenne sous-tendant, conjointement à la part institutionnelle, l'aide professionnalisée à autrui. C'est une interprétation du même ordre qui peut, nous semble-t-il, être appliquée à la « Pétition pour la défense de l'aide médicale d'État » lancée en décembre 2003 par Médecins sans Frontières (MSF) ; celle-ci fait suite à une démarche en direction des pouvoirs publics à propos des risques de démantèlement de la CMU, intitulée « Non à l'exclusion des soins » et initiée en février 2003 par MSF, le Syndicat de la médecine générale et la Coordination nationale des réseaux. Dans l'interprétation qui est la nôtre, ces « slogans » pourraient être reformulés ainsi : « Non à l'exclusion des soignants », et « Pétition pour la reconnaissance du rôle de professionnel de santé solidaire. »

Par ailleurs et d'une manière générale, le fait que les liens entre les professionnels et les caisses (ainsi que l'État) ne sont pas toujours sereins, parfois tendus ou conflictuels, peut contribuer à déstabiliser le rôle et la personne citoyenne d'aidant-soignant. Là encore, la « perturbation » du maillage de l'affiliation des professionnels aux institutions garantes et gestionnaires des mécanismes de solidarité pourrait ne pas être sans incidences sur le bon déroulement des échanges soignants/patients. Sur le plan méthodologique, ce que l'examen de situations particulières permet de repérer (soigner les pauvres et les non-contributifs) peut éclairer les ressorts du système de santé et de solidarité, considéré dans son ensemble et au-delà de ces situations spécifiques. Dans le même temps et le même système de santé et de solidarité, d'autres professionnels, notamment libéraux, tendent à être agacés par la montée de l'assistanat des malades et le travail administratif découlant des prises en charge par l'aide médico-sociale ; ces praticiens sont ceux qui s'orientent, de bien des manières, vers un aménagement de leur mode d'exercice leur permettant d'avoir une clientèle composée essentiellement de patients affiliés par la participation contributive (de nombreux médecins, y compris parmi ceux exerçant en zone défavorisée, procèdent en effet à un filtrage actif de leur clientèle, car ils ne souhaitent pas avoir à prendre en charge des bénéficiaires de la CMU ou de l'AME[6]). Ces postures, apparemment inverses à celles évoquées précédemment, peuvent, pensons-nous, être qualifiées comme relevant des mêmes processus : dans l'un comme dans l'autre cas, seraient en jeu, de façon bien évidemment non exclusive ni homogène, les incidences des modalités d'inscription respective d'acteurs amenés à se rencontrer, ou à s'éviter, dans la palette des circuits suivis par les prestataires et les demandeurs de soins[7].

6. Ce maintien à distance de certaines catégories de patients peut bien sûr faire l'objet de diverses autres interprétations, intégrant notamment des considérations d'ordre médical (encadrement des prescriptions par le « panier de soins »), administratif (évitement de la « bureaucratie » des caisses liée au tiers payant) ou financier (tarifs conventionnels à respecter). Cette posture renvoie en outre à la question plus générale de la formation de la clientèle (Bouchayer, 1994).

7. Afin de remédier au peu d'attractivité des patients pris en charge au titre de l'aide sociale, et à la difficulté pour ces patients à trouver un médecin de type « référent », certains pays comme l'Allemagne ont mis en place un système de « prime » à la prise en charge de ces patients, financièrement très favorable aux médecins.

Un autre ordre de phénomènes et de perturbations pouvant être rapproché de ces considérations se rapporte aux violences des patients à l'égard des soignants. Indépendamment de la mise en scène médiatique qui en est faite (médecins de banlieue ou personnel des urgences agressés), il semble bien que la fréquence des agressions, verbales et physiques, émanant des malades à l'encontre des professionnels libéraux ou hospitaliers, tend à augmenter. À la demande du ministre de l'emploi et de la solidarité, un rapport a été réalisé sur ces questions par l'Inspection générale des affaires sociales (IGAS, 2001). Il nous semble qu'une contribution à la compréhension de ces phénomènes, ainsi également qu'aux « ratés » de la fonction soignante que nous évoquions précédemment, pourrait, là encore, être recherchée en direction des évolutions et tensions de divers ordres – idéologiques, politiques, gestionnaires, financiers et économiques – qui traversent les systèmes de solidarité. Les effets de ces mutations peuvent ne pas être anodins et se ramifier, venir s'exprimer là où le système de distribution de soins met en présence et face à face deux groupes d'acteurs constitutifs de ce système (Bouchayer, 2002).

Toujours dans cette optique d'examen des distensions et des accrocs dans ce maillage d'affiliations respectives, la loi du 4 mars 2002 dite « Droits des patients » peut être lue comme une tentative pour remédier à une sorte de déficit de confiance et de « bonne entente » entre professionnels de santé et patients. Par le biais de l'actualisation des droits des patients, cette loi constitue également un rappel des « devoirs », notamment déontologiques, des professionnels à l'égard des soignés. Elle contribue aussi, de façon détournée, au mouvement de définition de bonnes pratiques[8]. On peut s'interroger alors sur les sphères d'inscription « officielle » des valeurs sous-tendant les attitudes des soignants : ces valeurs peuvent-elles être formalisées et encadrées dans le mouvement général d'irrigation du champ de la santé par les procédures d'accréditation et de normalisation de la « qualité » des soins ? Parallèlement, quelles peuvent être les retombées, sur les attitudes des soignants, de l'investissement par les pouvoirs publics du champ des destinataires des soins, aux fins d'orienter les manières d'être et les comportements des prestataires de soins ?

*
* *

Les modalités de l'organisation sociale des solidarités peuvent constituer des facteurs, des terrains contribuant à la facilitation et au succès ou bien à la mise en difficulté et en échec de l'échange soi-

8. Voir à ce sujet la contribution de Jacques Hardy, « Les transformations du contrat médical », p. 37.

gnant/patient. Nous avons examiné les dimensions à la fois non spécifiques et spécifiques de l'inscription sociale de l'aide par le soin professionnalisé, et inclus dans notre raisonnement tant des situations où l'accueil, l'aide et la bienveillance sont à l'œuvre que des situations où ces « valeurs » achoppent. Cette approche a été sous-tendue par l'idée générale selon laquelle la relation d'aide qu'est la prestation de soins mérite d'être analysée, si ce n'est hors du champ de la santé, du moins en meilleure liaison avec le champ des solidarités.

Une réflexion sur les conditions de la faisabilité sociale de la fonction d'aidant-soignant, plutôt bienveillant à l'égard d'autrui, quel qu'il soit, apparaît tout à fait propice à un certain renouvellement et élargissement des notions de professionnalisation et de professionnalisme. Soigner autrui ne va en effet pas de soi et demande un aménagement « personnalisé » (pour que ce soit tenable) et « situé »(en fonction des situations et des lieux d'exercice) des normes professionnelles et des manières d'être un professionnel de santé. Cette construction du métier préside à l'élaboration des identités professionnelles et des postures mises en œuvre vis-à-vis des patients (Bouchayer, 1984 et 1994). En outre, les échanges soignants/patients sont aussi des rapports sociaux où se jouent les identités et les recherches de positionnement social des protagonistes en présence (de Montlibert, 1980; Dubar, Tripier, 1998; Piotet, 2002). Ces mises en relations/confrontations identitaires et socio-économico-culturelles entre soignants et patients charrient avec elles toute une gamme d'attitudes allant de la neutralité, la bienveillance, le respect, voire la compassion, à l'indifférence, l'irrespect, le mépris, voire la violence (Bouchayer, 2002). Un des intérêts de la prise en compte de ces valeurs dans le domaine de la sociologie des professions de santé nous paraît être de dépasser ou plus précisément de parvenir à formuler sociologiquement le clivage fréquemment mis en avant entre les composantes humaines et techniques de la prestation de soins, entre des soignants à l'identité plutôt relationnelle, ou plutôt technicienne.

Bibliographie

Bouchayer F. (1984), « Médecins et puéricultrices de protection maternelle et infantile. La recherche d'une identité et d'une légitimité professionnelles », *Revue française de sociologie*, n° 25 (1), p. 67-90.

Bouchayer F. (1994), « Les voies du réenchantement professionnel », *in* Aïach P., Fassin D. (dir.), *Les métiers de la santé. Enjeux de pouvoir et quête de légitimité*, Paris, Anthropos, p. 201-225.

Bouchayer F. (2002), « La construction du rôle de soignant : propositions pour une approche socio-anthropologique de la bienveillance et de l'indifférence », *Santé publique et Sciences sociales*, n°s 8-9, p. 53-68.

Borgetto M. (2003), « Logique assistancielle et logique assurantielle dans le système français de protection sociale : les nouveaux avatars d'un vieux débat », *Droit social*, n° 1, p. 115-124.

Borgetto M., Lafore R. (2002), *Droit de l'aide et de l'action sociales*, 4e éd., Paris, Domat-Montchrestien.

Castel R. (1995), *Les Métamorphoses de la question sociale*, Paris, Fayard.

Chauchard J.-P. (2001), *Droit de la sécurité sociale*, 3e éd., Paris, LGDJ.

Dubar C., Tripier P. (1998), *Sociologie des professions*, Paris, Armand Colin.

Gotman A. (2001), *Le Sens de l'hospitalité. Essai sur les fondements sociaux de l'accueil de l'autre*, Paris, PUF.

Godbout J.-T. (2001), *Le Don, La Dette et L'Identité*, Paris, La Découverte/MAUSS.

Hours B. (1986), *L'État sorcier. Santé publique et société au Cameroun*, Paris, L'Harmattan.

IGAS (2001), *Rapport sur les violences subies au travail par les professionnels de santé*, ministère de l'emploi et de la solidarité, 23 novembre 2001.

Join-Lambert M.-Th. (1997), *Politiques sociales*, 2e éd., Paris, Presses de Sciences Po/Dalloz.

Montlibert C. (de) (1980), « L'éducation morale des familles. L'extension du métier de puéricultrice », *Actes de la recherche en sciences sociales*, n° 32-33, p. 65-76.

Morel S. (2000), *Les Logiques de la réciprocité. Les transformations de la relation d'assistance en France et aux États-Unis*, Paris, PUF.

Olivier de Sardan J.-P., Jaffré Y. (dir.) (2003), *Une médecine inhospitalière. Les difficiles relations entre soignants et soignés dans cinq capitales d'Afrique de l'Ouest*, Marseille/Paris, APAD/Karthala.

Parizot I. (2003), *Soigner les exclus*, Paris, PUF.

Pennec S. (2004), « La souffrance des proches : des ajustements négociés entre ses propres valeurs et normes de santé, celles de la famille et celles des professionnels », *in* Schweyer F.-X., Pennec S., Cresson G., Bouchayer F. (dir.), *Normes et valeurs dans le champ de la santé*, Rennes, Éditions ENSP.

Piotet F. (2002), *La Révolution des métiers*, Paris, PUF.

Retière J.-N. (1997), « La crise du volontariat chez les pompiers », *in* MIRE (dir.), *Produire les solidarités. La part des associations*, Rencontres et Recherches, p. 269-279.

Thomas H. (1996), *Vieillesse dépendante et désinsertion politique*, Paris, L'Harmattan.

Vega A. (2000), *Une ethnologue à l'hôpital. L'ambiguïté du quotidien infirmier*, Paris, Éditions des Archives Contemporaines.

Volovitch P. (2003), « Une couverture santé à visée universelle à l'égard des plus démunis. La CMU en questions », *Informations sociales*, n° 108, p. 70-75.

Weber F., Gajard S., Gramain A. (dir.) (2003), *Charges de famille. Dépendance et parenté dans la France contemporaine*, Paris, La Découverte.

– 6 –

Le vieillissement à l'épreuve de la conduite automobile : s'arrêter au nom de la santé ?

Marcel Drulhe, Maryse Pervanchon,
Université Toulouse 2

Les faits divers qui relatent, à la une des journaux ou à leur rubrique habituelle, des accidents de la route où des inactifs âgés sont impliqués rappellent régulièrement à nos concitoyens que la « sagesse des anciens » peut être prise en défaut ou qu'elle n'est qu'un stéréotype. Ainsi est indirectement posée sur la scène publique la question des risques associés à une action d'une grande banalité dans nos sociétés du troisième millénaire occidental : conduire une automobile. Que cette pratique soit mise en valeur sous les feux de la rampe médiatique justifie-t-il pour autant sa construction en objet sociologique ? Peut-on faire l'économie d'une interrogation sur le rapport à l'objet, du point de vue de « sa » valeur sociale et de « son » intérêt scientifique ? Nous savons bien que les objets de notre expérience sociale sont hiérarchisés selon leur inégale dignité. Dans le domaine de la santé, on peut consacrer de l'énergie à observer le « sale boulot », puisque l'agent de service hospitalier qui l'accomplit reflète quelque chose de l'aura du soin médical ! Bien sûr on peut consacrer de longues pages à la noblesse de l'acte chirurgical, à la noblesse des soins prodigués par les familles à leurs membres les plus fragiles (en particulier en leur composante féminine), et plus généralement à toutes ces activités qui contribuent à maintenir ou à favoriser la vie. Au sein de cette admirable épopée la conduite automobile ne relève certes pas de l'ignoble : elle serait plutôt de l'ordre de l'objet insignifiant si elle n'engendrait pas des risques sociaux, individuels et collectifs, qui concernent la santé publique. L'effet inattendu de ce type d'action contribue à la positionner dans l'espace public : en est-elle pour autant intéressante sur le plan sociologique ? L'observation de la conduite automobile, tout comme les significations qui la suscitent et l'accompagnent, ainsi que les effets qu'elle entraîne constituent un univers observable regorgeant de matériaux susceptibles de nous faire progresser dans l'intelligibilité des processus sociaux qui confortent la santé comme une valeur détachée de la maladie pour donner du poids et de la légitimité à diverses actions, pourvu qu'elles soient mises sous contrôle médical [1].

Mais qu'est-ce qui peut justifier de mettre des conducteurs âgés sous contrôle médical ? La perspective de réserver cette sorte de surveillance aux personnes âgées de 60 ans et plus ou de 75 ans et plus a fait réagir les personnes inscrites dans ces phases du cycle de vie, ainsi que tous les citoyens sensibles aux discriminations. Si la mesure avait été prise en se fondant sur le critère de l'âge, elle aurait mérité l'accusation d'« âgisme », sorte de racisme par l'âge qui exclut de certaines pratiques, dont la conduite automobile dans le cas présent. Les vieux conducteurs et les vieilles conductrices se plaignent de telles attitudes, en particulier de la part d'autres personnes au volant de leur voiture, souvent des jeunes, qui les insultent et les menacent, ou tout simplement qui indiquent leur mépris à leur encontre par leur regard ou leurs gestes. L'âgisme peut être redoublé par le sexisme. Qu'une vieille dame exprime son plaisir de conduire et il n'est pas rare que quelqu'un lui retourne : « À votre âge, vous conduisez ENCORE ! » Or les travaux du Centre de recherche pour l'étude et l'observation des conditions de vie (CREDOC) attestent que les personnes de 50 ans et plus ont un poids considérable dans la consommation totale, en particulier dans l'achat de véhicules neufs vis-à-vis desquels elles expriment une demande de plus en plus personnalisée qui réfère en particulier à une identité différenciée selon les sexes [2]. D'ailleurs, plus des 2/3 des 65 ans et plus utilisent régulièrement la voiture comme moyen

1. Il n'appartient pas à la sociologie de légitimer ou de délégitimer le bien-fondé de ce type de contrôle, mais en comprendre les conséquences individuelles et sociales est au cœur de nos préoccupations.

2. **Un poids considérable dans l'économie :**

Part des + de 50 ans dans la consommation totale (en %)

Achat de véhicules neufs en Europe	47
Crèmes pour le visage vendues (femmes)*	54
Visites chez le coiffeur (femmes)	60
Paires de lunettes vendues	60
Achat de véhicules haut de gamme	75
Détention de portefeuille en actions	75

* En grande surface. *Source :* CREDOC/*Le Monde*, mars 1999.

de transport[3]. Pourtant, l'implication des plus de 65 ans dans la mortalité est la plus faible pour l'ensemble des classes d'âge des usagers, soit 816 tués en France en 2001, c'est-à-dire presque 2 fois moins que pour la classe d'âge des 25-44 ans (1 553 tués)[4]. Il est toujours délicat de faire des comparaisons statistiques, puisque d'un tableau à l'autre les classes d'âge et les indicateurs varient, mais on sera sensible au fait que les conducteurs et les conductrices à l'autre bout de la chaîne des âges sont loin d'être surreprésentés dans la mortalité routière des adultes aujourd'hui en France.

Rapport à la voiture, accidents de la circulation et vieillissement

Il reste que les 60 ans et plus contribuent à l'accidentologie routière française: il ne serait pas normal non plus de faire une discrimination à l'envers en imposant un contrôle médical aux jeunes conducteurs et aux adultes tandis qu'ils en seraient dispensés. C'est la raison pour laquelle on en arrive à une surveillance médicale tout au long de la vie[5]. Ainsi la cible de ce mode de contrôle n'est plus seulement les personnes âgées: les « barbares de la route » sont de tous âges ! Bien sûr, reste présupposé que cette surveillance médicale doit permettre de faire suspendre la conduite automobile aux personnes censées être dangereuses sur la route. Cette préoccupation collective et des pouvoirs publics fait écho à la fois à celles de l'entourage des conducteurs (« Est-il, est-elle encore capable de conduire ? ») et à celles des conducteurs et des conductrices à la retraite (« Quand faudra-t-il que j'arrête de conduire ? »). Par contre, si la préoccupation est transversale à l'ensemble sociétal, la solution médicale ne fait pas l'unanimité et pose problème. Ainsi, une femme médecin à la retraite qui fait partie de notre échantillon de personnes ayant accepté un entretien[6] nous a fait part de son inquiétude: son objectivité de médecin est prise à contre-pied parce qu'elle se rend compte que le bon fonctionnement

---

3. Voir Pochet (2003) pour 1999.

4. Source: Direction de la sécurité et de la circulation routières (DSCR). Voir également: Carré J.-R., Duval H., Fontaine H., Lassare S. (1993).

5. Il est prévu qu'à partir de 2004 soient instaurés des « certificats d'aptitude à la conduite », délivrés au cours de visites médicales obligatoires pour les candidats au permis de conduire, quel que soit leur âge, et les personnes de plus de 75 ans.

6. Cette enquête s'insère dans un double programme de recherche: d'une part, des travaux sur les représentations des risques routiers, l'imaginaire automobile, la conduite des véhicules et ses modalités d'apprentissage; d'autre part, des recherches sur les modes du vieillir dont le rapport aux objets techniques et à ses transformations est une composante. Pour cette recherche particulière, nous avons constitué un corpus de 61 entretiens effectués à domicile auprès d'hommes et de femmes âgés de 60 ans et plus. Voir Drulhe M., Pervanchon M. (2002).

corporel et mental ne suffit pas pour conduire correctement une voiture. Le fossé se creuse entre son savoir médical et ses sensations, ses sentiments, son expérience corporelle ; son savoir professionnel ne lui donne pas le critère absolu qui lui permettra pour son propre compte de décider de « donner la voiture aux petits-enfants ». Elle espère, dans la logique positiviste de sa formation médicale, que les sciences humaines arriveront à mettre au point « des tests de vigilance ».

Plus précisément, en quoi prendre le volant peut-il être source d'inquiétude pour des personnes âgées, au point de leur faire envisager d'arrêter cette activité ? Vient un temps où les tensions de la conduite accroissent fortement la charge mentale et la fatigue au point que simplement écouter son ou ses passagers finit par vous « faire perdre la vue ». De nombreuses situations critiques dans le flot routier en viennent à poser des problèmes redoutables : la densité de la circulation et le repérage dans les nouveaux circuits comptent parmi les situations critiques les plus redoutées ; la lenteur et les hésitations dans les manœuvres suscitent aussi le constat d'un amoindrissement de ses capacités mentales. Ainsi l'exercice de la conduite automobile vous prend en défaut contre votre volonté tant sur le plan corporel que mental. Mais d'autres situations sont tout autant révélatrices : la confrontation à une panne du véhicule peut vous révéler votre manque de réactivité adaptée, ce qui traduit une sensation de « baisse » et remet en cause votre conviction selon laquelle vous n'êtes pas vraiment « vieux » ! L'usage régulier de la voiture contribue à structurer l'emploi du temps du dernier cycle de la vie : les sorties en voiture scandent les journées, les semaines et les années. Or, sur ce terrain-là aussi des modifications se produisent : une vieille dame nous a avoué sur le ton de la surprise qu'elle en venait à avoir davantage envie de rester chez elle que de sortir. Sa surprise venait de cette découverte : elle n'utilisait plus autant sa voiture ! D'ailleurs, lorsqu'on ne va plus chercher les petits-enfants à l'école, même épisodiquement, on commence à devenir de vieux grands-parents ! L'entretien de la voiture est aussi un marqueur de vieillissement. De vieux conducteurs ont longtemps continué à assurer la vidange de leur véhicule ainsi que le contrôle des autres fluides : ils finissent par l'amener à la station-service. D'autres se sont toujours fait un point d'honneur à laver leur voiture et à passer l'aspirateur : ils ou elles en viennent à payer pour ce service !

Vieillir et conduire : entre « bien conduire » et « bien se conduire »

Mais tous ces signes avant-coureurs, s'ils indiquent bien que le vieillissement fait son œuvre, constituent-ils une recension de critères pour inciter à la décision de renoncer à prendre le volant ?

Seraient-ils des indices de mauvaise santé ? Et d'ailleurs la bonne santé est-elle une condition nécessaire et suffisante pour « bien » conduire ? Cette question appelle une explicitation de la conduite. Elle mobilise à la fois des techniques corporelles et un ensemble d'activités cognitives qui incluent du rassemblement et du traitement de l'information, de l'évaluation, de l'engagement moral et toute une cénesthésie qui suscite et cultive l'émotionnel. Pareille mobilisation de soi est au service de l'engagement de son véhicule dans un déplacement plus ou moins rapide selon une direction déterminée. Elle procède d'une double interaction : d'une part, l'interaction entre l'automobile et l'environnement matériel (type de voies de circulation, densité des véhicules, panneaux indicateurs et signaux du Code de la route...) ; d'autre part, l'interaction du conducteur avec ceux et celles qui procèdent à la même activité. Il s'agit de mener à bien une coopération de telle sorte que la mobilité se déroule sans collision et sans sortie incertaine hors des cadres de la circulation. La conduite apparaît alors comme la coordination de la mise en mouvement du corps au sein des cadres de déplacement prévus, l'espace de circulation, et de l'ajustement de manœuvres fondé sur des anticipations réciproques. Or cette coordination nécessite des règles. Comme le montre Goffman, la moindre mobilité est inenvisageable, dès qu'il y a plusieurs « entités véhiculaires » sur un espace restreint, si ne se met pas en place une organisation des interactions non seulement pour éviter les chocs, mais aussi pour faire en sorte que les déplacements soient les plus fluides possible. Organiser ces interactions de coopération pour des déplacements sans histoire suppose des « restrictions » (sous-entendu de liberté), parce qu'il faut consentir à des règles communes, « les codes de circulation ». La perspective goffmanienne est générale. Avec la circulation routière, nous avons un type particulier de mobilité dont la régulation a donné lieu à l'élaboration formelle d'un Code de la route : cela permet une relative uniformité de règles explicites par-delà les régions et les sociétés, et chacune de celles-ci s'efforce qu'elles soient suivies au mieux. Cependant, un excès de règles formelles pour organiser tel ou tel type d'interactions produit des rigidités et des immobilismes qui rendent certaines facettes de l'ordre social insupportables. C'est pourquoi le Code de la route, en dépit de la précision de ses règles, laisse de nombreux aspects de la circulation non réglés. Priorité à tel ou tel véhicule, certes, mais à partir de quel moment le véhicule est-il prioritaire ? Une minute avant d'arriver à l'intersection ? Ou quelques dizaines de secondes ? Quelques dizaines de mètres ou quelques centaines ? C'est par interaction informelle qu'on va décider d'appliquer une règle non moins informelle : celle du premier arrivé ou celle de la galanterie, par exemple. Ainsi, le Code de la route est sans cesse sujet à des interprétations pour combler les manques de règles explicites qu'il comporte[7]. Ces interprétations aboutissent à la construction d'un ensemble de règles implicites. Ce que nous appelons les «normes implicites du volant» comporte des variations locales qui dérangent forcément «l'étranger» de l'intérieur comme de l'extérieur, dès qu'il se confronte à elles. Nous apercevons par ce biais que l'activité de conduite comporte toujours une dimension morale: conduire appelle forcément un «bien conduire» et le seul respect du Code de la route ne fait pas le bon conducteur. C'est en connaissant et en suivant les normes implicites du volant, qui viennent compléter celles du Code de la route, que conduire se transforme en bien conduire. Et cette référence au bien conduire est un immense acte collectif de foi morale comme le dit Goffman, parce que chaque personne au volant croit que «tous les autres savent ce qu'il faut faire et le font» (Goffman, 1973). Mais n'y aurait-il pas des décalages dans cette «foi collective»? Les effets de l'âge permettent-ils toujours de mener l'activité de conduite à la hauteur de cet acte de foi? La question du sociologue rejoint ici l'inquiétude des vieux conducteurs et des vieilles conductrices.

La bonne conduite automobile nécessite de décider et d'effectuer nombre de micro-activités d'adaptation quand il le faut: tout le bien conduire est dans cet art d'accomplir une manœuvre «juste quand il faut». À l'inverse, s'introduire dans le flux de façon soudaine sans en donner le signal, produire une accélération alors qu'un véhicule cherche à vous dépasser, s'arrêter de façon imprévisible en un point de l'espace de circulation non prévu à cet effet, bref, agir à contretemps multiplie les à-coups et les incertitudes dans la circulation, au risque de mettre à mal la sécurité routière. Ce savoir-faire finalement assez proche du Code est plus particulièrement suspendu par les hésitations. Elles sont de plusieurs sortes. Celles qui sont liées à l'orientation du trajet: chercher son chemin sans arriver à choisir assez rapidement une direction perturbe le trafic. Mais nous voudrions souligner ici le type d'hésitations qui a trait à la mise en œuvre des règles. Le problème régulier des déplacements est de faire valoir ses droits ou de céder le passage, ce qui en quelque sorte revient à trouver sa place, comme dans la société, mais dans une dynamique à réaction instantanée. Or, pour faire valoir ses droits, il importe d'être dans son bon droit: la personne qui hésite et s'engage au hasard plonge l'interaction avec les autres conducteurs dans une grande incertitude. D'autres sources de confusion peuvent surgir lorsque le principe de respect d'autrui prévaut sur celui de faire valoir ses droits, une hiérarchisation

7. Contrairement aux règles définies pour le pilotage aérien, il est absolument impossible de répertorier dans le détail, et donc de régler, l'ensemble des situations routières.

qu'une partie des autres conducteurs n'accepte pas : céder le passage alors qu'on a le droit de passer peut-être perçu comme irrationnel. D'un adulte fidèle à la primauté du principe, d'aucuns diront : « Il est fou ! » ; si une personne âgée respecte la même norme, son comportement pourra être mis sur le compte d'un effet d'âge : elle est « gâteuse ». Dans le jeu avec ce type de normes interfèrent donc les positions culturelles et les positions de génération.

Une autre norme très importante, la prudence, a trait au repérage et à l'interprétation des signaux donnés par les autres conducteurs. En effet, à côté des signaux classiques prévus par le Code pour indiquer aux partenaires de la route qu'on va s'engager dans une nouvelle manœuvre en rupture avec la conduite présente (clignotants, appels de phares, klaxon, déclenchement des feux de détresse, etc.), d'autres signaux sont produits par les personnes qui sont au volant de leurs voitures. Les premiers attirent l'attention principalement sur des manœuvres licites. Les autres signaux d'alarme sont plutôt des indices que seule l'expérience permet d'interpréter comme annonciateurs d'une séquence de conduite imprévue et qui peut être dangereuse : ils mettent le conducteur expérimenté sur le qui-vive. Ainsi, le « flottement » d'un bord de la route à l'autre est souvent un signe d'ébriété, et signale au conducteur qui l'aperçoit qu'il peut être dangereux de procéder à un dépassement. La prudence incite aussi au repérage des signes d'hésitation : chercher son chemin peut produire une baisse de vigilance dont les partenaires de la route doivent tenir compte. Bref, la prudence invite au repérage de signaux d'incertitude pour être prêt à faire face en ajustant sa conduite à l'imprévu qui surgit.

Outre les droits qui constituent les points d'appui fiables pour se repérer dans l'utilisation d'un véhicule, et en plus des deux manières de les outrepasser, par respect ou par prudence, d'autres normes implicites au volant se structurent autour du principe de solidarité qui est l'avers du principe précédent. En effet, la prudence cherche à tenir compte du caractère imprévisible des autres conducteurs en ce qu'ils peuvent ainsi produire de l'insécurité ; *a contrario*, la solidarité vise à renoncer à une manœuvre que je peux faire en toute normalité parce qu'elle peut être dangereuse pour l'autre, en particulier s'il est distrait de sa propre prudence. Les normes structurées par le principe de solidarité appellent toute personne au volant à limiter ses prétentions dans la lutte concurrentielle pour occuper le meilleur de l'espace routier, de façon à favoriser la fluidité de la circulation et la sécurité routière.

Cet ensemble relève bien d'un *éthos* de la conduite automobile, dans la mesure où il se manifeste à l'état incorporé à travers ce qu'on nomme des « réflexes ». Quand on ne sait pas à quoi s'attendre dans les secondes qui suivent, on ne peut pas réfléchir des heures pour élaborer un beau plan stratégique de prévention ; il s'agit tout simplement de mobiliser ses « bons réflexes » : c'est ce qui fait le « bon conducteur » et la « bonne conduite ». La conformité à cet éthos a un effet de distanciation et de tranquille assurance. Nos interlocuteurs et nos interlocutrices l'ont souvent exprimé par une expression comme : « conduire avec hardiesse », « pas de complexe au volant », « avoir confiance en soi dans ses manœuvres », « surmonter un moment de panique », « absence totale d'appréhension », « ne pas avoir peur dans le flux circulatoire »... Toutes ces formules traduisent bien une ouverture tranquille et discrète sur l'univers de la route où l'on se sent sûr de soi, c'est-à-dire capable de rouler sans être dangereux pour autrui, tout comme on se sent en sécurité parce qu'on ne perçoit pas la conduite des autres comme volontairement dangereuse (on peut la percevoir de cette façon, mais à titre exceptionnel de grave signal d'alarme).

Au fondement de l'expérience de la conduite automobile : le sentiment de sûreté et le sentiment de sécurité

Mais ce double sentiment de sûreté et de sécurité est-il la dernière étape pour la prétention à une légitimité à se revendiquer bon conducteur ou bonne conductrice ? L'enquête révèle que « bien conduire » est inséparable d'une autoévaluation globale de l'ensemble de ses activités, qui relèvent d'un « bien se conduire ». La conduite automobile n'est pas seulement une activité technique : elle est tout autant sociale et culturelle, de sorte qu'il existe un système de relations entre conduire un véhicule, et tout un ensemble d'activités ordinaires, dont les activités domestiques ; le rapport aux objets techniques et à leurs usages produit des styles d'activités en leurs modalités d'accomplissement (Clément *et al.*, 1999 ; Drulhe, 2000) qui dépendent de « réseaux sociotechniques » (Dodier, 1995). Dès lors l'usage de l'automobile est pris à témoin pour manifester la normalité de son existence. La normalité de ses propres comportements dans la vie relève de la rationalité et de la responsabilité de chacun dans sa conformité aux mœurs de son temps et aux habitudes de ses groupes d'appartenance. Mais garder la haute main sur tous les secteurs de sa vie, pour en maîtriser les actions qui les animent, devient un défi avec l'avancée en âge. Accomplir en public des activités de façon incorrecte relève de la provocation, de la déviance ou de la folie : va-t-il falloir se replier dans son intimité ? Une dame de 71 ans qui a du mal à marcher met en parallèle appartement et voiture : le premier est le lieu de son intimité, tandis que la seconde lui permet de se déplacer, de « sortir tant qu'on peut ».

Elle indique par ailleurs que la difficulté à marcher s'accentue et qu'elle a tendance à rester davantage chez elle[8]. Le « tant qu'on peut » indique bien les limites de la conscience et de la volonté : la vieillesse leur coupe les ailes de la puissance. En vieillissant, certains ressentent le déclin de leurs forces pour « redresser les situations » et continuer à « bien se conduire » dans l'espace public. Les rares conducteurs et conductrices qui ont eu des accidents (ceux et celles que nous avons pu interviewer) nous ont dit leur désespoir de devoir se résigner à l'abandon du volant. Heureusement, plusieurs parmi eux ont été encouragés par leurs proches à ne pas abandonner. Cette intervention de tiers tout proches exerce manifestement une fonction de restauration : l'accident, même s'il est révélateur d'un dysfonctionnement de conduite, ne porte pas atteinte à l'honneur de la bonne conduite générale de la personne, ce qui permet de reprendre le volant en pariant sur un avenir de bonne conduite automobile. Bien se conduire constitue la garantie d'une reconnaissance sociale qui favorise l'estime de soi et la responsabilisation : si je suis reconnu, je me sens encouragé à continuer à prendre en main mon existence, dans l'interdépendance mais en toute autonomie.

C'est pourquoi remettre en cause son identité de bon conducteur provoque bien des « dommages collatéraux ». Envisager d'abandonner le volant suscite immédiatement un mouvement de défense.

8. D'autres femmes enquêtées mettent également en perspective leur logement et leur automobile, mais la signification de cette mise en relation peut être opposée. Pour notre jeune retraitée médecin, un aspect majeur de l'intimité, le dialogue avec soi-même, a son lieu d'accomplissement dans la voiture, parce que l'appartement est un tourbillon de rencontres (avec son mari, ses enfants, d'autres membres de la famille de passage, des amis...), au sein duquel elle n'arrive pas à s'isoler : la voiture au contraire est ce lieu de solitude avec soi-même au cours de trajets pour prendre du recul et aussi pour être très proche de soi. « Je suis seule, là, seule avec moi et à ce moment-là j'ai l'impression que je suis peut-être plus efficiente enfin plus efficace parce que le reste du temps je suis rarement seule. [...] [J'ai] vraiment le temps de réfléchir de manière précise à ce que j'ai fait avant... Je repense à ce que les enfants m'ont dit, ont fait et quand, au retour, mon mari me dit : "alors, qu'est-ce qu'ils ont dit, qu'est-ce qu'ils ont fait"... bé, j'ai déjà un peu oublié, je le vois déjà plus de la même manière. » Et quand elle revenait d'aller voir sa mère malade, le retour en voiture lui servait à pleurer : « J'étais triste, j'étais soucieuse et je me disais heureusement que j'avais ce temps-là pour pas arriver à la maison avec... voilà. » D'autres femmes confortent ce mode d'appréhension de la voiture comme un espace d'intimité quand elles en font un équivalent de salle de bains en s'y maquillant régulièrement (du moins au temps de leur vie active) ou bien un équivalent de chambre à coucher en y faisant la sieste quand les beaux jours sont revenus et qu'on va s'installer dans la nature. Pour tous ces usages intimes de la voiture, la question se pose aussi mais d'une autre façon : jusqu'à quand vont-elles pouvoir préserver ce mode d'intimité ? L'heure de le rapatrier dans le logement ne va-t-elle pas sonner ? Au temps des déficiences, ces modes d'intimité s'ouvrent sur l'espace public et par conséquent s'anéantissent comme tels : on ne peut plus « bien se conduire » en les maintenant de cette façon.

Chacun y va de sa raison, mieux vaudrait dire de sa rationalisation. C'est inimaginable parce que cela reviendrait à un quasi-abandon des petits-enfants dont on assure le transport scolaire et la garde tous les jours ou selon un rythme qu'il est impensable de changer. Se séparer du volant ? On ne peut pas y penser, la solidarité familiale s'effondrerait. D'ailleurs on en appelle aux enfants : n'est-ce pas eux qui sont les mieux placés pour dire à leurs parents que ça ne va plus en conduisant comme ils le font ? Mais la lucidité revient au galop : on ne peut pas vraiment faire confiance à ses enfants parce qu'ils vont dénier la réalité, pris dans leur désir que leurs parents ne changent pas, ne vieillissent pas, ou bien, à l'inverse, pris dans un désir de surprotection. Au sein du cercle familial, d'autres se tournent vers leurs vieux parents encore en vie : la très vieille mère est invoquée comme garantie de sa capacité de bonne conduite de fils ou de fille (déjà à la retraite) et comme assurance d'un avenir de conduite encore long (on n'hésite pas à parler de 20 à 30 ans).

Comment abandonner la conduite et la famille quand de telles charges émotionnelles et affectives leur sont liées ? Les expressions qui tentent de décrire par des métaphores la façon dont on se représente l'arrêt de la conduite automobile sont immanquablement associées à la fin de la vie : « ce sera fini », « la vie aura rétréci », « c'est l'effondrement », « ça en est fini d'être de son temps », comme si on s'éloignait de la marche sociétale, « c'est la chute », « être diminué », « ça sera comme être sur un fauteuil roulant », etc. Sur de tels registres, on conçoit que cela puisse être une « hantise » puisque cet arrêt signifie, comme l'indique un homme de 80 ans, la rupture avec une triple image d'émancipation : la facilité de déplacement par rapport à ce qu'ont connu ses propres parents, toujours à pied ; la liberté et une totale indépendance par rapport à la génération suivante ; la condition d'une grande partie de la sociabilité. Arrêter de conduire son automobile est perçu par beaucoup, au moins dans un premier temps, comme une mort sociale. Cependant, cette première réaction peut faire place à des attitudes plus réalistes et plus tranquilles : certains acceptent l'idée qu'il faudra peut-être abandonner la conduite et ils se rassurent en pensant que tel ou tel membre de la famille prendra la relève ou du moins organisera pour eux les déplacements souhaités. Et ils situent assez nettement le moment de leur retrait : la disparition du sentiment de sûreté et celle du sentiment de sécurité. Quand ils et elles auront peur au volant, quand ils et elles se sentiront dangereux pour eux-mêmes et pour les autres, inutile d'insister : le temps sera venu de s'atteler à un travail de deuil pour ce type de pratique. Dans notre échantillon, le cas d'un vieil homme est typique de ce passage : il ne prend jamais le volant que sur des distances courtes (aller à son club, se rendre à la consultation médicale, faire des courses), de sorte qu'il ne fait guère plus que 1 000 km dans l'année ; lorsque l'enquêteur lui demande si la conduite est une activité plaisante pour lui, il répond par un propos décalé, comme si la question du plaisir à conduire était désormais déplacée: « C'est-à-dire que... si vous voulez, ça ne me dérange pas [sous-entendu, de conduire]. » C'est le plaisir qui devient inconvenant. La voiture fait encore partie de sa vie comme un moyen de rencontre et d'autonomie, mais tout se passe comme si une séparation affective était accomplie: il est prêt à avoir recours à un taxi pour ses petits déplacements. Le travail de substitution est déjà à l'œuvre.

Vers une médicalisation du « bien conduire » ?

Les logiques individuelles et sociales sous-jacentes à la décision de continuer à se déplacer au volant de son automobile, dont nous venons de mettre au jour quelques aspects, ne sont pas directement en prise sur la santé. Bien sûr les techniques corporelles mises en œuvre pour la conduite ont pour condition de possibilité un fonctionnement suffisant d'un ensemble d'organes, mais il ne faut pas oublier que beaucoup de nos concitoyens se rendent en voiture chez leur médecin parce qu'ils se sentent malades: en général leur maladie, au moins à ce premier stade de consultation ne leur pose pas de problème pour agir en bons conducteurs, en bonnes conductrices. Dès lors, quelle légitimité accorder à ce projet d'un contrôle médical de la conduite automobile? Nos résultats vont dans le même sens que des recherches étasuniennes et britanniques (Hakamies-Blonqvist *et al.*, 1996; Parker *et al.*, 2001): les contrôles médicaux, même si on multiplie leur périodicité, ne donnent pas de résultats extraordinaires en matière de réduction significative des risques d'accident, alors que contraindre quelqu'un à arrêter définitivement de prendre le volant produit des effets désastreux sur son existence, par exemple en accroissant souvent son isolement et en générant un sentiment de solitude. Quels sont donc la portée et le sens de la médicalisation de ce nouveau domaine de l'existence (Aïach, Delanoë, 1998)? Pourquoi se meton à appréhender sur un registre médical ce qui n'était pas jusqu'alors saisi en ces termes, alors que la pertinence d'un tel mode d'interprétation est bien loin d'avoir été démontrée? À quoi tient ce déplacement de ce qui relevait jusqu'alors de l'exercice de sa liberté individuelle sous le regard de ses différents cercles de proches vers le privilège qui serait accordé au regard médical? Suffit-il de l'interpréter, selon une logique structuro-fonctionnaliste de type foucaldien, comme une extension du panoptique de la surveillance et de la discipline? À la suite de D. Fassin (1998), on esquissera plutôt l'interprétation selon laquelle le langage médical tend à s'imposer comme mode de légitimation de divers registres de gestion de l'ordre social: la santé déborde de ses frontières habituellement reconnues pour justifier des actions politiques à forte connotation sociale. Par ailleurs, l'invocation de la valeur « santé », placée sous la cléricature de la médecine, permet d'obtenir assez rapidement de larges consensus en s'économisant de longs débats dans l'espace public. La santé est souvent placée sous le signe de l'urgence : il n'est assurément pas convenable d'attendre et de faire attendre pour prendre une décision de prévention et de promotion de la santé. Cela permet de faire l'économie d'un temps relativement long de débats et de délibération, ce qui est la condition même de l'exercice de la démocratie. Ainsi prend forme une nouvelle figure de la santé publique qui associe l'immunité corporelle et l'immunité routière : avant que les motards de la route n'interviennent, les médecins vont être appelés à faire un tri en pariant sur la « bonne conduite » des uns et sur la « mauvaise conduite » des autres.

Bibliographie

Aïach P., Delanoë D. (dir.) (1998), *L'Ère de la médicalisation. Ecce homo sanitas*, Paris, Anthropos.

Attias-Donfut C. (1995), *Les Solidarités entre générations. Vieillesse, familles, État*, Paris, Nathan.

Barthe J.-F., Clément S., Drulhe M. (1990), « Vieillesse ou vieillissement ? Les processus d'organisation des modes de vie chez les personnes âgées », *Revue internationale d'action communautaire*, n° 23/63, p. 35-46.

Carré J.-R., Duval H., Fontaine H., Lassare S., « Les usagers de la route : une exposition au risque inégale », *Données sociales 1993*, Paris, INSEE.

Clément S., Drulhe M., Dubreuil C., Lalanne M., Mantovani J., Andrieu S. (1999), *Les Produits techniques dans les échanges entre les vieilles personnes*, Toulouse, rapport de recherche pour la MIRE et la CNAV, décembre.

Clément S., Drulhe M., Membrado M. (dir.) (1998), « Formes et sens du vieillir », *Prévenir*, cahier n° 35.

Clément S., Mantovani J., Membrado M. (1995), *Vieillissement et espaces urbains. Modes de spatialisation et formes de déprise*, Toulouse, CIEU, université de Toulouse Le-Mirail, rapport pour le PIR-Villes, CNRS.

Dodier N. (1995), *Les Hommes et Les Machines. La conscience collective dans les sociétés technicisées*, Paris, Métaillé.

Drulhe M. (1998), « Conditions de travail, modes d'existence et intelligibilité de la santé des aînés depuis 25 ans, Mise en perspective et en prospective », *Les Cahiers de l'INED*, numéro spécial : « La santé aux grands âges », n° 147, Paris, INED/INSERM.

Drulhe M. (2000), « Objets quotidiens, nouveaux objets techniques et vieillissement », *Informations sociales*, n° 88, p. 24-33.

Drulhe M., Pervanchon M. (2002), *Vieillir et conduire : usages et représentations. Les enjeux de la mobilité et la sécurité routière au cours de la vieillesse*, rapport final de recherche pour la Fondation MAIF, CERS UMR CNRS 5117, université Toulouse Le-Mirail.

Fassin D. (dir.) (1998), *Les Figures urbaines de la santé publique. Enquête sur des expériences locales*, Paris, La Découverte.

Goffman E. (1973), *La Mise en scène de la vie quotidienne*, Paris, Éditions de Minuit.

Hakamies-Blonqvist L., Johansson K., Lundberg C. (1996), « Medical Screening of Older Drivers as a Traffic Safety Measure : a Comparative Finnish-Swedish Evaluation Study », *Journal of the American Gerontological Society*, n° 44, p. 650-653.

Lessard D., Morin D. (1993), « Les automobilistes âgés : risque d'accident et stratégies de compensation », *Routes et Transports*, automne, p. 28-33.

Observatoire national interministériel de sécurité routière, *Bilan annuel. Statistiques et commentaires. Année 1998*, Paris, ONISR-DSCR, 199.

Parker D., Macdonald L., Sutcliffe P., Rabbitt P. (2001), « Confidence and the Older Driver », *Ageing and Society*, n° 21, p. 169-182.

Peretti-Wattel P. (2001), « La conduite automobile : un objet de recherche sociologique ? », *Archives européennes de sociologie*, n° XLII (2), p. 391-428.

Pervanchon M. (1999), *Du monde de la voiture au monde social. Conduire et se conduire*, Paris, L'Harmattan.

Pochet P. (2003), « Mobilité et accès à la voiture chez les personnes âgées : évolutions actuelles et enjeux », *Recherche. Transports. Sécurité*, INRETS, n° 7, p. 93-106.

Yerpez J. (dir.) (1998), *La Ville des vieux. Recherche sur une cité à humaniser*, Éditions de l'Aube.

– 7 –

Le dilemme de la « réparation » des victimes des risques professionnels : entre équité et égalité

Jorge Muñoz,
Université de Bretagne occidentale, Brest

La loi du 9 avril 1898 avait introduit un principe de justice équitable dans le système de réparation des risques professionnels. En effet, la notion de risque professionnel introduite par ce texte permet à toute victime de demander une compensation forfaitaire. Les protagonistes des débats de l'époque s'accordaient sur le caractère « injuste » de la situation des victimes des accidents du travail. Pour mettre fin à une série de litiges entre ouvriers et employeurs, les législateurs ont valorisé un compromis entre, d'une part un salarié qui abandonne les poursuites à l'encontre de son patron et, d'autre part, un patron juridiquement responsable de tout accident du travail, mais dans la limite de sa quotité[1]. Les rapports sociaux se trouvent modifiés par l'introduction d'une nouvelle « norme » dans la désignation des responsables. L'assurance sociale devient le cadre de référence normatif pour réguler les rapports entre ouvriers et employeurs.

L'assurance des accidents du travail concrétisera ce compromis en mettant en place un traitement égalitaire de tous les salariés et valable quels que soient les circonstances et les dommages invoqués. Toutefois, dès 1919 des voix s'élèvent contre un texte qualifié d'injuste. Injuste notamment car il n'offrait pas la possibilité aux victimes des accidents du travail de réclamer une meilleure compensation de l'ensemble des préjudices.

1. Terme juridique pour désigner une limite dans la fixation des sommes.

Or, l'affaire de l'amiante a fait basculer les principes de la *réparation* et le compromis de 1898. Comment peut-on comprendre et expliquer les différents dispositifs mis en place pour répondre à ce problème, y a-t-il continuité entre eux, et s'il y a rupture, où peut-on la situer[2] ?

Les réponses actuelles dans le domaine de l'amiante sont traversées par des principes de justice difficilement conciliables. D'un côté, une logique égalitaire et assurantielle, de l'autre, une logique équitable et différenciée. L'affaire de l'amiante conduit à questionner la base du contrat sur lequel les principes de justice de la réparation s'étaient construits. Il nous semble que l'affaire de l'amiante se traduit par une application à mi-chemin des principes de *justice équitable*. Ainsi les juges, en introduisant une règle « d'exception » dans la réparation des victimes de l'amiante, aboutissent à une différenciation de traitement entre les victimes des risques professionnels, provoquant une disparité en termes de réparation.

Des réponses déterminées par la demande de reconnaissance des victimes : le cas de la prescription de la faute inexcusable de l'employeur

L'affaire de l'amiante en France a conduit les différents acteurs du domaine à s'interroger profondément sur le système de réparation. Cette affaire est paradigmatique de la situation des rapports entre l'état des connaissances et, d'une part, leur mise en application dans le domaine de la prévention, d'autre part, le système de réparation. Devant ce problème, les pouvoirs publics et les différents partenaires sociaux ont été conduits à repenser le système de réparation en questionnant les normes qui structurent les rapports sociaux. Sur quels aspects cet examen s'est-il fait ? Quelles sont les premières dispositions mises en place pour répondre à la question de l'amiante et plus précisément à la question de la réparation des risques professionnels ?

L'affaire de l'amiante se caractérise par la redécouverte des victimes du travail et de l'iniquité de traitement en termes de prévention et de réparation. L'amiante avait été partiellement interdit le 17 août 1977 par l'institution des « normes d'exposition » aux fibres d'amiante mais il a fallu attendre le 1er janvier 1997 pour voir prononcer son interdiction. Entre ces deux dates, la multiplication des procédures et

2. Cet article se fonde sur une enquête en cours auprès de deux associations des victimes de la région Bretagne, qui comporte deux phases : la première est un suivi de la vie des associations (organisation interne, manifestations, observations...), la seconde un sondage régional sur la situation des victimes de l'amiante.

la constitution de l'Association nationale des victimes de l'amiante (ANDEVA) ont focalisé les débats autour de la question de l'indemnisation des victimes. Celle-ci posait d'énormes problèmes juridiques pour les victimes mais également pour l'appareil judiciaire, puisqu'il s'agissait de répondre à une question pressante qui mettait au centre de la réflexion l'imputabilité du risque. Or, cette dernière était impossible à établir ou difficilement conciliable avec un système de réparation des maladies professionnelles ne permettant pas de reconnaître le risque. En effet, la question de la demande de reconnaissance illustre la manière dont le droit avait du mal à traduire la question de l'amiante. L'exemple de la faute inexcusable de l'employeur est assez symptomatique. Cette procédure prévoit que «lorsque l'accident du travail est dû à la faute inexcusable de l'employeur ou de ceux qu'il s'est substitués dans la direction, la victime ou ses ayants droit ont droit à une indemnisation complémentaire» (Code de la sécurité sociale, art. L. 425-1). Cette possibilité d'indemnisation complémentaire a été élargie depuis la loi du 6 décembre 1976. Ainsi d'autres indemnités peuvent être obtenues par les demandeurs[3]. La faute inexcusable de ce fait occupe une place singulière dans le dispositif de réparation des accidents du travail car elle opère un rapprochement avec le régime du droit commun en matière de réparation. La question de la prescription va ainsi cristalliser les débats. Pour les représentants des victimes, les délais de prescription ne pouvaient pas être opposés car dans le système de réparation des maladies professionnelles, une série des dysfonctionnements graves n'avait pas permis aux victimes d'accéder aux informations nécessaires pour faire valoir leurs droits[4]. C'est en décembre 2001 que le législateur apportera une solution, en permettant aux victimes de s'orienter vers les tribunaux de sécurité sociale sans que l'on puisse leur opposer la prescription. Dans ce cadre-là, une nouvelle règle de justice est introduite sur la base de l'équité. En respectant le principe de Rawls (1971) de *juste égalité des chances*. Dans la mesure où l'on donne la possibilité à ces personnes d'agir tout en respectant *le principe de différence* car elles souffrent d'un désavantage considérable. Il s'agit de pallier progressivement le mauvais fonctionnement du compromis de 1898. Les associations de victimes, en obtenant la suppression pure et simple d'un tel principe,

3. «Ainsi les demandeurs peuvent obtenir la réparation du préjudice causé par les souffrances physiques et morales, une réparation des préjudices esthétiques et d'agrément ainsi que celle résultant de la perte ou de la diminution des possibilités de promotion professionnelle. De même les ascendants et descendants qui n'ont pas droit à une rente peuvent demander à l'employeur réparation du préjudice moral.» (Art. L. 452-3 du Code de la sécurité sociale.)

4. Nous faisons là référence à l'ensemble de litiges concernant l'article L. 431-2 du Code de la sécurité sociale, l'article L. 461-1 et l'article L. 432-2 qui porte sur les délais concernant les maladies professionnelles.

renversent le système de réparation et de prévention des risques professionnels en soulignant l'aspect hautement « décalé » du dispositif. La question de la prescription touche en réalité la possibilité que peuvent avoir les victimes de refaire l'histoire de leur dommage. La prescription, pour reprendre les analyses de Paul Ricœur (2000, p. 610), « consiste en une interdiction de considérer les conséquences pénales de l'action commise, à savoir le droit et même l'obligation de poursuivre pénalement. [...] C'est le refus, après un laps d'années défini arbitrairement, de reparcourir le temps en arrière jusqu'à l'acte et ses traces illégales ou irrégulières. Les traces ne sont pas effacées : c'est le chemin jusqu'à elles qui est interdit ».

La demande de reconnaissance de victimes visait d'abord l'identification de l'exposition. Il fallait prouver que l'on avait été en contact avec l'amiante. Cependant, ce lien était difficilement reconnu par les juridictions. Si la connaissance du risque ne faisait pas de doute, en revanche la traduction juridique restait partielle. La création de l'ANDEVA, en mettant en place une action collective, et non pas uniquement individuelle, tentera de faire basculer le rapport de force. Les victimes commenceront à raconter leurs calvaires et leurs souffrances, les actions vont se multiplier dans les différents sites où l'on fabriquait de l'amiante. L'opinion publique a pu donner un visage à l'affaire de l'amiante : la multiplication de procès, l'issue incertaine de bon nombre de demandes d'indemnisation ainsi que l'impossibilité pour certaines victimes de faire une demande de reconnaissance de faute inexcusable de l'employeur. Le cas des ouvriers d'État illustre bien cette dernière situation car ils ne peuvent entamer une telle procédure. Le législateur a pallié partiellement cette situation, dans le cadre de la loi de financement de la sécurité sociale en décembre 2000, en instaurant un Fonds d'indemnisation des victimes de l'amiante (FIVA).

En effet, le compromis social acceptable au XIXe siècle devenait obsolète au fur et à mesure que l'on avançait sur le plan juridique. Une nouvelle règle de justice paraît se dessiner : les maladies et les accidents les professionnels ne peuvent continuer à être une exception en termes de réparation. Ainsi Badel (1998, p. 649) note « qu'en des temps où la responsabilité civile et les lois spéciales favorisent la réparation intégrale [...], il est impossible de ne pas être frappé par l'anachronisme de la législation [...] et inconcevable de s'interroger sur la possible extension de l'indemnisation des autres préjudices ».

Un système remis en cause par ses principales institutions

Toutefois, les différentes victoires des victimes ne suffisent pas à montrer le mouvement de rupture qui se profile derrière la demande de reconnaissance. Ce sont en fait les rapports successifs de la Cour des comptes, de l'Inspection générale des affaires sociales (IGAS) et enfin l'arrêt de la Cour de cassation qui vont apporter une critique décisive du système. En effet, la fin de la décennie quatre-vingt-dix se caractérise par un développement des rapports sur le système de réparation des risques professionnels: le rapport Dorion en 1991, un rapport de la Cour des comptes en 1989, un rapport sur l'Institut national de recherche et sécurité (INRS) de l'IGAS en 2000 et enfin trois rapports qui vont marquer les débats actuels: le rapport Massé et Zeggar sur l'indemnisation des victimes en 2000, un rapport de la Cour des comptes de février 2002, le rapport Yahiel de l'IGAS (2002) et le rapport Laroque en 2003 sur la réparation intégrale des accidents du travail. L'ensemble de ces rapports concorde sur les dysfonctionnements des systèmes de prévention mais également de réparation. La conjonction des dénonciations des victimes et l'appui des différentes institutions permettent d'attirer l'attention sur la «lésion» au sens juridique du terme. La lésion, selon le droit, est un préjudice subi par une des parties du fait du déséquilibre dans les relations réciproques. Selon Pharo (2001, p. 51), «cette situation caractérise notamment les relations fortement dissymétriques dans la mesure où les parties ne disposent pas des mêmes ressources pour contribuer au contrat». Les situations de travail sont exemplaires de l'asymétrie qui peut régner entre les parties. Le salarié ne possède pas les mêmes ressources que l'employeur pour négocier les termes du contrat. Dans le domaine scientifique, l'amiante présentait la caractéristique d'une réunion irréfutable des preuves sans la moindre ambiguïté, alors que leur traduction juridique tardait à paraître.

Dans ce mouvement général, c'est sans doute l'arrêt de la Cour de cassation du 28 février 2002 qui provoquera les commentaires les plus importants et les remises en cause les plus saillantes. Techniquement, cet arrêt remplace les quatre principes de la faute inexcusable (faute d'une gravité exceptionnelle dérivant d'un acte ou d'une omission volontaire; conscience du danger que devait en avoir son auteur; absence de toute cause justificative; défaut d'élément intentionnel), par deux grands principes: le premier concerne l'invocation par les juges de la notion de responsabilité contractuelle et le second vise l'obligation de sécurité générale. Cette modification fonde une nouvelle norme dans la régulation des rapports sociaux à partir d'une vision équitable des rapports sociaux. Toutefois, une telle référence n'était pas une nouveauté juridique dans le domaine, car au XIXe siècle, elle était employée[5]. Dans cette perspective, une obligation est établie

---

5. L'article employé dans ces circonstances est l'article 1135 du Code civil qui stipule: «Les conventions obligent non seulement à ce qui y est exprimé, mais encore à toutes les suites que l'équité, l'usage ou la loi donnent à l'obligation d'après sa nature.» (Hesse, 1979, p. 22.)

pour l'employeur de rendre, à l'expiration du contrat, son salarié intact. « À la différence de la responsabilité délictuelle, la responsabilité contractuelle définit uniquement des relations binaires qui, par le biais d'un contrat, relient la victime au responsable, auteur du dommage. » (Gueugnon *et al.*, 1983, p. 143.) On retrouve ici l'idée de contrat pour expliquer les principes sur lesquels se fonde une règle de justice. La violation du contrat conduit à la dénonciation de l'une des parties. La preuve de l'accident, sa matérialité, se trouve facilitée par la mise en place d'une nouvelle norme dans la pratique de la construction des faits pour établir l'accident. À la question : « Comment peut-on établir la preuve de l'accident ? », la notion de contrat répond en favorisant la construction de la faute. Visiblement, l'arrêt de la Cour de cassation va dans ce sens. Il ne s'agit pas de dire que la responsabilité contractuelle implique, par l'intermédiaire du versement d'un salaire, le dégagement de toute responsabilité. Le raisonnement des juges tiendra compte de la situation particulière de la relation entre salarié et employeur, caractérisée par une certaine asymétrie dans le rapport de force. L'employeur étant seul responsable des moyens de production, c'est à lui seul qu'incombe le devoir de sécurité.

Bref, l'obligation de sécurité s'impose à l'employeur. Il y a renversement de la preuve dans la mesure où la victime est la preuve vivante de la faute. La victime ne doit plus apporter la preuve, c'est à l'employeur de prouver qu'il n'a pas commis de faute contractuelle. L'obligation générale de sécurité impose à l'employeur, même en l'absence de réglementation spécifique, la mise en place de toute mesure nécessaire à la sécurité de son salarié.

Le juge a introduit une règle d'équité dans la mesure où il a tenté de compenser une forte disparité de la règle générale de justice. De plus, l'arrêt de la Cour de cassation invite à reconsidérer les modes de fonctionnement à l'intérieur de l'espace de la réparation comme le souligne Pharo (2001, p. 18) : « L'acuité du problème de l'équité, c'est qu'il ne s'agit pas seulement d'une question d'imperfection des conventions et règles sociales, qui seraient plus au moins justes par rapport à des critères généraux, [...] mais c'est aussi le problème cognitif et pratique d'accès aux mérites ou aux droits des autres personnes, quelles que soient les règles qui définissent localement ces droits et ces mérites. » Les conditions sociales d'apparition de la reconnaissance pèsent pour que les victimes puissent être socialement identifiées. De cette façon, les conditions pratiques peuvent à elles seules interférer fortement dans le déroulement de la demande de justice. Le juge, en renversant le sens de la preuve, joue sur cet aspect des choses. Par ailleurs, la faute inexcusable a permis de passer d'un traitement individuel de l'imputabilité à l'obligation de résultat en mettant la question des accidents du travail et des maladies professionnelles sur la place publique.

Si la Cour de cassation et l'ensemble de textes découlant de l'affaire de l'amiante laissent présager un changement de traitement des questions liées aux risques professionnels, un certain nombre de signes invitent à considérer ce déplacement d'un point de vue plus modeste. En effet, la question du traitement des victimes de l'amiante reste éclatée malgré des tentatives de réunification du dispositif. Une telle situation est due pour l'essentiel à la base assurantielle du système de réparation. La question de la temporalité des procédures n'a pas été modifiée. Le système, tel qu'il est actuellement, a accentué les disparités entre les victimes notamment depuis l'adoption du barème du FIVA en janvier 2003.

Le FIVA : une réponse qui déplace la question de l'imputabilité

Le FIVA avait été mis en place pour pallier plusieurs difficultés. La première est d'ordre économique, la seconde tenait à l'absence d'un dispositif dynamique et rapide pour les victimes. Toutefois, en mettant en place un tel dispositif, le législateur déplace la question de l'imputabilité.

Par « imputabilité », nous entendons « une capacité ou aptitude, en vertu de laquelle des actions peuvent être mises au compte de quelqu'un » (Ricoeur, 2000, p. 596). Cette possibilité était recherchée par les victimes elles-mêmes. L'imputabilité donne la possibilité de lier un agent à son acte. En effet, il s'agit de rechercher le lien que l'on peut bâtir entre un acte qualifié d'injuste et le dommage déclaré. L'imputabilité est un processus permettant aux acteurs sociaux de revisiter les circonstances de l'émergence de l'acte moralement condamnable. Ainsi, les fonctions expiatoires de tribunaux et de certaines procédures de droit permettent aux acteurs en présence de traiter la question de l'enchaînement entre l'action et l'acteur. Or, en instaurant une règle de justice permettant aux victimes de trouver un espace où elles pourront obtenir un dédommagement, le législateur répond à la plainte émanant des victimes, mais il évacue ou déplace la question de l'imputabilité. La recherche de la responsabilité ne se limite pas à une recherche de réparation. En effet, il nous semble que la question de l'imputabilité conduit également à poser la question du pardon. Dans quelle mesure la création d'un tel dispositif ne réduit-elle pas la possibilité pour les victimes de trouver une source de reconnaissance sociale forte de leurs dommages ? Cette question est d'autant plus importante que la fonction de l'association ne se limite pas au simple accompagnement juridique des victimes, elle est une réelle reconnaissance et un réel support. Les réunions et assemblées générales sont l'occasion d'exprimer ce sentiment de lutte pour la reconnaissance[6].

Désormais les victimes de l'amiante ne vont plus rechercher ou revisiter les circonstances de l'accident ou de l'exposition. Elles devront justifier leur demande et répondre à un nombre d'exigences administratives. Ainsi, par les éléments de la procédure de prise en charge de l'indemnisation, on trouve par exemple les critères d'acceptation suivants :

- liste non publiée des maladies concernées ;
- délai de six mois pour le traitement de dossier, sauf si une caisse primaire gère encore la reconnaissance de maladie professionnelle ;
- intervention de médecins ;
- impossibilité d'entamer une procédure parallèle, etc.

La mise en place de tels critères vise à réguler et contrôler les demandes effectuées par les victimes. On peut ainsi espérer traiter l'ensemble des demandes dans des délais jugés convenables. Toutefois, une telle supposition partait du principe que les délais et les différentes décisions à prendre par les administrations concernées seraient respectés. Or, la simple fixation d'un barème a pris presque deux ans[7].

Le principe d'équité sur lequel le dispositif se construit ne parvient pas à remettre en cause les normes sociales qui régissent les rapports sociaux entre victimes et employeurs. Les relations entre victimes et employeurs, dans le domaine de la réparation des risques professionnels, sont marquées par une forte asymétrie. En effet, l'équité introduite avec la création du FIVA devait favoriser les victimes. Il s'agissait de donner aux plus « démunis » en termes juridiques l'opportunité de trouver une juste reconnaissance. Or, une telle perspective ignore fortement les rapports de force. Ainsi, la question de l'imputabilité se trouve doublement niée, d'une part, par l'impossibilité d'explorer les circonstances avec les principaux intéressés et d'autre part, parce qu'elle

---

6. Il serait trop long de développer ici les différentes manifestations de cette solidarité. À titre d'exemple, les membres de l'association, durant les assemblées générales, vont exposer leurs inquiétudes ou leurs vécus : un homme s'avance et prend le microphone. Il raconte d'une voix tremblante les souffrances subies par sa femme, les tracasseries administratives et médicales pour faire reconnaître son mésothéliome ; l'assemblée écoute en silence et acquiesce. Il évoque ainsi tout le cheminement qui conduira sa femme à la mort (notes d'observation, novembre 2003).

7. À cette remarque on peut ajouter les récents arrêts de la cour d'appel de Rennes sur les victimes de la Direction de la construction navale (DCN) de Lorient. Après un verdict favorable du tribunal de Vannes, la DCN fera appel. La cour d'appel de Rennes, tout en reconnaissant la faute inexcusable, divisera par deux et par trois les montants des indemnités obligeant par là les victimes à lancer un pourvoi en cassation ou à amorcer d'autres stratégies. Voir « Amiante : la colère des victimes gronde », *Ouest-France*, 27 novembre 2003. *Le Télégramme de Brest* titrait : « Amiante : vers un dépôt de plaintes au pénal. »

est recherchée dans un espace où les victimes n'ont pas la position la plus avantageuse. Tout se passe comme si la position sociale et la valeur sociale liée à cette position prédéterminaient l'issue de la reconnaissance. La lutte dans laquelle les victimes se sont lancées vise essentiellement la reconnaissance publique d'une règle de justice. L'affaire de l'amiante a montré non seulement l'inefficacité du système de prévention mais également celle de la réparation. Le principe sur lequel la collectivité s'était mise d'accord pour rendre « tolérable » la question des risques professionnels se trouve bafoué. Le processus de « naturalisation » ou de « normalisation »des dommages est ainsi brisé. Derrière un traitement égalitaire et automatique se cachait un principe inégalitaire.

Un éclatement du collectif de victimes

Une telle règle de la *réparation* comporte un risque de division et d'éclatement du collectif. Ainsi, l'adoption d'un barème inférieur à celui réclamé par les victimes se traduira par une concrétisation et une formalisation des inégalités existantes entre les régimes d'assurance d'accident du travail. D'un côté, on trouve les victimes pouvant choisir entre deux types de procédures (le FIVA ou la faute inexcusable de l'employeur), et de l'autre, les victimes n'ayant comme possibilité que le FIVA. Or, les montants de réparation ne sont pas les mêmes. Cette séparation introduit une division au sein même du groupement des victimes[8]. Des personnes souffrant de la même affection vont se voir proposer des procédures d'indemnisation hétérogènes et des montants différents[9]. Cette situation a des conséquences fortes et non négligeables pour les collectifs. En insérant dans les procédures des modalités différenciées de réparation, elle touche la solidarité sur laquelle les membres s'étaient rassemblés ; ils se trouvent ainsi tiraillés entre la solidarité – et le soutien mutuel dans les différentes procédures – et la démarche individuelle de demande de réparation. Plus fondamentalement, comme l'indique F. Autret (2001, p. 23), « le risque est mutualisé. Tout est bien qui finit bien. Le FIVA porte toutefois en lui le germe d'une crise du régime d'indemnisation des victimes d'accidents du travail car il crée une discrimination positive en faveur des victimes de l'amiante par rapport

8. Par exemple, pour un cas similaire, le FIVA propose 17 000 €, le tribunal des affaires de sécurité sociale, 36 000 €.

9. En effet, l'ANDEVA, à la suite du vote du 22 janvier 2003 sur le barème pour la réparation des victimes, a dû se mobiliser en appelant ses adhérents à multiplier les procédures de faute inexcusable de l'employeur devant les tribunaux alors que le FIVA devait justement réduire un tel type d'éventualité.

aux autres accidentés professionnels». Nous sommes au cœur du problème actuel dans le domaine de la réparation des victimes des accidents du travail ou des maladies professionnelles. En introduisant le FIVA, le législateur fait preuve d'équité tout en accentuant les inégalités entre les victimes des différents risques professionnels. Une telle situation ne peut que rendre plus criant le traitement réservé aux victimes, voire dans certains cas ouvrir la porte à l'introduction de la responsabilité du salarié [10].

Le FIVA se voulait une reconnaissance publique forte et équitable en termes de réparation pour les victimes. Cette réponse s'inscrit dans un espace des rapports sociaux à l'intérieur duquel les victimes des accidents du travail et des maladies professionnelles rencontrent de nombreux problèmes pour faire entendre leurs positions. Sous couvert d'équité, on observe des réponses au cas par cas. Dans ces circonstances, le risque est de tomber dans des effets, certes en principe plus avantageux pour les victimes (on va tenir compte des particularités), mais extrêmement éclatés et profondément inégaux. Autrement dit, si l'on respecte une certaine équité dans la *réparation des biens* – ici des victimes –, celle-ci ne doit pas violer une certaine limite des inégalités de traitement. Les inégalités économiques et sociales ne sont justifiées qu'à condition qu'elles ne contredisent pas l'égalité des chances et si elles sont au bénéfice des membres les plus désavantagés de la société (principe de différence). Or, le FIVA d'un côté et la faute inexcusable de l'autre violent ces principes, dans la mesure où le fonds introduit une iniquité de traitement entre les victimes des risques professionnels. D'où un sentiment d'insatisfaction important parmi les victimes qui s'estiment ne pas être traitées toutes de la même manière.

Conclusion

Les normes, les valeurs et les règles de justice qui s'inscrivent dans l'espace de la réparation des accidents du travail et des maladies professionnelles laissent entrevoir un statut bien particulier des victimes. En effet, la relation asymétrique réapparaît et les rapports de force sont au premier plan. Dans l'affaire de l'amiante, les réponses avancées par le législateur, dans un premier temps, se sont inscrites dans une logique

10. L'arrêt du 28 février 2002 concernant l'amiante a occulté un autre arrêt rendu le même jour. Cet arrêt rappelle qu'il incombe à chaque salarié de prendre soin de sa santé et de celle des autres: «Que selon l'article L. 230-3 du Code du travail, il incombe à chaque travailleur de prendre soin, en fonction de sa formation et selon ses possibilités, de sa sécurité et de sa santé.» Comme le note R. Vatinet (2002, p.533), «certaines innovations jurisprudentielles, trop fortement "médiatisées", doivent inciter le commentateur à respecter... une obligation générale de prudence».

équitable. Il s'agissait de donner d'abord les moyens aux victimes de l'amiante de trouver les ressources nécessaires pour faire valoir leurs droits. En effectuant une telle démarche, les collectifs des victimes vont questionner l'ensemble du système de réparation. Les différents rapports, arrêts et évaluation du dispositif viendront appuyer cette idée.

Y a-t-il équité dans le traitement ? En supposant que le dispositif actuel ait été mis en place pour répondre d'une manière plus juste au sort des victimes de l'amiante, les normes résultant d'un tel principe sont appliquées de façon paradoxale. Les victimes sont obligées de se rassembler, de s'entourer de spécialistes du droit et d'investir l'espace public pour pouvoir faire entendre leur droit. Une telle situation contraste fortement avec les discours de réparation équitable et juste annoncée par les législateurs. La victime du risque professionnel se caractérise par une singularité qui interroge nos institutions de justice. On reconnaît la spécificité de son dommage, la particularité de ses conditions, l'unicité de la population touchée. Or, on renonce à accorder une reconnaissance formelle et totalement équitable à l'ensemble des victimes.

Y a-t-il égalité de traitement ? Les dernières décisions prises invitent à penser que la réparation des victimes se fonde encore sur des catégories propres à la logique assurantielle. À tendance égalitaire pour les victimes de l'amiante mais inéquitable par rapport aux autres victimes. Le contrat de solidarité sur lequel le système de réparation s'est construit avait pour fondement le principe « selon lequel le risque est acceptable dès lors qu'il est indemnisé et que la charge n'en est pas laissée à la victime » (Ewald, 2002, p. 22). Tout le mouvement collectif autour de l'affaire de l'amiante souligne les limites importantes de ce principe.

Enfin, la notion de responsabilité contractuelle utilisée pour fonder les nouvelles règles de justice en termes de réparation n'est pas systématique[11]. En effet, en ouvrant dans le domaine de la réparation la question de la responsabilité, on a permis aux protagonistes (plaignants, victimes, accusés) de relancer le processus d'imputation (en invoquant par exemple la faute grave du salarié[12]). Dans ces circonstances, nous sommes en mesure de nous interroger sur la véritable avancée sociale que constituerait la reconnaissance de la responsabilité, qui modifie les normes de construction de la preuve de l'accident.

---

11. Ainsi un arrêt de la Cour de cassation du 31 décembre 2002, n° 3112, invite à méditer le traitement des victimes : un salarié victime d'un accident du travail occupé à transvaser de la chaux vive à l'aide d'un compresseur a reçu au visage un jet de chaux. Le matériel ne présentant pas d'anomalie, on ne pouvait pas invoquer « *la conscience du danger* ».

12. La Cour de cassation a contrebalancé son arrêt du 28 février 2002 en exhumant l'article L. 230-3 du Code du travail pour légitimer le licenciement pour faute grave (arrêt de la Cour de cassation du 22 mai 2002).

Bibliographie

Aubin G. (1998), «La loi du 9 avril 1898, rupture ou continuité?», *Droit social*, nos 7-8, p. 635-637.

Autret F. (2001), «Le fonds qui arrange tout le monde», *Le Monde Initiatives*, novembre, p. 23.

Badel M. (1998), «Le perfectionnement du dispositif de réparation du risque professionnel par le droit social», *Droit social*, juillet-août, p. 644-651.

Ewald F. (2002), «Le risque dans la société contemporaine», *in* Université de tous les savoirs, vol. 8: *L'individu dans la société aujourd'hui*, Paris, Odile Jacob, p. 17-22.

Gueugnon F., Revol M.-C., Serverin E. (1983), *Une analyse sociologique de jurisprudence: la réparation des accidents du travail (1840-1913)*, université Jean-Moulin Lyon 3, Institut d'études judiciaires, section de sciences criminelles, p. 1-305.

Hesse J.-P. (1979), «Les accidents du travail et l'idée de responsabilité civile au XIXe siècle», *Revue d'histoire des accidents du travail*, n° 6, p. 21-56.

Pharo P. (2001), *Le Sens de la justice. Essai de sémantique sociologique*, Paris, PUF.

Rawls J.K. (1971), trad. fr. (1987): *Théorie de la justice*, Paris, Seuil.

Ricoeur P. (2000), *La Mémoire, L'Histoire, L'Oubli*, Paris, Seuil.

Vatinet R. (2002), «En marge des "affaires de l'amiante": l'obligation de sécurité du salarié», *Droit social*, n° 5, mai, p. 533-539.

Deuxième partie

LES NORMES ET VALEURS DES PROFESSIONNELS DE SANTÉ EN QUESTION

– 8 –

La transformation des normes professionnelles des médecins hospitaliers

François-Xavier Schweyer,
LAPSS-ENSP

L'analyse des évolutions récentes de l'hôpital public invite à s'interroger sur la transformation des normes professionnelles des médecins hospitaliers [1]. Pour Freidson (1984, p. 143-145), les médecins se conformeraient d'autant plus aux «normes du milieu» que leurs relations à leurs confrères seraient intenses et corrélativement, leur sensibilité aux «normes extérieures au milieu» varieraient en sens inverse. Les interactions entre confrères joueraient un rôle déterminant: «L'interaction entre collègues reste le facteur décisif, celui qui détermine la qualité de la prestation médicale.» Les «normes du milieu» sont aujourd'hui moins celles de la profession médicale que celles du «monde médical» (Dodier, 2002). Sous l'effet conjugué des exigences techniques, de la démocratisation des relations de travail, de la demande démocratique de santé et de la régulation de contrôle exercée par l'État, les médecins transforment leurs normes professionnelles en s'engageant dans les processus de décision au sein de l'hôpital. À partir d'une recherche récente sur la gestion négociée des plateaux techniques hospitaliers [2], je présente les trois occasions essentielles

1. Par médecins hospitaliers, j'entends les médecins qui travaillent dans les hôpitaux publics français. Il s'agit pour la plupart de médecins salariés, qui bénéficient de statuts et qui font carrière au sein de l'hôpital public. Le fait de les désigner comme une totalité ne signifie pas qu'ils forment un ensemble homogène (Schweyer, 2003).

2. Convention de recherche dans le cadre de l'appel d'offres DREES, MIRE «Les dynamiques professionnelles dans le champ de la santé» portant sur «Les ingénieurs biomédicaux hospitaliers. La gestion négociée des techniques et des modes d'intervention dans le champ hospitalier».

où se manifeste le processus de transformation des normes professionnelles des médecins: les effets coopératifs du fonctionnement sous contrainte, les négociations aboutissant à l'achat des équipements, enfin la difficile optimisation du plateau technique.

En adoptant la perspective analytique qui définit au sein de l'expérience les normes comme «des manières de faire, d'être et de penser, socialement définies et sanctionnées» et les valeurs «qui orientent d'une manière diffuse l'activité des individus en leur fournissant un ensemble de références idéales [...] qui les aident à se situer eux-mêmes et les autres par rapport à cet idéal» (Boudon, Bourricaud, 1986), je ne sépare pas l'ordre des normes de celui des valeurs. Si les valeurs s'imposent aux individus, elles ne sont pas transcendantes[3] car elles sont construites par les relations sociales. J.-D. Reynaud (1993, p. 235) précise qu'«une action collective, en imposant des règles, invente un sens. Les valeurs sont l'horizon de ce sens, l'orientation de l'action collective. Leur contenu précis n'est autre que la construction même des règles». Normes et valeurs sont donc étroitement liées, et je les considère ici dans une perspective théorique de l'engagement et non dans une perspective théorique de la conformité[4].

Une telle approche a au moins deux conséquences. D'une part, les normes professionnelles dont il est question ne se limitent pas à des procédures. Les médecins en effet ne se conforment pas à des règles, des droits et des devoirs qui seraient définis en toute clarté, mais ils les interprètent en fonction de cas jugés spécifiques dans un processus complexe tributaire de la compréhension que chaque professionnel a du jeu des autres dans des situations locales de travail (Strauss, 1992; Carricaburu, 1994). D'autre part, les normes n'ont de sens que dans le contexte et pour le type d'activités auxquels elles sont appliquées. Et cela est vrai aussi pour les normes qui découlent des règles juridiques et les normes techniques associées qui, tout en constituant une régulation de contrôle, ne s'appliquent pas toujours, ou ont une effectivité limitée par d'autres règles, ou le manque de moyens, ou l'inertie. De ce point de vue, on peut considérer que les règles de droit constituent souvent plus des objectifs que des obligations (Reynaud, 1993, p. 180).

---

3. Freidson (1984, p. 169) critique l'analyse de Parsons par l'usage qu'il fait de normes et de valeurs «tellement générales [...] qu'il est bien difficile de les mettre en rapport avec un aspect de l'activité professionnelle [...]. Il semble donc, ajoute-t-il, que l'analyse du travail médical exige des normes plus concrètes».

4. L'action de la norme, traduite par une tendance générale à la conformité, envisage la discussion qui aboutit à l'action collective comme faisant pression sur les individus pour qu'ils s'alignent sur une même position. Au cours du débat, chacun chercherait à ressembler à la majorité des autres, c'est-à-dire à adopter une position commune. Une telle perspective a l'inconvénient de supposer que l'espace de décision est continu alors qu'en réalité il est polarisé, c'est-à-dire que les choix individuels et collectifs relèvent de parti pris, en fonction de valeurs sous-jacentes.

L'accréditation des hôpitaux, rendue obligatoire par l'ordonnance du 24 avril 1996, n'est pas toujours réalisée. Les normes juridiques agissent profondément sur les rapports sociaux, mais elles ne suppriment pas les régulations autonomes des groupes professionnels. Autrement dit, elles peuvent être effectives, mais à l'issue de négociations, de conflits, de réaménagements des normes locales. Il en est de même des normes techniques ; c'est pourquoi l'analyse a pour cadre des « écologies sociales » observées (Cicourel, 2002).

Le plateau technique hospitalier comme système technique

Dire que l'hôpital moderne est un lieu hautement technique est une évidence. La politique d'équipement de l'hôpital public a accompagné le passage d'une médecine de tradition clinique à une médecine scientifique et technique (Jamous, 1969 ; Gaudillière, 2002). La notion de « plateau technique[5] » est apparue dans les années soixante-dix, quand un souci d'efficacité et d'économie de moyens poussait les administrations hospitalières à centraliser et coordonner l'utilisation des équipements (Broun, 2002). Les équipements et matériels biomédicaux présents aujourd'hui dans tous les services hospitaliers sont non seulement nécessaires à la pratique médicale mais aussi investis d'une dimension symbolique forte, la qualité du plateau technique étant associée par les médecins, les élus et les patients à la qualité des pratiques médicales (Chandernagor *et al.*, 1996) ; c'est ce qui explique que leur acquisition ait scellé une alliance objective entre les directions et les médecins (Schweyer, 1999).

Le système technique hospitalier ne se limite pas à l'ensemble des objets techniques, il comprend aussi l'ensemble des relations entre les individus et les groupes qu'il suscite. Parler de système technique hospitalier, c'est donc considérer les dispositifs techniques mobilisés par les différents acteurs, mais surtout, les groupes professionnels qui en revendiquent la maîtrise, celle-ci étant multidimensionnelle (maîtrise de l'usage, de la maintenance ou du choix rationnel incorporant des critères médicaux, financiers, techniques, etc.). À quoi s'ajoute une dimension cognitive : les techniques suscitent un grand intérêt intellectuel chez les médecins toujours à l'affût des nouveautés et des perfectionnements. L'attachement de nombreux praticiens à l'hôpital public peut s'expliquer par l'intérêt de leur travail à travers l'accueil d'une population souvent hétérogène de malades et le fait de ne pas être soumis, comme dans certaines cliniques privées, à la

5. Bien que d'un usage courant, la notion de plateau technique n'a jamais reçu de définition officielle.

routine d'activités rentables mais peu diversifiées (Igersheim, 2003). C'est ce qui explique en partie l'absence d'économies d'échelle et l'apparente incoordination de moyens techniques (Broun, 1985). Le maintien et le développement d'un plateau technique sophistiqué plus que performant sont un enjeu professionnel important. Cette valorisation de l'équipement technique favorise la coopération (parfois conflictuelle) entre acteurs dans les processus de décision concernant son acquisition et sa gestion.

Les observations de terrain montrent le caractère profondément évolutif du système technique (système d'objets, mais surtout système social). Il se déforme sans cesse sous l'effet de problèmes techniques propres aux activités de soins, d'acteurs spécialisés dans l'analyse et le traitement des incidents, de la nécessité de mettre en œuvre des contraintes extérieures (provenant des tutelles et des industriels, mais aussi de la démographie des patients et des personnels). Non seulement les matériels deviennent obsolètes et se transforment, non seulement se précisent les préoccupations sur les qualités attendues de la technique, mais le groupe des décideurs (directeurs, médecins, ingénieurs, industriels) adapte sans cesse les procédures de décision, intégrant une palette de points de vue jamais figée. Au-delà du discours critique contre l'immobilisme des structures administratives, la réalité se montre beaucoup plus riche et susceptible de modifications. L'ensemble de ces transformations est sous-tendu par plusieurs lignes de force: une vision stratégique à un horizon de cinq à dix ans; la nécessité, pour mettre en œuvre cette stratégie, de procéder par compromis successifs avec les acteurs majeurs de l'hôpital; le montant limité des crédits d'investissement; les contraintes imposées par la nature même des travaux à réaliser et le décalage dans leur durée de réalisation. De ce point de vue, l'évolution du plateau technique participe d'une transformation de la «forme» de l'hôpital au sens de «configuration cristallisée» que lui donne Simmel (1981) et qui établit de manière durable, prévisible et connue de tous, des pratiques de travail, des relations de travail ou des modalités de jugement sur l'activité. Les formes correspondent aux dimensions culturelles des relations et sont liées, dans une configuration locale, aux normes professionnelles des différents groupes.

Dans chaque hôpital, une sous-commission de la commission médicale d'établissement (CME) est chargée de la politique médicale d'équipements et incarne ainsi l'implication des médecins dans la gestion des équipements. Le développement accéléré[6] des techniques et des procédures les rend de plus en plus «technico-dépendants». Rares sont les spécialités dans lesquelles les médecins n'ont pas besoin

6. Selon les ingénieurs biomédicaux rencontrés, le mouvement s'est accentué depuis une petite dizaine d'années.

d'équipements. Ceux-ci permettent en effet de suivre « l'état de l'art » médical sur le plan des diagnostics ou des thérapeutiques ; ils garantissent aussi un niveau de qualité imposé par les pouvoirs publics et jugé indispensable par les médecins quand ils engagent leur responsabilité personnelle. En s'appropriant des appareils dans une logique de progrès et de spécialisation, les médecins modifient leur environnement de travail et s'obligent à discuter la constitution, la maintenance et le développement des équipements dans des relations d'interdépendance. Ainsi, toute décision « médicale » sur les choix d'équipement est sous-tendue par des luttes de pouvoir, d'influence, des enjeux spécifiques à l'ajustement des différentes disciplines médicales, sans parler des difficultés liées à la nature même de l'activité médicale.

Les pratiques médicales sont ainsi insérées dans une stratégie globale et pluriannuelle de rationalisation du fonctionnement des établissements qui a pour effet, en interne, d'entraîner des regroupements de services médicaux, toujours difficiles, et, sur le plan régional, des tentatives de fusion ou de spécialisation d'hôpitaux qui redéfinissent souvent la nature des plateaux techniques et les activités médicales. Bien entendu, les conséquences ne sont pas que techniques. Les directions attendent du corps médical une capacité à donner du sens (un sens médical) à des décisions stratégiques tenant compte de directives nationales qui ont la santé publique pour référentiel d'action. C'est l'objet du projet médical d'établissement défini par la CME. Les responsables médicaux ne sont pas égaux quant à leur aptitude à assumer ce type de mission. Quelques-uns, rompus à l'exercice de responsabilités institutionnelles et souvent reconnus par leurs pairs, sont capables de transcender les intérêts des services pour intégrer des contraintes institutionnelles ou des priorités régionales de santé. Ce registre de compétence (désirable et valorisé au sein des hôpitaux) tend à constituer une norme du travail hospitalier. Mais aucune décision, aussi contraignante et impérative soit-elle, ne peut être réellement mise en application, sans le soutien actif des médecins dont le pouvoir reste fort. Certains médecins peuvent s'opposer aux règles institutionnelles, à titre individuel, et ces résistances sont parfois sources de graves dysfonctionnements. C'est pourquoi les directions cherchent à n'obtenir que des décisions consensuelles et peuvent aller jusqu'à attendre le départ en retraite d'un chef de service. Les médecins restent un acteur central de l'hôpital. Ce qu'ils perdent en pouvoir fondé sur l'autonomie, le charisme ou l'indépendance, le système technique leur donne les moyens de le récupérer en négociant la gestion du plateau technique.

Les effets coopératifs du fonctionnement sous contrainte

Les médecins sont le cœur de l'hôpital dont l'image dépend de leur activité et de leur compétence. Au sein d'organisations marquées à la fois par des processus d'industrialisation et par la complexité des bureaucraties modernes, les activités médicales s'inscrivent dans une chaîne de compétences au sein de laquelle les différents professionnels sont interdépendants. Et l'efficience de l'hôpital dépend directement de la qualité des relations ainsi nouées. Devenus des professionnels parmi d'autres, les médecins exercent dans un cadre de plus en plus contraignant. La volonté de rendre systématique la mise en œuvre de protocoles de soins définis répond à une exigence de qualité et de sécurité. La normalisation ne concerne pas seulement la production, elle vise l'organisation des soins et son coût. L'accréditation qui est une forme d'assurance qualité est rendue obligatoire et porte sur des procédures[7]. Elle vise à garantir une qualité optimale eu égard aux moyens (préalablement définis) mis en œuvre. La production hospitalière est considérée comme une chaîne coordonnée devant obéir à des normes de sécurité édictées par l'État au nom de la précaution[8]. Celle-ci était jusqu'alors affaire de la seule déontologie professionnelle, sinon de la morale et de l'éthique de chaque médecin. La thèse d'une « prolétarisation » de la médecine (Mc Kinlay, Stœckle, 1988), qui repose sur l'idée que les médecins seraient dépossédés du contrôle qu'ils exerçaient sur la localisation et l'organisation de leur travail, ne me semble pas validée. La démarche d'accréditation, par exemple, n'intègre toujours pas les pratiques professionnelles bien que la chose fût initialement prévue et depuis régulièrement annoncée.

Sur un plan général, il serait faux de croire que les médecins se plient à des normes techniques et juridiques exogènes et immuables. La codification du travail reste largement aux mains de la profession médicale même si leur propre contrôle sur le travail de soin a diminué et que les normes de travail sont de plus en plus construites de façon négociée. Car elles doivent être jugées acceptables par les pairs, mais aussi par les pouvoirs publics soucieux de réduire les inégalités de santé en termes d'accès aux soins et de qualité des soins. Ainsi, c'est le constat de la variabilité des pratiques médicales qui a conduit à définir de « bonnes pratiques ». Cette production normative a emprunté la méthode des conférences de consensus fondée sur l'accord entre pairs. Sur le plan individuel, norme ne rime pas nécessairement avec contrainte. Les choix thérapeutiques sont plus ou moins

---

7. L'accréditation des établissements est confiée à l'ANAES.

8. Le domaine des urgences a été le premier concerné en 1997, puis ce fut la gynécologie obstétrique, la néonatologie en 1998, et la réanimation en 2000.

bien codifiés selon les pathologies, et les découvertes de nouveaux traitements efficaces ne sont pas toujours connues de tous les médecins. L'insuffisance de la formation continue n'est pas seule en cause; il est matériellement impossible à un médecin de se tenir informé des dernières avancées médicales. La production des normes offre aux médecins une version actualisée de « l'état de l'art » et garantit un niveau minimal de qualité sans nécessairement uniformiser les prises en charge de chaque malade. La norme ne contraint pas mécaniquement le médecin dans sa pratique, elle l'oblige à s'interroger et à justifier les raisons pour lesquelles il choisirait de ne pas l'appliquer. C. Le Pen (1999) va jusqu'à dire qu'elle rend la vertu obligatoire.

En tant que membres d'une organisation complexe, les médecins hospitaliers doivent posséder certaines compétences indispensables, au nombre desquelles la connaissance des règles institutionnelles et la capacité à travailler collectivement en dehors ou à la frontière du champ médical. La gestion des équipements biomédicaux nécessite l'apprentissage collectif de compétences techniques spécifiques pour définir des besoins tenant compte de l'articulation entre les différents services. Il ne s'agit pas seulement des capacités techniques relatives à des disciplines données, mais également des procédures requérant notamment la capacité à anticiper, à se projeter dans une situation future ou à tenir compte de l'interaction entre tous les intervenants de l'hôpital. Il faut plusieurs années à une équipe de professionnels hospitaliers (médecins, personnels soignants, directeurs, ingénieurs) pour acquérir la compétence collective nécessaire à la définition des besoins et à leur réception. La capacité à commercer avec les autres, ce que N. Alter (2000) appelle l'« échange social », devient une compétence. Les pratiques de coopération ont un effet de qualification (reconnue ou non) d'une partie des salariés, dont des médecins qui prennent plus en compte les effets systémiques de leurs décisions, voire comprennent l'intérêt de l'existence d'une multiplicité de points de vue sur le renouvellement des équipements techniques. Ces compétences nouvelles n'appartiennent pas à un domaine professionnel donné.

Les médecins qui auprès du patient travaillent à court terme doivent apprendre à intégrer une temporalité plus longue pour les choix institutionnels qui sont structurants pour leur travail futur. De ce point de vue, leurs normes professionnelles (agir pour soigner efficacement) sont en concurrence avec d'autres normes professionnelles de nature gestionnaire. Le médecin consultant, qui valorise le cas particulier dans une perspective d'action immédiate et doit résoudre des problèmes complexes mais circonscrits et personnalisés, n'est pas formé à la gestion de projet, et rien ne le prépare à valoriser ce genre d'activité dont l'horizon temporel n'a pas spontanément de sens pour lui. Pour autant, les médecins qui mettent trois ans à élaborer un projet médical ne se rendent pas compte qu'ils agissent collectivement sur un mode bureaucratique. Mais dans le même temps, ils valorisent l'aptitude d'un interlocuteur à trouver rapidement des solutions adaptées à leur problème. C'est-à-dire à apprécier l'opportunité de la demande et à faire preuve de souplesse (pour admettre des contournements des règles). Il ne s'agit pas seulement d'un décalage entre la norme invoquée et la norme pratiquée, mais d'une tension objective entre l'action sans délai voire urgente, et le cadre bureaucratique de l'institution. La norme de l'action immédiate se double d'une méconnaissance des contraintes professionnelles de l'autre. Le corps médical comprend mal la durée de réalisation des opérations qu'il impute, bien souvent, à des raisons « administratives », qualificatif fourre-tout employé pour désigner tout ce qui procède de causes jugées irrationnelles et conduisant à ralentir les choses. En exigeant la mise en place d'équipements en trois mois au motif que « les médecins ont décidé » ou « savent maintenant ce qu'ils veulent faire » et « qu'il faut que ça fonctionne rapidement », un président de CME ignore tout simplement la nécessité des études préalables, le mécanisme des appels d'offres, des passations de marché, etc. Et cet apprentissage n'est possible que si des relations de confiance avec des directeurs ou des ingénieurs donnent une légitimité à ces savoirs d'abord vécus comme des contraintes inutiles. Or un tel réseau relationnel demande du temps pour se constituer, ainsi qu'une stabilité des partenaires. Si les médecins sont en général des sédentaires (comme les ingénieurs), les directeurs (et les industriels) sont plus mobiles.

Les médecins doivent mobiliser des compétences non médicales (gestion des hommes, contrôle technique) et tenir compte de l'exigeante demande de santé démocratique pour avoir la possibilité de garder un *leadership* interne. Le critère de sécurité est le plus structurant pour le plan d'équipement et nécessite de résoudre des problèmes jusqu'alors ignorés, en matière de vigilance par exemple; ceci peut nécessiter des années de travail, car il s'agit de remettre à plat l'organisation dans ses multiples dimensions techniques, professionnelles, réglementaires. Les ingénieurs ont voix au chapitre sur ce critère et leur compétence est reconnue sans discussion. Ce travail d'analyse du degré de sécurité d'un équipement est permis par l'utilisation d'outils comme la gestion de la maintenance assistée par ordinateur (GMAO). Dès lors, la pertinence des choix d'équipements est fortement dépendante de la fiabilité des informations contenues dans cette base (temps passé, pièces changées, existence de contrat de maintenance), informations qui sont utilisées par les services techniques pour disposer d'une certaine traçabilité et établir un plan de renouvellement. Les médecins en sont conscients et demandent régulièrement à disposer de l'état du parc de leur service. Ainsi, dans un contexte d'opacité souvent dysfonctionnelle, l'outil informatique n'est pas seulement une contrainte, mais peut se révéler être une ressource pour l'action, par une alliance entre médecins et ingénieurs, par exemple. Car le fait de pouvoir observer les usages et le fonctionnement du système technique ne suffit pas à expliquer ou à prévoir les contrôles qui ont réellement lieu. Le contrôle effectif dépend en effet de variables qui ne sont pas que techniques mais qui ont un caractère normatif: la transformation réelle des pratiques s'explique par la transformation des normes professionnelles qui président à l'application réelle des règles juridiques ou industrielles.

La question du choix des équipements biomédicaux

Les propositions d'acquisition de nouveaux matériels sont formellement du ressort des médecins réunis dans une sous-commission de la CME chargée d'élaborer le programme annuel d'équipement et à laquelle participent des ingénieurs. En fait, les médecins sont plus ou moins les porte-parole de collectifs de travail qui construisent et formulent leurs «besoins» en termes d'équipement. Mais le «besoin médical» doit être argumenté pour devenir un besoin socialement acceptable au niveau de l'hôpital. Le processus de choix amène les différents intervenants (techniques et médicaux) à se concerter, à confronter leurs arguments, à affûter leurs raisonnements. Pour autant, le caractère rationnel des choix connaît des limites: les informations données par les fournisseurs et fondant les argumentaires sont rarement vérifiées; les médecins intègrent dans la logique du choix du matériel des considérations non techniques comme le financement par des fournisseurs d'équipements ou de la formation continue médicale; en CHU, certains médecins chercheurs participent au développement d'appareils en lien étroit avec les équipes de recherche et développement des fournisseurs (R et D). Ces relations entrent en ligne de compte dans l'analyse des offres, et l'approche rationnelle et neutre promue par les ingénieurs trouve là ses limites. Ce qui montre que la procédure a d'abord pour effet de fournir un guide à l'action collective, un support reconnu de tous pour s'entendre. En partageant un peu de vocabulaire, de méthodes, de représentations, les acteurs du choix (médecins, ingénieurs, directeurs) ont plus de chance de parvenir à dialoguer, à atténuer les malentendus, pour que les résultats d'un processus de décision, connu et admis de tous, soient plus difficilement critiquables (par ceux qui y auront contribué ou par des tiers).

L'avis des ingénieurs est loin d'être négligeable dans ces choix. En effet, ils sont chargés de vérifier l'opportunité des demandes de renouvellement (en fonction de leur connaissance du parc, de son ancienneté, des taux de pannes constatés) et éventuellement de les compléter en cas d'oubli (de nouvelles réglementations ou de l'obsolescence des technologies). Leur travail d'analyse et d'évaluation des demandes conduit également à suggérer des regroupements d'équipements pour plusieurs services (appareils dits «en *pool*») ou à classer des demandes par ordre de priorité selon des critères de sécurité, de renouvellement, mais aussi d'innovation et de conformité avec les axes de développement de l'hôpital. Ce travail de construction du besoin est le fruit d'une réflexivité collective (Giddens, 1987) qui a eu pour effet un apprentissage et une diminution des demandes des services[9].

Pour des raisons budgétaires, les choix se font dans un espace de forte concurrence où les arbitrages difficiles peuvent ouvrir des conflits entre médecins. Toutefois, nos observations montrent que de nombreux chefs de service n'acceptent pas d'assumer la gestion des conflits qui pourraient naître de la hiérarchisation des demandes qu'ils reportent alors sur les ingénieurs biomédicaux. Les médecins adoptent un comportement rationnel sur le plan individuel mais qui se traduit par une externalisation des arbitrages et par un affaiblissement de l'action collective. Est-ce par respect de la norme de l'évitement, qui caractérise, selon Freidson, l'autorégulation de la profession? Mais ne s'agit-il pas plutôt d'une norme institutionnelle? En effet, la recherche à tout prix de la paix sociale en évitant les conflits est aussi une norme structurante des directions hospitalières. L'insuffisance des moyens pour satisfaire tous les besoins est rarement arbitrée par des refus directs (on ne dit pas «non» ouvertement), mais plutôt par des délais, un pourrissement des situations conflictuelles. Et en l'absence de prévisions fermes, la gestion par l'urgence reprend ses droits. Cette façon de faire, peu visible mais très présente à l'hôpital public, traduit un refus de la conflictualité, de l'affrontement direct entre les responsables administratifs, techniques et médicaux. Elle a pour conséquence d'affaiblir la coopération et de créer des dysfonctionnements. À un niveau institutionnel, la pratique de négociations longues est sous-tendue par une norme: le droit d'obtenir des concessions de ses partenaires. Autrement dit, quand un partenaire (médecin ou non) entre dans un processus de négociation, il a un «droit de tirage pour un changement[10]». Cette recherche à tout prix du consensus

9. Pour apprécier l'importance de ce travail de classement des ingénieurs, il faut savoir que les demandes émanant des services étudiés représentaient 3,5 fois le montant du budget d'investissement avant l'intervention des ingénieurs biomédicaux et qu'en 10 ans (1990-2000) ce rapport est tombé à 2, sans doute par un effet d'apprentissage des services demandeurs.

10. Ce gain minimal garanti s'inscrit bien dans le fonctionnement administratif décrit par Dupuy et Thœnig (1983).

(au moins apparent) fonde le management de l'hôpital public. Les médecins sont à la fois contraints et ménagés.

Le discours critique des médecins sur l'administration s'explique par le sentiment qu'ils ont que leurs espaces de liberté se rétrécissent et que la souplesse de leur organisation du travail disparaît. Le nombre de procédures ne cesse de croître, sans qu'elles soient toujours compatibles entre elles, et les limites de l'absurde peuvent être quotidiennement franchies. Sur le plan financier, les médecins en général comprennent qu'il faille monter un dossier convainquant pour obtenir de nouveaux équipements biomédicaux. Il leur est demandé de s'adapter à une politique budgétaire pas toujours intelligible, mais néanmoins bien concrète dans ses effets : réduction des effectifs, non-compensation de certaines mesures de temps partiel, non-remplacement des absences... autant de mesures perçues comme aveugles et paradoxales. D'une part, les médecins manquent souvent d'informations et d'outils pour gérer leurs services, d'autre part, les établissements n'ont pas de latitude d'action sur des points essentiels et ils doivent faire face à une culture bureaucratique et centralisatrice faiblement remise en cause. Tout est long et compliqué. La logique administrative est vécue par les médecins comme une logique d'obéissance, alors qu'ils se représentent la logique médicale comme avant tout opérationnelle.

Même négativement perçues, les procédures de choix des équipements permettent aux médecins d'intégrer des normes de relation, des valeurs et des représentations qui transforment leur culture au travail. Les échanges sont un moyen de questionner la nature et le bien-fondé de certaines règles ou attitudes. Certains médecins développent une capacité de négociation fondée sur un élargissement de leur « champ perceptif » (Sainsaulieu, 1998). Mais la transformation des normes professionnelles est associée à la représentation du métier et ne prend sens que si la représentation du travail dépasse le champ de la seule pratique médicale pour intégrer une part de management. La question de l'optimisation des équipements éclaire ce point.

La question de l'optimisation des équipements

Les équipements biomédicaux représentent des investissements considérables, non seulement en achat mais aussi en fonctionnement (consommables, réactifs, etc.). C'est pourquoi leur développement s'est toujours accompagné d'un souci de rationalisation. Toutefois l'hôpital représente une anomalie par rapport aux règles d'économie d'échelle pratiquées dans l'industrie. D'une part, les laboratoires ont été pratiquement les seuls services à avoir une organisation de type industriel avec agrégation, automatisation poussée et gain de productivité. Dans les autres services, Minvielle (2000) a montré que l'on manque d'outils de gestion pour penser la rationalisation des examens et des soins individuels chargés d'aléas. D'autre part, la rationalisation qu'exige la gestion des équipements biomédicaux transforme le contenu des activités et surtout l'organisation du travail. Or les normes professionnelles des médecins ne touchent pas seulement le contenu de leur travail, ce qui engage leur compétence d'expert, mais aussi et surtout l'organisation du travail, ce qui met en jeu leur prestige et la conception traditionnelle de leur métier. Le médecin hospitalier doit tenir compte, en principe, des activités des autres praticiens, de la disponibilité des équipes et des équipements, des règles de gestion, des orientations définies par le projet médical, etc. Cette complexité n'est pas nécessairement pesante, elle peut même être source de satisfaction. La recherche d'une solution à un problème difficile, quand elle concerne un patient, peut être source de motivation et d'accomplissement pour les praticiens. Le travail en équipe, avec le recours possible à de nombreux spécialistes, donne tout son intérêt au travail hospitalier (Geminel, 2001). En revanche, les contraintes sont vécues comme pesantes quand elles sont jugées exogènes au champ d'expertise ou que les difficultés rencontrées ne peuvent être clairement définies.

Beaucoup de médecins ont du mal à se situer parce que, pour eux, la soumission à la règle équivaut à une dépossession d'un capital de liberté et de confiance qui faisait l'originalité de leur métier, ou encore porte atteinte à leur prestige. Il y a aussi que le cloisonnement et la balkanisation de l'hôpital sont confortables (Dupuy, 1998), bien que leurs effets soient jugés de plus en plus dysfonctionnels. Dans l'un des CHU étudiés, l'autonomie des cliniciens et tout particulièrement des chirurgiens s'exprime par le libre choix des créneaux horaires pendant lesquels ils souhaitent occuper les plateaux techniques (blocs opératoires notamment). Les chirurgiens opèrent de 8 h à 13 h ou à 14 h, et jamais après. Ce qui revient à dire que les blocs opératoires sont sous-utilisés. La direction de la logistique biomédicale estime impensable l'idée de proposer d'organiser deux équipes travaillant de 8 h à 12 h et de 13 h à 18 h. De même, certains automates de laboratoires, qui ont été choisis très puissants (donc plus chers) pour répondre à l'afflux des demandes d'examens le matin, ne fonctionnent plus à partir de 15 h, et ce jusqu'au lendemain matin. Les ingénieurs jugent la situation difficilement réformable bien qu'elle ait des conséquences directes (mais méconnues) sur la capacité d'investissement.

La valorisation de la responsabilité personnelle au détriment d'une responsabilité générale et collective explique «le peu d'efforts accomplis pour faire respecter des normes professionnelles d'efficacité» et du même coup, la valorisation de « la primauté de l'expérience clinique directe sur les lois scientifiques ou les règles générales » (Freidson, 1984). Les normes traditionnelles sont entretenues par la recherche de consensus qui guide les directions hospitalières, et les compromis successifs, ce que de Terssac (1992) appelle la « tolérance indulgente », ont pour effet d'engendrer une mosaïque d'équipements et de procédés coûteuse et souvent contraignante pour le malade. On observe un ajustement normatif qui accommode les priorités et les normes fixées par les tutelles au prestige de certains matériels, à l'action de groupes de pression locaux, aux normes pratiques. L'hôpital, très ouvert au progrès technique, subit les effets de la pression forte et durable d'un progrès technique ininterrompu sur une organisation inchangée. Il est prisonnier des dépenses qu'il a déjà engagées (volontairement ou non) et le système devient au fil des ans de plus en plus figé. Il s'ensuit des pénuries, des arrêts de fonctionnement et un sentiment d'insatisfaction partagé par les médecins qui entretiennent à leur insu le système.

La contractualisation interne qui se développe dans les hôpitaux ne semble pas être en capacité d'accélérer l'appropriation par les médecins des règles de gestion. D'une part, les seuls effets probants sont fondés sur le volontariat médical et le statut expérimental de la démarche. D'autre part, la cohérence et le sens du changement sont brouillés par de nombreuses « dyschronies » (Alter, 2000), certains services adoptent de nouvelles procédures tandis que d'autres campent sur leurs acquis. La transformation des normes subit aussi un effet de génération qui explique la lenteur et l'apparente incohérence des changements. La rationalisation des équipements et des pratiques ne prend sens pour les acteurs que si elle s'impose à tous. Mais elle reste partielle, fragmentaire, car l'hôpital se définit par le déficit de régulation, l'ambiguïté décisionnelle et les incohérences administratives.

L'espace de décision est sous-tendu par plusieurs normes et différentes valeurs. De nouvelles normes se construisent à travers les décisions collectives dont le sens dessine de nouvelles valeurs. Il y a de la contrainte et en même temps de l'autonomie ; il y a des restrictions en termes de choix et en même temps des opportunités d'initiatives. Mais cette dynamique des normes implique un engagement dans l'action collective. Pour garder le contrôle et une part de leur pouvoir, mais aussi pour entrer dans la négociation, les médecins doivent dépasser le champ médical et y intégrer d'autres normes et d'autres valeurs : la coordination au sein d'équipes, l'intérêt de partager des équipements pour disposer d'un plateau technique performant, la qualité des soins au prix d'une interdépendance accrue (Setbon, 2000), etc. Ils ont également à s'engager dans un espace de travail partagé qui prend sens au prix d'un apprentissage collectif.

Le cas des centres de lutte contre le cancer montre que ce n'est pas antinomique avec une pratique médicale performante (Castel, Merle, 2000).

Les axes normatifs (sécurité, qualité, pertinence par rapport aux besoins définis, etc.) se mêlent et se conjuguent dans la réalité du travail et cette variété de l'espace de décision permet de comprendre comment les médecins intègrent des contraintes en cherchant à les transformer aussi en ressources. La transformation des normes se fait par un engagement dans le débat sur l'application de règles exogènes plus ou moins réalistes, pertinentes ou opportunes dans un contexte donné. Et ce sont les *valeurs* qui sous-tendent les normes professionnelles qui expliquent l'engagement, le retrait ou la défection. Les valeurs d'indépendance, d'initiative et d'autonomie qui étaient liées au modèle de la profession libérale, à la fois vécue comme vocation et sensible au prestige et à l'argent sont aujourd'hui concurrencées par la recherche de qualité en termes de résultats, par la prise en compte de la trajectoire du patient au-delà du « moment hôpital », par l'intégration de la notion de besoins de la population dans les processus décisionnels, et aussi par une aspiration à une certaine qualité de vie définie par le temps disponible et non pas seulement par l'argent. Les normes extérieures ne s'imposent pas mécaniquement : elles sont adaptées et négociées en fonction des stratégies et des valeurs qui prévalent dans telle ou telle configuration hospitalière locale.

Pour autant, le médecin s'intègre de plus en plus comme n'importe quel autre professionnel dans une organisation rationalisée du travail. La dimension collective de l'« art médical » s'intensifie et le médecin définit la relation spécifique qu'il noue avec le malade dans le cadre d'un système technique. Le modèle normatif et régulateur de la « profession » disparaît progressivement, au sens où tous ceux qui définissaient leur profession en termes de « vocation » et entendaient échapper à la logique économique et bureaucratique déclarent que leur profession est en « crise » (Schnapper, 2002). Les médecins qui concevaient leur pratique sans horaires et avec une forte réalisation de soi sont désabusés. Le métier de praticien hospitalier est défini par les conditions concrètes d'exercice, à savoir le plateau technique, la rationalisation, mais aussi les statuts, les obligations et les droits, les rémunérations. La norme d'un travail plus intégré institutionnellement et la recherche d'un meilleur équilibre entre vie professionnelle et vie privée ont relativisé la nécessité d'un engagement total dans la pratique médicale.

Bibliographie

Alter N. (2000), *L'Innovation ordinaire*, Paris, PUF.

Boudon R., Bourricaud F. (1986), *Dictionnaire critique de la sociologie*, Paris, PUF.

Broun G. (1985), « La diffusion des techniques à l'hôpital. Effets sur les structures et les relations professionnelles », *Culture technique*, n° 15, p. 24-33.

Broun G. (dir.) (2002), *Le Plateau technique médical à l'hôpital*, Paris, Éditions ESKA.

Carricaburu D. (1994), « Les sages-femmes face à l'innovation technique », *in* Aïach P., Fassin D., *Les Métiers de la santé. Enjeux de pouvoir et quête de légitimité*, Paris, Anthropos, p. 281-308.

Castel P., Merle I. (2002), « Quand les normes de pratiques deviennent une ressource pour les médecins », *Sociologie du travail*, n° 44, p. 337-355.

Chandernagor P., Claveranne J.-P., Kirchen M. (1996), « Le statut des équipements hospitaliers : stratégie(s) d'acteur(s) et ordre technicien », *in* Contandriopoulos A.-P., Souteyrand Y., *L'Hôpital stratège. Dynamiques locales et offre de soins*, J. Libbey Eurotex, MIRE, DH, p. 255-267.

Cicourel A. (2002), *Le Raisonnement médical*, Paris, Seuil.

Contandriopoulos A.-P., Souteyrand Y. (1996), *L'Hôpital stratège. Dynamiques locales et offre de soins*, J. Libbey Eurotex, MIRE, DH.

Dodier N. (2002), « Recomposition de la médecine dans ses rapports avec la science. Les leçons du sida », *Santé publique et Sciences sociales*, nos 8-9, p. 37-52.

Dupuy F. (1998), *Le Client et Le Bureaucrate*, Paris, Dunod.

Dupuy F., Thœnig J.-C. (1983), *Sociologie de l'administration française*, Paris, Armand Colin.

Freidson E. (1984), *La Profession médicale*, Paris, Payot.

Geminel P. (2001), « Comment vit-on le métier de praticien hospitalier ? », *Revue fondamentale des questions hospitalières*, n° 4, p. 63-108.

Gaudillière J.-P. (2002), *Inventer la biomédecine. La France, l'Amérique et la production des savoirs du vivant (1945-1965)*, Paris, La Découverte.

Giddens A. (1987), *La Constitution de la société*, Paris, PUF.

Igersheim J. (2003), *Enquête auprès des chefs de service à temps plein des hôpitaux généraux, rapport de recherche*, Académie nationale de médecine/Université Marc-Bloch de Strasbourg.

Jamous H. (1969), *Sociologie de la décision. La réforme des études médicales et des structures hospitalières*, Paris, CNRS-Éditions.

Le Pen C. (1999), *Les Habits neufs d'Hyppocrate. Du médecin artisan au médecin ingénieur*, Paris, Calmann-Lévy.

Mc Kinlay J., Stoeckle J. (1988), « Corporatization and the Social Transformation of Doctoring », *International Journal of Health Services*, n° 18 (2), p. 191-205.

Minvielle E. (2000), « Gérer et comprendre l'organisation des soins hospitaliers », *in* Cresson G. , Schweyer F.-X. (dir.), *Professions et institutions de santé face à l'organisation du travail*, Rennes, Éditions ENSP, p. 113-131.

Reynaud J.-D. (1993), *Les Règles du jeu. L'action collective et la régulation sociale*, Paris, Armand Colin.

Sainsaulieu R. (1998), *Sociologie de l'organisation et de l'entreprise*, Paris, Presses de Sciences Po.

Schnapper D. (2002), *La Démocratie providentielle. Essai sur l'égalité contemporaine*, Paris, Gallimard.

Schweyer F.-X. (1999), *Le Corps des directeurs d'hôpital. Entre logique professionnelle et régulation d'État*, rapport de recherche MIRE.

Schweyer F.-X. (2003), « Crises et mutations de la médecine hospitalière », *in* Kervasdoué J. (de) (dir.), *La Crise des professions de santé*, Paris, Dunod.

Schweyer F.-X., Metzger J.-L. (2003), *Les Ingénieurs biomédicaux hospitaliers. La gestion négociée des techniques et des modes d'intervention dans le champ hospitalier*, rapport de recherche MIRE, DREES.

Setbon M. (2000), « La qualité des soins, nouveau paradigme de l'action collective ? », *Sociologie du travail*, n° 42, p. 51-68.

Simmel G. (1981), *Sociologie et épistémologie*, Paris, PUF.

Strauss A., (1992) : *La Trame de la négociation : sociologie qualitative et interactionnisme*. (Textes réunis et présentés par Baszanger I.), Paris, L'Harmattan.

Strauss A. (1992), *La Trame de la négociation*, Paris, L'Harmattan.

Terssac G. (de) (1992), *Autonomie dans le travail*, Paris, PUF.

Weber M. (1963), *Le Savant et Le Politique*, Paris, Plon.

– 9 –

Déconstruction des normes professionnelles et discours de « victimisation » des acteurs de la santé (Algérie)

Mohamed Mebtoul,
GRAS-université d'Oran

La question des normes professionnelles dans le champ de la santé est appréhendée ici à partir des logiques déployées par les gestionnaires de la santé et les agents paramédicaux au cours de leur pratique quotidienne. Il s'agit de montrer que le mode de régulation vertical et administré qui est celui du système de soins officiel, ne prive pas le personnel de santé d'atouts pour élaborer son propre « espace de jeu » (De Certeau, 1990). La question pourrait être formulée ainsi : quels sens va-t-il attribuer à ses actions quotidiennes dans un système professionnel fragile où l'hégémonie de la règle administrative imprègne le fonctionnement des hôpitaux (circulaires, notes de service, etc.) ? Cette face visible du système de soins occulte en réalité « le jeu entre les normes » (Baldner, Gillard, 1996) à l'origine d'une pluralité de logiques sociales déployées par les acteurs de la santé. Ils peuvent tout aussi bien épouser les contours de la norme officielle que la déjouer selon les rapports qu'ils entretiennent entre eux, les moments et les stratégies de chaque catégorie d'acteurs. Les tensions au cœur de leurs pratiques professionnelles, la pénurie, l'absence des règles sociosanitaires les plus banales (hygiène, alimentation, etc.) et l'importance de l'injonction administrative peuvent paradoxalement représenter des éléments qui contribuent à la construction du champ du possible qui est celui du personnel de santé. Autrement dit, les contraintes quotidiennes évoquées explicitement par les acteurs de la santé n'interdisent pas le contournement de la « bureaucratie difforme », ainsi appelée parce qu'elle fonctionne moins à la règle qu'aux relations personnelles.

Les services hospitaliers peuvent donc se lire comme des territoires professionnels éclatés et fragilisés, plus rapidement accessibles à une minorité de patients détentrice du capital relationnel, et contraignant les malades anonymes à intérioriser une logique de l'attente. Ceci n'interdit pas le déploiement des « micro-actions » (Watier, 1996) qui permettent au gestionnaire de déléguer les « mauvaises tâches » aux familles des patients (Hughes, 1996), à l'infirmier de construire son espace de pouvoir, en distribuant de façon sélective les médicaments acquis auprès du pharmacien de l'hôpital, à certains médecins d'exercer parallèlement dans les cliniques privées, bien au-delà des deux demi-journées par semaine autorisées par la règle officielle [1]. La quête constante d'une reconnaissance sociale exprimée par la majorité des professionnels de santé traduit bien la déconstruction de la norme professionnelle qui est source d'une multitude d'incidents quotidiens comme la panne de l'ambulance au moment de l'évacuation d'un patient vers une autre structure de soins, le manque de sang lors d'une opération, le tensiomètre introuvable alors que le médecin débute sa consultation. On pourrait multiplier les exemples qui illustrent le « flou organisationnel » caractérisé par l'exercice de pratiques professionnelles désarticulées, en permanence retardées par le manque de moyens et la production explicite des formes de résistances des professionnels et des gestionnaires de la santé. Elles dévoilent la fragilisation des relations sociales de travail plus prégnante dans une conjoncture dominée par l'effacement progressif du « corporatisme d'État » (Segrestin, 1985). Cet effacement a été à l'origine de la « paix sociale », dans les institutions publiques de santé, qui n'a pu être possible que grâce à une importante rente pétrolière durant la décennie soixante-dix. Mais à partir de 1986, l'État n'était plus en mesure d'assurer la régulation sociale qui lui permettait de jouer le rôle de pourvoyeur de moyens financiers et techniques. La délégitimation du rôle de l'État, la prégnance d'une bureaucratie difforme et l'occultation des conflits sont des facteurs qui favorisent les multiples « procès en sorcellerie » (Hours, 1986). Tout en exacerbant les logiques d'acteurs, ils permettent aussi de mieux comprendre les contournements de la norme produite de façon cloisonnée par les pouvoirs publics.

Mon propos est donc de relever les liens entre la perpétuelle déconstruction des normes et le processus de « victimisation » qui est central dans les représentations sociales des acteurs de la santé. Tout en se considérant comme victimes de « l'autre », ces derniers sont

1. Selon le décret exécutif n° 99-236 du 19 octobre 1999, tout spécialiste du secteur public des soins ayant plus de cinq ans d'expérience peut être autorisé par sa hiérarchie administrative à exercer une activité complémentaire durant deux demi-journées par semaine dans le secteur privé.

loin d'être passifs. Exercer dans un univers sociosanitaire déprécié ne leur interdit pas de déployer une réflexivité sur le mode d'exercice de leur activité professionnelle. Ils ont en effet la possibilité de s'approprier un ensemble de ressources stratégiques qui leur permettent de conforter ou de renforcer leur position dans leur espace professionnel. Dans un premier temps, j'indiquerai que « l'absence d'autonomie de gestion » qui structure le discours des directeurs des hôpitaux, les conduisant à s'étiqueter « gestionnaires sous tutelle », « victimes » d'une logique centralisée mise en œuvre par le ministère de la santé, n'est en aucune façon synonyme d'un déterminisme qui les mettrait dans un rapport de dépendance stricte à l'égard de leur hiérarchie administrative. Ainsi est-il possible de montrer les multiples façons de passer au travers de la norme, de la déjouer ou de l'utiliser à des fins stratégiques. Dans un deuxième temps, j'évoquerai la catégorie des agents paramédicaux. Bien qu'ils se considèrent comme des médiateurs incontournables dans le processus de soins, ils se disent confrontés à la production sociale d'une « mauvaise » réputation focalisée sur la façon dont ils assurent leur activité quotidienne. Je montrerai ici que l'agent paramédical, en valorisant strictement les actes techniques ou en s'identifiant explicitement comme simple « piqueur » (faire l'injection), est cependant un acteur incontournable dans le processus qu'il engage avec les patients. Plus présent à l'hôpital que les médecins, il a ainsi la possibilité d'investir et d'utiliser les espaces d'opportunités dans la structure de soins où la logique de réciprocité, de « services rendus », est particulièrement prégnante. Car la seule forme de médiation socialement « efficace » déployée par les acteurs de la société est la détention du capital relationnel. À partir de ces illustrations, j'insisterai enfin sur la complexité de la norme nécessairement soumise à des enjeux sociaux contradictoires au sein de l'hôpital qui n'est pas uniquement un lieu de soins mais aussi un espace de pouvoirs.

Des « gestionnaires sous tutelle » ?

Les directeurs des structures de soins (hôpitaux ou secteurs sanitaires) se considèrent comme des gestionnaires sous « tutelle » qui seraient « prisonniers » des règles administratives imposées par le ministère de la santé. Leur espace de pouvoir leur semble trop restreint pour répondre aux sollicitations des professionnels de santé et des patients. Nos observations montrent pourtant que leurs contraintes quotidiennes liées à un mode de régulation centralisé et administré ne déterminent pas leur logique d'action dans l'espace sanitaire. L'accumulation des doléances et des revendications des médecins responsables des services, des syndicalistes et des patients, leur permet de capter des atouts et des ressources dans le jeu social tissé avec les autres acteurs de la santé. Si « l'absence d'autonomie » représente le grief le plus explicite formulé par les gestionnaires de la santé, il n'en demeure pas moins qu'elle est aussi un élément majeur pouvant être réapproprié activement dans le but implicite de renforcer leur pouvoir local. Loin d'être vécue passivement par les gestionnaires de la santé, l'absence d'autonomie est reconstruite en fonction du contexte, des contraintes et des stratégies multiples qu'ils déploient dans un espace socioprofessionnel caractérisé ici comme un « lieu pratique » et un « croisement de mobiles », objet de multiples tactiques et contournements de la part des acteurs de la santé (De Certeau, 1990). Par exemple, le retard dans l'attribution du budget alloué par le ministère de la santé, l'appropriation et la sélection des informations émanant de la hiérarchie administrative et politique, l'univers de pénurie peuvent aussi se transformer en ressources dans leur confrontation avec les autres acteurs sociaux, leur permettant de se protéger, d'extérioriser en permanence les contraintes au niveau de ce qu'ils nomment la « tutelle », en se présentant comme une « victime impuissante » dans une organisation qui limiterait leur rôle de gestionnaire à celui de « pompier accusé par tout le monde » (directrice d'hôpital).

> « C'est toujours le gestionnaire qui est accusé par tout le monde. Et le professeur a raison. Pour sauver son malade, il a besoin de ce matériel. Autre chose, ça ne l'intéresse guère ! Ce n'est pas son affaire. Très souvent, le gestionnaire est montré du doigt. Très souvent... Mes jeunes collaborateurs en sont lésés. Alors qu'ils n'y sont pour rien ! Pour le praticien, c'est le gestionnaire qui est responsable. Il vous demandera des moyens. Lui, il s'en fout des capacités du pays. Pour lui, l'important est d'avoir le matériel ! Sinon, on l'étiquette de mauvais gestionnaire. » (Directrice d'hôpital.)

La logique globale du système de soins officiel, marquée par une inflation de normes, de circulaires, de notes de services, tout en réduisant le champ d'intervention des acteurs locaux, ne leur interdit pas de mettre en œuvre des pratiques sociales qui peuvent renforcer, ou contourner le mode de régulation vertical et bureaucratique du système de soins. Plus précisément, la dépendance formelle des gestionnaires de la santé à l'égard des directeurs centraux du ministère de la santé n'est pas toujours subie au niveau microsocial. Ils ont donc la possibilité d'engager des logiques d'action à partir de leurs propres contraintes et des opportunités qui s'offrent à eux dans leur espace sanitaire. Ce qui leur donne la possibilité de renforcer leur position sociale dans l'arène locale. Mais que faut-il entendre par logique d'action ? Celle-ci ne s'enferme pas, de notre point de vue, dans une rationalité abstraite qui serait celle de l'individu en soi. Mais elle acquiert toute sa signification dans les rapports noués entre les différentes catégories d'acteurs qui interviennent dans l'espace sanitaire.

Celui-ci se présente aussi comme un « espace d'opportunité » que Paradeise (1998) définit comme « l'ensemble des engagements potentiels accessible à un instant donné sur le marché du travail pour un individu caractérisé par son sexe, son âge, sa fonction, les réseaux d'interconnaissance auxquels il appartient ».

Dans leurs interactions avec les patients et les professionnels, les gestionnaires de la santé sont souvent perçus comme des acteurs sociaux « incontournables » dans le jeu social déployé dans la structure de soins. Un directeur d'hôpital est conduit à contourner la régulation centralisée – qui finance moins l'activité de soins effectivement réalisée que la structure de soins[2] – en inventant ses propres tactiques pour tenter de donner sens à son travail quotidien. Comme le précise Javeau (1993), « ces inventions sont rendues possibles par la duplicité dont font preuve les acteurs à l'égard du système social. Tout ordre engendre son propre maquis. C'est donc dans ce maquis que naissent les multiples déviances, camouflées en conduites banales, qui assurent la constante production-reproduction des intrigues sociales ».

Les gestionnaires de la santé sont amenés à négocier avec les différents fournisseurs de l'hôpital l'octroi d'un délai supplémentaire en vue du règlement des factures parce que le budget ne leur a pas encore été attribué. Dans ce « maquis » bureaucratique, ils vont en outre activer leur capital relationnel pour « arracher » des postes budgétaires pour le recrutement d'agents ou tenter d'acquérir des équipements techniques auprès des responsables du ministère de la santé. Autrement dit, la construction d'une relation de proximité avec un directeur central est essentielle pour le gestionnaire. Elle lui permet une appropriation plus conséquente de moyens à partir de tractations implicites qui ne sont pas objectivées dans la norme officielle. La norme qui se traduit formellement par l'interdit est en permanence piégée dans un espace de jeu qui dévoile la prégnance de complicités, de silences, de contournements, d'une coopération « intéressée » et de conflits larvés entre les différents acteurs du champ sociosanitaire. La complexité du jeu social instauré entre les directeurs des hôpitaux et les responsables du ministère de la santé, met au jour la face cachée du système de soins qui est aussi un construit social. La quête d'une plus grande autonomie de gestion évoquée par les directeurs d'hôpital représente aussi une modalité sociale qui devrait permettre de

2. Le budget annuel attribué aux hôpitaux se construit uniquement à partir d'une logique strictement administrative imposée par les responsables du ministère de la santé. Ils décident de l'octroi du budget sur la base de l'exercice précédent qui occulte en réalité l'activité réelle assurée par les hôpitaux. Autrement dit, le budget s'élabore moins sur la base d'une négociation avec les acteurs locaux de l'hôpital qu'à partir de ce qui a pu être « consommé » sur le plan financier par les gestionnaires de la structure de soins.

restreindre les logiques d'action pas toujours transparentes initiées par les pouvoirs publics.

> «Nous n'avons pas d'autonomie. Nous sommes parfois paralysés! Les écrits, il n'y a jamais de réponses. Malgré nos prévisions budgétaires, elles ne sont jamais prises en considération. On s'arrangera toujours pour vous donner des crédits inférieurs à nos prévisions. On fait du rafistolage. Le gestionnaire, on lui impose des actes qu'il ne peut pas prendre. Sur le plan réglementaire, nous n'avons pas de postes budgétaires. Or le ministère vous affecte des agents. Quatre chirurgiens dentistes nous ont été imposés! N'étant pas autonomes sur le plan financier, on a malheureusement les mains liées.» (Directeur d'hôpital.)

La sociologie des organisations (Crozier, Freidberg, 1977) est utile pour comprendre et décrypter la notion d'autonomie. Elle insiste sur la prégnance des systèmes d'action des agents dans toute organisation. Ce sont moins les normes déployées dans le procès de travail théorique (schéma formel d'organisation) que les relations quotidiennes entre les acteurs qui permettent de la caractériser. La question de l'autonomie de gestion ne se réduit pas à un simple dysfonctionnement organisationnel mais renvoie plutôt aux rapports de pouvoirs qui contribuent à la construction de l'organisation réelle du système de soins. C'est ce jeu du possible qui peut parfois rendre la norme «inopérante», ou la faire considérer comme une simple règle d'action (Chazel, 2001), créant un espace d'opportunités qui est en partie à l'origine du renforcement du pouvoir de certains acteurs sociaux. Dans cette perspective, la notion d'autonomie est toute relative. Elle est intimement liée à l'évolution des rapports quotidiens entre les gestionnaires et les autres agents de la santé. L'autonomie en soi est ici une pure abstraction. Elle est «retravaillée» d'un point de vue stratégique par les acteurs du système de soins. Plus précisément, elle est au cœur d'un processus dominé par les contraintes et les incertitudes qui jouent aussi le rôle de déclic pour les acteurs amenés à élaborer la façon de «s'en sortir». Dans le cas des gestionnaires de la santé, revendiquer plus d'autonomie de gestion, produire un discours de «victimisation», s'inscrivent dans une logique réflexive (Giddens, 1987). Celle-ci leur permet de mieux se positionner dans l'espace de pouvoir qui caractérise l'hôpital, dans leur confrontation avec les autres agents sociaux du système de soins. La définition donnée de l'autonomie par les gestionnaires de la santé est inséparable de ce travail de justification (Boltanski, Thévenot, 1991) centré sur les enjeux de pouvoir et de la décision.

> «Pour moi, l'autonomie, c'est de décider, être responsable de ses décisions, avoir les moyens et le pouvoir de mieux agir... Sur le plan du budget, je suis la dépensière du budget. Mais on ne décide pas de nos besoins financiers.» (Directrice d'hôpital.)

> « L'autonomie, c'est l'idéal. Être autonome, c'est prendre des décisions locales et rapides à propos du recrutement, de l'achat des équipements, etc. » (Directeur d'hôpital.)

Dans leur face-à-face avec les médecins, les directeurs d'hôpital ont la possibilité de déjouer la norme, en « fermant les yeux » sur les absences répétées de certains d'entre eux qui exercent dans les cliniques privées, au-delà de la durée réglementaire. Ils sont bien conduits à éviter la règle, en composant avec les médecins, souvent responsables de services hospitaliers, s'interdisant toute sanction à leur égard. Ils optent donc pour une entente tacite qui ne perturbe pas le *statu quo* antérieur. Le silence du directeur de l'hôpital à propos de certains médecins, même s'il exacerbe le flou organisationnel dans les services hospitaliers et surtout l'insatisfaction des patients, peut en grande partie être interprété comme une logique d'action qui a un sens stratégique. Il lui permet en effet d'obtenir momentanément la paix sociale qui conforte sa position au sein de l'hôpital.

La multiplication de ces « zones d'ombre » (refus de la sanction, formes de résistance au travail, etc.) traduit aussi l'absence de légitimation du conflit dans une bureaucratie difforme qui imprègne le fonctionnement des institutions situées à l'échelon national ou local. La caractéristique centrale de cette bureaucratie est de s'approprier formellement la production des normes, censurant toute forme de négociation entre les différents acteurs du système de soins. Mais, même en effaçant toute possibilité de régulation sociale, les pouvoirs publics ne peuvent pas pour autant se soustraire du jeu social. Ils ont, en effet, largement contribué à renforcer les logiques de défiance à leur égard, à produire des territoires professionnels éclatés et fragilisés, et à donner plus de sens aux logiques d'acteurs. Car la régulation d'un système ne saurait se limiter à une greffe brutale de la règle dans l'espace professionnel ; elle tend plutôt vers la contractualisation des rapports sociaux. On comprend mieux alors, dans les situations dont il est question ici, la prégnance des modalités de régulation centrées sur la paix sociale, l'évitement ou la confrontation larvée entre les acteurs locaux de l'hôpital. Ces formes sociales participent nécessairement à la déconstruction des normes professionnelles.

En sollicitant la présence, pendant toute la durée d'hospitalisation, d'une personne proche de l'entourage familial du malade, les directeurs d'hôpital sont conduits à déléguer notamment aux femmes les actes de travail de santé les plus ingrats et les plus dévalorisés réalisés à l'hôpital : achat de médicaments, acquisition du sang, travail de *nursing* et de soutien affectif auprès du malade hospitalisé. Durant son séjour à l'hôpital, le proche parent du malade détient le statut ambigu de « garde-malade » qui rend faiblement compte de l'investissement important assuré dans l'espace sanitaire. En effet, plus qu'un simple acte de surveillance, son activité de soins contribue au fonctionnement du service hospitalier (Mebtoul, 2001). Or, cette activité sociosanitaire profane (Cresson, 1995) n'est pas objectivée et comptabilisée par les gestionnaires de l'hôpital au moment de présenter leur bilan annuel. Le directeur de l'hôpital a ainsi la possibilité de mobiliser des ressources cachées et renouvelables qui lui permettent de réduire les recrutements et les conflits dans l'espace de soins et de masquer le travail des femmes « gardes-malades » officiellement « absentes » et sans traces administratives. Un « personnel invisible » (Arborio, 2001) est donc mobilisé au sein de l'hôpital, sans aucune reconnaissance sociale. Or cette forme de mobilisation des « gardes-malades » à l'hôpital ne s'explique pas uniquement par des contraintes objectives liées au manque de personnel aide-soignant remplacé « naturellement » par les proches parents des malades hospitalisés. L'autre justification, plus sexuée, évoquée souvent par les gestionnaires et les médecins, se focalise sur les « dispositions » de la femme qui serait plus « apte » à assurer le travail profane de soins auprès du malade hospitalisé et notamment de l'enfant. Or les multiples aménagements opérés par les gestionnaires de l'hôpital, montrent que le « silence » de la règle officielle à propos des « gardes-malades » permet la production de « normes pratiques » (Olivier de Sardan, 2001). Pour J.-P. Olivier de Sardan, « les comportements réels ne sont pas simplement des déviances par rapport aux normes officielles, ils relèvent en fait d'autres normes, non dites, que l'on appellera normes pratiques. Autrement dit, les comportements, dont on constate qu'ils ne suivent pas les normes officielles, ne sont pas simplement erratiques, non conformes, aléatoires, ils sont réglés par d'autres normes de fait, qu'il convient de “découvrir”. Cette découverte est d'autant moins simple que ces normes pratiques ne sont pas nécessairement conscientes, explicitement connues en tant que telles, des acteurs eux-mêmes ».

Les logiques d'action des gestionnaires présentées ici, au-delà de leur portée stratégique et de leur inscription dans le jeu social au sein de l'hôpital, montrent que les normes officielles qui régissent en principe leur activité quotidienne sont l'objet d'un travail de justification et de réappropriation critique opéré par les acteurs de la santé. « L'absence formelle d'autonomie de gestion » qui se trouve au cœur du discours des directeurs d'hôpital contribue d'une certaine façon à construire ces procès en sorcellerie qui, bien réels et prégnants à l'hôpital, sont loin d'être neutres. Parce que l'hôpital est un espace de pouvoir, il semble difficile de faire l'impasse sur l'ensemble des signes matériels, des représentations et des pratiques qui participent à la production de l'espace sanitaire (Abélès, 1995).

Le jeu social local déployé au sein des structures de soins ne se limite pas aux médecins et aux gestionnaires : les agents paramédicaux, tout en étant porteurs d'une image sociale négative auprès d'une majorité de patients et de médecins, y sont des médiateurs importants dans la réalisation de l'acte de soin.

Les agents paramédicaux : la production sociale d'une « mauvaise réputation »

L'agent paramédical a été nommé et classé officiellement comme un « technicien de la santé » jusqu'en 2001, date à laquelle les pouvoirs publics ont décidé de revenir à sa nomination originelle d'« infirmier diplômé d'État[3] ». La technicisation de cet agent illustrait la prédominance d'une logique administrative. Celle-ci ne fut pas sans effets importants sur l'activité quotidienne de ces professionnels, dominée par une double tension. La première résulte précisément de l'objectivation du statut de « technicien » qui, en raison de la pénurie de moyens, est conduite à assurer de façon discontinue un ensemble de gestes techniques sur le corps du malade hospitalisé. La seconde est constituée des multiples pressions des familles et des patients qui attendent, face à l'inquiétude et l'angoisse liées à la maladie, que l'agent paramédical assure effectivement l'exercice social de son activité professionnelle (explication et information, soutien au malade, prise en compte de ses différentes plaintes, etc.).

> « On est perturbé dans notre travail. C'est toujours les mêmes soins (faire les constantes : température, prise de poids, etc., mais aussi piquer le malade, préparer et donner le traitement, faire le prélèvement du sang). C'est toujours la routine, les mêmes soins. Il y a souvent des examens qui manquent. On rate des rendez-vous de contrôle par manque d'ambulance. L'accueil des malades, il se fait mal, très mal. Quand on a un peu de temps, on essaie d'expliquer aux proches parents du malade. Mais généralement, tout le monde est dépassé. C'est une question de temps. On n'a pas le temps d'expliquer. On arrive à 7 h du matin. Il faut réaliser les prélèvements et prendre les températures. Entre 7 h et 10 h, c'est vraiment impossible. Ici, seul le traitement curatif compte. La prévention, ce sont les parents. Moi, je ne fais pas ça ici. Ici, c'est le traitement curatif. » (Technicien de la santé, 28 ans, service de pédiatrie.)

Face à cette double tension, l'agent paramédical se présente de façon explicite comme une victime, un « bouc émissaire », selon son expression. Il serait confronté directement aux multiples dysfonctionnements de la structure de soins. Son système de références est focalisé sur la nécessité de disposer des moyens techniques, dimension qui lui apparaît centrale pour donner sens à son activité quotidienne. Nos recherches auprès des agents paramédicaux (Mebtoul, 1994)

---

3. La promulgation du statut général du travailleur (1986) a fait éclater le statut d'infirmier en trois catégories de techniciens, contribuant à altérer son identité professionnelle qui s'était constituée durant la colonisation. Cette technisation a conduit à produire administrativement trois statuts en partant uniquement de la compétence de droit (diplôme) : agent technique de la santé, technicien de la santé et technicien supérieur de la santé. Mais dans la réalité socioprofessionnelle ces trois catégories d'acteurs pouvaient réaliser le même travail centré sur les actes techniques tout en percevant des salaires différents.

montrent l'importance du « faire » devant se traduire par la réalisation immédiate d'un ensemble d'actes techniques sous la dépendance du médecin. L'acte principal est d'assurer la « fameuse » injection, les conduisant à s'étiqueter comme des « piqueurs ».

> « Nous, on est des spécialistes pour piquer. C'est tout. On reçoit les malades sans arrêt. On ne se repose pas. » (Technicien de la santé, 25 ans, service de pédiatrie.)

> « On est des piqueurs. On est des peintres pour des soins de la peau. C'est notre travail. On voudrait pourtant apprendre des choses sur le plan théorique, se hisser à un niveau acceptable. » (Technicien de la santé, 27 ans, service de pédiatrie.)

Mais il suffit que l'acte paramédical ne soit pas assuré au moment voulu ou dans des conditions appropriées pour que l'infirmier se perçoive au centre d'un processus de « victimisation » illustré par les jugements négatifs des médecins et des proches parents du patient à l'égard de son travail. C'est ce qui advient lorsque les malades ne prennent pas les médicaments selon la temporalité imposée par le médecin, que la salle d'opération n'est pas nettoyée pour permettre l'intervention du chirurgien, que les proches parents sont à la quête d'un interlocuteur susceptible de les informer, etc. Ces jugements dépréciatifs se traduisent par les expressions récurrentes suivantes : « Il ne m'a pas donné d'importance » (patiente) ; « Je suis obligé d'aller le supplier pour qu'il administre le médicament à ma mère » (proche parent d'un malade). Pour les médecins, les propos sont centrés sur « l'inconscience professionnelle » et « l'incompétence » de l'agent paramédical. Déconsidéré par certains médecins, détenteur d'une mauvaise réputation auprès d'une majorité de patients et de leurs familles, l'infirmier tente pourtant de s'accrocher à son rôle de médiateur incontournable dans le processus de soins :

> « L'infirmière qui est pourtant le pilier du service des urgences a une mauvaise réputation. Je ne sais pas pourquoi, même avec les médecins. Pourtant sans nous, rien ne peut se faire. On aide énormément. En cas de malades graves comateux, le médecin ne peut rien faire sans nous. On travaille beaucoup avec les médecins réanimateurs. » (Agent technique de la santé, 22 ans, service des urgences.)

Dans ses rapports avec les patients, l'agent paramédical privilégie de façon dominante une posture paternaliste. Il serait en face de « pauvres malades » qu'il tente de « comprendre », tout en reconnaissant bien souvent « son impuissance » à répondre à leurs attentes et à leurs exigences.

> « Il y a beaucoup de tensions. Il faut essayer d'être calme, avoir l'esprit large. Les mamans sont énervées. Elles montrent leur insatisfaction quand il n'y a pas de réactifs, de clichés. Nous, on leur dit : "Cela vient de plus haut. On n'est pas responsable." » (Technicien de la santé, 25 ans, service de pédiatrie)

Mais la logique paternaliste représente ici une façon de marquer ses distances avec la catégorie de patients anonymes dépourvus de capital relationnel dans la structure de soins.

La norme professionnelle de l'agent paramédical est dominée par un déficit de sens, quand tout son système de références est focalisé sur l'objet technique, qui structure profondément son identité professionnelle fragilisée au sein d'un espace de soins socialement banalisé et déprécié. Ceci ne lui interdit pas de produire son propre système de croyances qui contribue à la définition de ses conduites à l'égard des patients. Dans les services hospitaliers de cardiologie et de médecine interne (Mebtoul, 2003), les agents paramédicaux évoquent les formes de résistance des malades à l'égard de certains traitements et objets techniques. Par exemple, le patient refuse de prendre le traitement prescrit par le médecin ou n'hésite pas à modifier le débit de la perfusion. Enfin, l'absence de respect du régime alimentaire par les malades est souvent évoquée :

> « On trouve des difficultés avec les malades. Il y a des malades qui ne comprennent pas. Il y a des malades qui veulent de petites chambres. Or, nous avons des salles à six lits. Il y a des malades qui refusent leurs soins. Par exemple, je lui donne un comprimé le matin. Je lui explique qu'il faut prendre le même comprimé à midi. Quand je viens à midi, je trouve les médicaments posés sur la table de nuit. Et je ne pense pas que ce soit un simple oubli. On lui donne impérativement le médicament et on avise le médecin. Autre exemple : on place une perfusion pour un malade. On règle le débit. On revient cinq minutes après, on constate que le malade a touché au débit. On essaie de parler avec le malade. Il a touché pour faire passer et terminer son sérum. Il ne sait pas que la perfusion doit durer entre douze heures et quatorze heures. » (Technicien de la santé, 25 ans, service de cardiologie.)

Mais en insistant sur ces « manières de faire » des patients que De Certeau (1990) caractérise comme des « réussites du "faible" contre le plus "fort" (les puissants, la maladie, la violence des choses) », les agents paramédicaux sont conduits à occulter les itinéraires particuliers et diversifiés des patients, strictement identifiés par leur numéro de chambre.

Les incertitudes dans la prise en charge du patient, l'univers de manque parfois mis en scène par l'agent paramédical, peuvent aussi se transformer en ressources qui lui permettent de constituer son espace de pouvoir. Tout en se percevant comme une « victime » des « autres », l'infirmier n'est pourtant pas totalement démuni dans un espace de soins où la logique de réciprocité des services est prégnante. Tout se passe comme si la personnalisation de la relation professionnelle devenait un puissant vecteur capable de passer au travers de la bureaucratie difforme des hôpitaux. On observe une forte différenciation des relations nouées entre les agents paramédicaux et les patients selon que ceux-ci détiennent un capital relationnel au sein de la structure de soins ou non. Tout en étant un signe de distinction sociale[4], la détention du capital relationnel, seule forme de médiation entre les acteurs sociaux qui autorise l'acquisition rapide d'un service donné, dévoile de nouveau l'importance des rapports de pouvoir opaques qui imprègnent le fonctionnement des institutions publiques de santé. Harbi (2000) note très justement que « la bureaucratie qui gère ces organisations, n'est pas régie par des règles abstraites, mais par des relations personnelles ».

En conséquence, la détention du capital relationnel remodèle de façon sélective les relations sociales entre le personnel de santé et les patients. Elle est à l'origine d'une logique d'inversion : au silence et à la fragilisation des échanges avec les patients anonymes, ceux qu'on ne « connaît pas », se substitue de façon radicale une tout autre interaction marquée par l'empathie, l'écoute des plaintes émises par les malades, proches parents ou amis du personnel de santé (Mebtoul, 1994). Le capital relationnel devient dès lors une ressource essentielle qui permet de contourner l'incertitude et le flou organisationnel au cœur du fonctionnement de l'hôpital. En élargissant leurs réseaux de « connaissances », les acteurs de la santé ou une minorité de patients, tentent dans un univers de pénurie, où l'opacité est plus la « règle » que l'exception, de se rendre mutuellement « service », mettant à nu le faible ancrage social de toute légitimité légale ou rationnelle dans la construction des pouvoirs à l'hôpital. Dans ces conditions sociopolitiques, la dignité sanitaire de la personne, c'est-à-dire la possibilité « d'être reconnu, traité courtoisement, recevoir des réponses à ses questions ou appels, être inséré harmonieusement dans le contexte et le lieu » (Hours, 1986) ne peut donc qu'être réservée à une minorité de patients détentrice du capital relationnel.

Ce détour par le capital relationnel me semblait important pour comprendre les conduites et les logiques sociales déployées par l'agent paramédical face aux malades. La prégnance et la visibilité du capital relationnel à l'hôpital et dans les autres institutions administratives traduisent bien la relativité de la norme professionnelle et ses multiples transgressions dans la mise en œuvre des rapports sociaux au sein de la société.

---

4. Nos enquêtes montrent bien la rupture entre deux mondes sociaux de patients : le premier constitué par une majorité de patients anonymes contrainte d'attendre son tour de consultation ; le second représenté par une minorité de malades, s'exprimant aisément en français, habituée à fréquenter l'hôpital, qui aura l'immense privilège d'accéder rapidement et dans la dignité à l'espace de consultation. « Quand tu vas à l'hôpital, on te voit en fonction de ton apparence. Il suffit que tu dises un mot en français, même si tu n'es pas obligé de parler en français, pour être mieux reçu. Mais si tu as la malchance d'aller en djellaba (habit traditionnel des femmes), tu es souvent mal considéré. » (Patiente, 50 ans, femme de ménage.)

Ce n'est donc pas toujours la règle professionnelle qui donne sens à l'échange entre les malades et les professionnels de la santé. Nos observations montrent que face aux patients, l'agent paramédical redevient un acteur « incontournable ». Plus présent que les médecins à l'hôpital, il connaît mieux le mode de fonctionnement de l'institution au quotidien. Il situe précisément les agents qui peuvent lui rendre « service », par exemple lui obtenir un rendez-vous dans des délais plus brefs, pour un patient qu'il « connaît » ou acquérir immédiatement et « normalement » un examen« complémentaire », même si les « autres » malades anonymes sont contraints d'attendre.

> « C'est normal que je rende d'abord service à un ami ou à un membre de ma famille. » (Technicien de la santé, 24 ans, service de médecine interne.)

En partant de ces éléments empiriques, il semble important d'interroger de façon plus théorique la notion de norme en insistant notamment sur sa complexité et son épaisseur sociale.

La complexité de la norme

On retrouve chez Simmel une approche fine et nuancée de la norme. « Dans les interactions réciproques qui vont finir par engendrer un certain nombre de normes, Simmel considère qu'il entre toujours une part de dissimulation, de malentendu, de stéréotype, voire de manipulation. Sa vision paraît donc à l'exact opposé des approches contemporaines par la communication, supposée produire de la transparence comme si chacun accordait le même sens au symbole. » (Baldner, Gillard, 1996.)

Les dysfonctionnements de l'hôpital ne peuvent être identifiés uniquement comme de « pures » contraintes objectives qui détermineraient mécaniquement les comportements des acteurs sociaux. Nos données montrent *a contrario* qu'elles sont retravaillées socialement à partir des normes pratiques propres au personnel de santé. On voit donc toute la difficulté à caractériser de façon claire ce qu'est la norme quand elle est en permanence objet d'interprétations, de brouillages et de transgressions mis en œuvre par les acteurs sociaux. On se rappelle alors les objections de Canguilhem (1966) qui notait que « si les normes sociales pouvaient être perçues aussi clairement que les normes organiques, les hommes seraient fous de ne pas s'y conformer », tout en ajoutant que les « normes sont à inventer et non pas à observer ». On est donc loin de l'idée chère à Durkheim d'un *« être social agi par les normes »*, idée qui apparaît à Chazel (2001) sinon dénuée de sens, du moins exagérément déterministe : « Reconnaître un rôle aux normes n'implique d'aucune manière de souscrire à l'idée d'un déterminisme massif. Ainsi, une norme n'est ni une pente désignant une – prétendue – nécessité sous-jacente, ni non plus un penchant reposant sur l'acceptation de cette nécessité, mais tout simplement une règle d'action. »

Il m'a semblé important de relativiser l'approche très fonctionnaliste de la norme qui met surtout en exergue « l'orientation normative de l'action » chère à Parsons (1949), au sens où les acteurs seraient gouvernés par les normes explicites. Dans le champ médical, le médecin serait alors le producteur légitime de la norme professionnelle. Il deviendrait le seul à s'approprier la « mission » de faire face aux multiples déviances représentées par les pathologies. Cette perspective occulte pourtant le jeu social complexe déployé par les acteurs sociaux face à la norme officielle. Celle-ci semble d'autant moins acceptée qu'elle leur apparaît illégitime et peu conforme à la réalité socioprofessionnelle vécue quotidiennement.

Nos recherches en Algérie montrent que le « flou organisationnel » peut aisément se conjuguer avec l'inflation de règles, de prescriptions, d'instructions et de circulaires, etc., dévoilant pourtant un champ du possible que les agents s'approprient activement, dans une logique sociale qui leur est propre. Ceci peut aboutir à privatiser la norme officielle (son interprétation et sa logique d'action) à leur profit. La fragilité du système professionnel dans le champ de la santé contribue à brouiller le jeu social, à favoriser la production de règles implicites qui remodèlent de façon significative le modèle organisationnel prescrit de manière centralisée par le ministère de la santé. C'est ce que nous avons tenté de montrer en insistant sur les logiques d'action des gestionnaires et des infirmiers, qui, tout en se présentant comme des « victimes » du système social, n'en sont pas moins des acteurs sociaux qui ont la possibilité de déjouer la règle officielle. « Le caractère normatif de l'action n'est jamais un "programme". Tout au plus, il ne s'agit que d'un ensemble de combinaisons possibles au sein duquel, en fonction des situations et des différentiels de socialisation, l'acteur finit par dégager son action. Les valeurs comme les normes et les rôles n'opèrent alors que comme des "limites" de choix pour les acteurs. Ils définissent des éléments ayant une certaine compatibilité entre eux et susceptibles d'entrer dans une grande diversité de combinaisons pratiques. » (Martucelli, 2002.)

Conclusion

Les technocrates soucieux de l'application de la norme semblent oublier qu'une société ne se réduit pas à une mécanique sociale. Autrement dit, l'essentiel du débat se situe ailleurs que dans la mise en adéquation, en fait impossible, entre le droit et la réalité sociale. La question centrale des conditions de production de la norme, dans le champ de la santé, permet de montrer les limites d'un juridisme appauvri qui consiste à défendre l'idée de la « vérité de la règle », et de sa nécessaire application. En interrogeant la façon dont se construisent les normes dans une société, on est conduit à mettre en exergue la constitution des différents pouvoirs, de leur légitimité ou de leur illégitimité. Et ces pouvoirs sont essentiels pour comprendre les rapports des acteurs sociaux à la règle.

Bibliographie

Abélès M. (1995), « Pour une anthropologie des institutions », *L'Homme*, n° 135, p. 65-85.

Arborio A.-M. (2001), *Un personnel invisible. Les aides-soignantes à l'hôpital*, Paris, Anthropos.

Baldner J.-M., Gillard L. (1996), « Introduction », *in* Baldner J., Gillard L. (dir.), *Simmel et les normes sociales*, Paris, L'Harmattan, p. 7-15.

Boltanski L., Thévenot. (1991), *De la justification. Les économies de la grandeur*, Paris, Gallimard.

Canguilhem G. (1966), *Le Normal et Le Pathologique*, Paris, PUF.

Chazel F. (2001), « Retour sur "l'orientation normative de l'action" : éléments pour une appréciation tempérée », *in* Boudon R., Demeulenaere P., Viale R. (dir.), *L'Explication des normes sociales*, Paris, PUF, p. 159-174.

Cresson G. (1995), *LeTravail domestique de santé*, Paris, L'Harmattan.

Crozier M., Friedberg E. (1977), *L'Acteur et Le Système*, Paris, Le Seuil.

De Certeau M. (1990), *L'Invention au quotidien. Arts de faire*, Paris, Gallimard.

Giddens A. (1987), *La Constitution de la société*, Paris, PUF.

Harbi M. (2000), *Une vie debout. Mémoires politiques*, t. I : *1945-1962*, Paris, L'Harmattan.

Hours B. (1986), *L'État sorcier. Santé publique et société au Cameroun*, Paris, L'Harmattan.

Hughes E.-C. (1996), *Le Regard sociologique. Essais choisis*, Paris, Éditions EHESS.

Javeau C. (1993), *La Société au jour le jour. Écrits sur la vie quotidienne*, Bruxelles, De Boeck Université.

Martuccelli D. (2002), *Grammaires de l'individu*, Paris, Gallimard.

Mebtoul M. (1994), *Une anthropologie de la proximité. Les professionnels de la santé en Algérie*, Paris, L'Harmattan.

Mebtoul M. (2001), « Santé et société en Algérie : le travail de santé des femmes », *in* Aïach P., Cèbe D., Cresson G., Philippe C. (dir.), *Femmes et hommes dans le champ de la santé*, Rennes, Éditions ENSP, p. 281-301.

Mebtoul M. (2003), « Les significations attribuées par les médecins et les patients à la prise en charge du diabète », *in* Cresson G., Drulhe M., Schweyer F.-X. (dir.), *Coopérations, conflits et concurrences dans le système de santé*, Rennes, Éditions ENSP, p. 251-268.

Olivier de Sardan J.-P. (2001), « La sage-femme et le douanier. Cultures professionnelles locales et culture bureaucratique privatisée en Afrique de l'Ouest », *Autrepart*, n° 20, p. 61-73.

Paradeise C. (1998), *Les Comédiens, profession et marché du travail*, Paris, PUF.

Parsons T. (1949), *The Structure of Social Action*, 2e éd., New York, The Free Press.

Segrestin D. (1985), *Le Phénomène corporatiste*, Paris, Fayard.

Watier P. (1996), *La Sociologie et ses représentations sociales*, Paris, Méridiens Klincksieck.

– 10 –

Artefact technique et pouvoir normatif : la mammographie de dépistage des cancers du sein

Vincent Boissonnat,
CRESP (université Paris 13, INSERM, EHESS)

La conservation comme la restauration de la santé ont donné lieu, bien avant que les connaissances scientifiques viennent en fonder les principes, à une importante activité sociale normative. La médecine empirique connaît aujourd'hui un recul au profit d'un mouvement, appuyé sur la science, de rationalisation des pratiques (Bensing, 2000). L'idée de rationalisation a une dimension intrinsèquement normative (Demeulenaere, 2001), et elle s'est traduite par une formalisation croissante de normes, au point que cette dernière constitue une des évolutions majeures qu'a connues durant la seconde moitié du XXe siècle le champ de la santé. Ce mouvement, amorcé par la mise au point de la méthodologie des essais cliniques et l'affirmation de l'épidémiologie comme discipline scientifique, concerne des domaines très nombreux. Les savoirs ainsi produits sont traduits en normes de conduites profanes qui s'appliquent à la manière de coucher les nouveau-nés, aux comportements sexuels, aux pratiques sportives, etc. Ces savoirs se traduisent également en normes encadrant la pratique médicale : multiplication de *guidelines*, élaboration de « références médicales opposables », etc., qui visent à homogénéiser les pratiques de soins et de prévention en précisant aux praticiens ce qu'il convient de faire et de ne pas faire. La production de tels standards est d'ailleurs généralement considérée comme un des grands acquis de la médecine moderne.

La technicisation de la médecine, autre évolution marquante de l'après-guerre, renforce la production normative à ces deux niveaux, celui des pratiques professionnelles et celui des comportements humains. Du côté des professionnels, ceux-ci sont en effet confrontés à des machines de plus en plus nombreuses et complexes qui, en même temps qu'elles demandent à être réglées, modèlent en retour certains des gestes et des conduites des praticiens. Du côté de la société, cette technicité croissante de la médecine autorise la catégorisation de plus en plus fine de sous-populations selon des normes biologiques (les hyper-, les normo-, les hypo-), ce qui aboutit à la prescription et à l'observation de règles comportementales — par exemple d'hygiène alimentaire ou de consommation médicamenteuse continue — qui vont permettre le réglage de paramètres humains tels que la tension artérielle ou le taux de cholestérol. La technique lie ainsi en un tout réglage des machines, réglage des pratiques professionnelles, réglage des paramètres corporels et réglage de certains comportements sociaux.

Par le développement de sa technicité et le nombre croissant des normes qui en encadrent les pratiques, le champ de la santé s'avère un domaine privilégié pour analyser l'activité normative liée à la technique. La notion de *normes* est polysémique et le terme a des acceptions spécifiques pour les ingénieurs, les philosophes, les juristes et... les sociologues (Fritsch, 1992). Je m'en tiendrai ici à une définition générale en reprenant la distinction classique entre les *valeurs*, références idéales qui orientent de manière diffuse l'activité des individus, et les *normes*, manières de faire ou de penser socialement définies et sanctionnées (Boudon, Bourricaud, 1986). Et je reprendrai, pour la discuter, la distinction opérée par Michel Callon entre *normes sociales* (qui règlent les rapports humains entre eux), *normes techniques* (qui règlent les rapports des objets non humains entre eux) *et normes sociotechniques* (celles qui règlent les rapports du monde humain et du monde non humain) (Micoud, 1992).

Je m'intéresserai ici aux liens entre technique et production normative au travers d'un artefact ordinaire, la mammographie (une radiographie des seins) appliquée au dépistage des cancers du sein. Cette pratique du dépistage a débordé du cadre professionnel pour devenir un phénomène de société puisque l'offre professionnelle s'est conjuguée avec l'intériorisation progressive d'une nouvelle norme de conduite, la sujétion périodique au dépistage radiologique. Ce recours périodique s'inscrit dans une *médecine de surveillance* (Armstrong, 1995), phénomène plus global que la simple conquête professionnelle d'un nouveau champ d'action, et cette médicalisation de la vie ordinaire a acquis une légitimité proprement *culturelle* qui peut être interprétée comme un fait *politique* (Illich, 1975). Les voies de cette légitimation mériteraient un examen approfondi pour comprendre comment un tel dépistage est arrivé à s'imposer comme une nouvelle *norme sociale,* expression contemporaine d'un hygiénisme médicalisé fort éloigné des mouvements féministes qui, durant les années soixante-dix, contestaient l'omnipotence de la technicité médicale. Je me limiterai toutefois ici au seul cadre professionnel, pour analyser comment, au travers de ce dépistage, des normes sont élaborées concrètement, quelle est leur trajectoire sociale et comment des arrangements normatifs contribuent à formaliser des relations sociales (et réciproquement) au sein de réseaux sociotechniques.

Une production normalisée des savoirs : cadre expérimental et contrôle de proximité

C'est à la fin de la Seconde Guerre mondiale qu'ont été mises au point les méthodes expérimentales pour évaluer au sein d'*essais cliniques* l'efficacité des traitements (Marks, 1999). Un corpus de règles épistémiques qui encadrent et normalisent la production des connaissances a alors été élaboré. Cet effort de rationalisation des connaissances médicales (Berg, 1995) passe ainsi par le respect de *normes procédurales* dans la construction des savoirs. Celles-ci englobent des *normes méthodologiques*, qui concernent les règles à respecter dans l'élaboration des protocoles expérimentaux (critères de sélection de l'échantillon à inclure dans le protocole, par exemple), et des *normes de jugement*, qui concernent la manière d'interpréter les données ainsi produites. Un tel encadrement normatif du travail scientifique a été appliqué plus tard aux tests de dépistage et particulièrement à ceux visant à dépister les cancers du sein, dont la mammographie [1].

Les protocoles destinés à évaluer la capacité de la radiographie à dépister les cancers du sein se sont multipliés durant les années soixante-dix et quatre-vingt. La production d'une radiographie repose sur des lois naturelles : celles de la physique régissant les rayonnements ionisants, celles de la chimie régissant la révélation de l'image sur le film ou encore celles de la biologie des tissus humains. L'artefact impose du coup le respect de critères techniques qui lui sont propres et dont le strict respect est décisif pour la qualité du cliché : réglage de la machine pour contrôler les doses d'irradiation délivrées, contrôle de la température des bains de développement, etc. Ces contraintes doivent être respectées dans les protocoles d'évaluation, mais la normalisation expérimentale va au-delà puisqu'elle englobe jusqu'aux modalités d'interprétation de l'image, dont la stricte codification prescrit, par exemple, une lecture collégiale des clichés. C'est ainsi que l'évaluation expérimentale de la mammographie de dépistage impose un système

1. Mais aussi à d'autres tests candidats au dépistage des cancers du sein comme la thermographie, les ultrasons, les marqueurs sériques, etc., mais seule la mammographie est arrivée à s'imposer.

d'action normalisé : le cadre de l'essai clinique est un univers confiné où un *contrôle de proximité* s'exerce directement sur les opérateurs et les machines, assurant de la sorte un respect scrupuleux des *normes méthodologiques* de conception, des *normes techniques* de réalisation et des *normes organisationnelles* d'interprétation et de mise en œuvre.

Il a fallu attendre le milieu des années quatre-vingt pour que la mammographie soit considérée comme scientifiquement validée en tant que test efficace pour le dépistage. C'est à ce moment que sont en effet publiés (Tabar *et al.*, 1985) les résultats d'un protocole – alors considéré comme l'exemple canonique des bonnes pratiques scientifiques[2] – qui objectivent une baisse de 30 % de la mortalité par cancer du sein chez les femmes dépistées. Mais comme on vient de le voir, la démonstration nécessite l'élaboration de protocoles très normalisés, la preuve de l'efficacité étant apportée dans une expérimentation dont les paramètres sont strictement contrôlés. C'est-à-dire que l'on n'est pas dans le cas de savoirs abstraits (comme les mathématiques, par exemple) où la démonstration déduite des seuls schèmes d'inférence logique a une portée universelle, car nullement liée à des données contextuelles. Ici, la validité de la preuve est au contraire contingente et, par son historicité, la démonstration ne vaut que dans le cadre normatif où elle a été produite : la reproduction des résultats suppose la reproduction des conditions de l'expérimentation qui ont permis de les obtenir.

Or il ne va pas de soi que les normes instrumentales encadrant les protocoles expérimentaux – qui conditionnent l'efficacité du dépistage – puissent être aisément transposées en *normes d'action* dans la pratique courante. De nombreux travaux, en particulier d'ergonomie, ont en effet montré comment les opérateurs s'emploient, quand ils sont confrontés en routine aux artefacts techniques, à accommoder les règles d'usage prescrites (les *scripts*) par leurs concepteurs (Dodier, 1995). Et l'on sait que la philosophie techniciste de Simondon (1958), qui suggère que le fonctionnement en routine des objets techniques dérive des règles édictées par les concepteurs, est d'autant moins réaliste que les univers des concepteurs et des opérateurs sont plus éloignés. Or le *cadre expérimental* (celui très normalisé et clos de l'essai clinique) se distingue du *cadre d'usage* (le monde peu codifié et ouvert de la clinique). Dès lors, l'essai normalisé – où s'exerce un strict contrôle de conformité aux scripts – peut-il être (et jusqu'où) normalisant vis-à-vis du monde médical ordinaire ?

2. Récemment, la démonstration de la preuve a été contestée, ce qui a nourri une vive controverse internationale (Gotzsche, Olsen, 2000).

Les normes expérimentales à l'épreuve de la pratique ordinaire : cadres et normes d'usage

Le dépistage par la mammographie est devenu en France, plus largement qu'ailleurs, une pratique de routine dans les cabinets médicaux (Le Galès *et al.*, 1990), structures qui représentent la principale composante ambulatoire du système de santé français. Il ne s'agit pas d'analyser ici par quelles voies – décrites ailleurs (Boissonnat, 2003) – s'est opérée cette diffusion rapide et massive, mais d'examiner ce qu'il est concrètement advenu des normes expérimentales originelles (celles du cadre expérimental) lors du passage à la pratique en routine du dépistage (le cadre d'usage). Or il existe des différences considérables entre le cadre expérimental, décrit plus haut, et le secteur médical libéral qui sert désormais de cadre d'usage au dépistage : différences cognitives (entre séméiologie dans une rationalité clinique et séméiologie appliquée au dépistage), différences organisationnelles (entre pratique isolée dans un cabinet et système centralisé d'action collective) et même différences idéologiques (entre primauté accordée à l'individuel ou au collectif). C'est ainsi que certaines normes inscrites dans le protocole expérimental (la lecture collégiale des radiographies, par exemple) paraissent antinomiques avec l'autonomie et l'individualisme, principes toujours érigés en dogme de la pratique clinique[3]. Comment s'opère dès lors la transcription dans l'activité courante de ces *normes expérimentales*, dès lors qu'elles peuvent remettre en cause certaines pratiques ou organisations existantes ? Autrement dit, quelle capacité normative gardent les expérimentateurs, concepteurs de scripts, dès lors que l'on passe de l'univers confiné du laboratoire à la société dans son ensemble ?

C'est tout d'abord comme examen à visée *diagnostique* que la mammographie a pénétré les cabinets médicaux (Fagnani *et al.*, 1985). Les actes ordinaires s'appuient souvent sur des règles générales issues de l'analogie (Déchaux, 2002) et, de fait, l'analogie avec quelque chose de connu (la mammographie à visée diagnostique) a favorisé l'adoption d'une nouvelle démarche (la mammographie de dépistage). Pourtant, hormis le fait d'utiliser un même support (le cliché radiologique), tout sépare ces deux types de mammographie qui, reposant sur des modèles de référence différents, supposent des manières d'agir différentes. Les différences portent sur la définition des populations concernées, sur le nombre de clichés pratiqués, sur l'irradiation délivrée, sur les modalités d'interprétation des images, etc. Mais si les praticiens français se revendiquent de plus en plus comme acteurs

3. Principes qui demeurent centraux en dépit des efforts, précédemment évoqués, de standardisation des pratiques et d'organisation de la coopération entre professionnels.

de santé publique, ils le font souvent avec les cadres cognitifs de la clinique et ne repèrent pas toujours ces différences de paradigme entre approche clinique – qui érige l'autonomie en référence normative – et logique de santé publique où prévalent des normes formelles.

C'est ainsi que le dépistage, par analogie avec la démarche diagnostique, s'est imposé dans le huis clos des cabinets médicaux, ce qui a conduit à pratiquer le dépistage selon des modalités fort proches de celles du diagnostic, qui respectent l'autonomie des médecins. S'est alors construit au sein de la profession un récit fictionnel de légitimation de la mammographie de dépistage, d'allure presque mythique, qui est venu en masquer les origines expérimentales et a, du même coup, contribué à minimiser les contraintes normatives qui leur sont indexées. Ces opérateurs de terrain n'ont ainsi pas suivi le script initial, et leur appropriation du dépistage a procédé par remodelage et *arrangements normatifs* qui ont consisté à s'émanciper d'une bonne part des contraintes liées aux normes scientifiquement fondées régissant le cadre expérimental. Dans cet univers hétérogène où les acteurs jouissent d'une large autonomie de décision et où les échelons de régulation ne sont pas bien identifiés, une mise en forme professionnelle des normes expérimentales a ainsi prévalu sur une réorganisation des pratiques médicales. Bien que le Code de déontologie médicale stipule que les pratiques doivent être conformes aux « données acquises de la science », autrement dit, qu'elles doivent en respecter les scripts, on a assoupli les normes plutôt que de remettre en cause les pratiques établies et les organisations existantes. On observe ainsi une « déperdition normative », et la déviance par rapport au script originel – qui constitue la norme dans son acception prescriptive – est devenue une *norme d'usage*, au sens descriptif de comportement majoritaire. La force normative des concepteurs de scripts s'avère, de la sorte, plus modeste dans la réalité du travail médical de base que dans les principes déontologiques affichés.

Controverse autour des arrangements normatifs

Les êtres humains et les « *êtres techniques* » – pour reprendre l'expression de Simondon (1958) – possèdent, les uns et les autres, une capacité normative en même temps qu'une capacité à être modulés. Si la *production de compatibilités* (Dodier, 1995, p. 49) est un mélange entre activité normative et travail d'adaptation, on vient de voir comment l'exportation d'un test de dépistage depuis le laboratoire vers le système de santé a surtout consisté à adapter les normes expérimentalement prescrites. Mais alors que cette pratique s'est généralisée sous une forme largement émancipée du script originel, quelques voix appartenant à l'élite hospitalo-universitaire vont s'élever pour disqualifier la pratique du dépistage telle qu'elle est désormais pratiquée en routine dans les cabinets médicaux. S'ouvre ainsi une controverse quant à la définition des bonnes et des mauvaises normes en matière de dépistage du cancer du sein.

C'est à travers les revues scientifiques, les journaux professionnels et la grande presse que s'opère le travail de disqualification, par l'élite, des pratiques de la base. La charge est menée au nom de l'*efficacité*, valeur reconnue par l'ensemble de la profession médicale et qui donne par là du poids à l'argumentation. Ces détracteurs rappellent le côté contingent de la démonstration de l'efficacité du dépistage; ils dénoncent l'illusion qui consisterait à lui accorder une portée universelle et à extrapoler les résultats en dehors du contexte normalisé de sa production, c'est-à-dire hors de ces conditions optimales. L'accommodation des normes originelles est ainsi assimilée à un dysfonctionnement puisque l'efficacité est affirmée comme dépendante de la sujétion aux normes techniques, elle-même subordonnée à des normes organisationnelles. Cette axiomatique vise à présenter l'efficacité de la mammographie comme inconciliable avec les arrangements normatifs auxquels la prescription individuelle du dépistage a donné lieu. Cette prescription est stigmatisée, parfois avec virulence, en alléguant que «le dépistage sauvage mal organisé, mené sans méthodologie stricte [...], tel qu'il a tendance à s'installer actuellement en France [...] coûte très cher et n'apporte aucun bénéfice» (Renaud *et al.*, 1987). Dès lors, au nom de la rigueur scientifique et en raison de la difficulté proprement technique du dépistage, ces dénonciateurs remettent ainsi en cause la pratique et la tradition médicales en réclamant pour le dépistage un encadrement du travail médical. L'essai clinique – aux exigences littéralement *extra*ordinaires car maximales et sans doute inatteignables en routine – se trouve ainsi affirmé comme le standard sur lequel régler les pratiques ordinaires; et l'on pourrait y voir une sorte d'*idéal régulateur*, si l'on ose se référer ici à la conception que Kant[4] (1963, p. 265) a forgée de l'utopie.

Entre approche du dépistage comme acte individuel, ou au contraire comme produit d'un système organisé – que réclame le respect de normes de qualité (Setbon, 2000) –, le conflit autour des normes reflète l'antagonisme entre la primauté accordée à l'autonomie ou celle accordée à la normalisation, c'est-à-dire entre deux registres de légitimité par lesquels se différencient la pratique clinique et la santé publique. Allant au bout de leur logique, les partisans de la régulation préconisent, pour que soit respecté le script initial, de substituer une pratique institutionnalisée à la libre pratique du dépistage en médecine de ville.

4. Dans une réinterprétation de la cité idéale de Platon.

En se plaçant dans la posture de réformateurs sociaux, ils vont alors s'attacher à ouvrir la voie à de nouvelles pratiques du dépistage au sein de systèmes d'action organisés, concurrentes de la prescription individuelle.

Des politiques de normalisation du travail médical : doser la pression normative

Pour encadrer la pratique des mammographies de dépistage, deux grandes options organisationnelles, qui reflètent des conceptions différentes de l'action normative, peuvent être envisagées. La première repose sur une organisation spécifique, à la fois administrative et technique, qui produit elle-même les tests de dépistage dont elle revendique le monopole ; cette option, calquée sur le modèle expérimental, repose sur l'idée de proscrire la pratique du dépistage individuel dans les cabinets de ville. La seconde consiste en une administration centralisée de l'organisation et du contrôle, combinée à une délégation de la mise en œuvre technique : la réalisation des clichés reste dévolue, sous conditions normatives, aux cabinets de ville. Ces deux configurations organisationnelles ont des conséquences opposées en termes de normalisation du travail médical. La première renvoie à l'organisation scientifique du travail des *organisations planifiées* (Dodier, 1995, p. 103) et s'inspire du contrôle des *process* industriels dans l'univers clos de l'usine ; cette approche – qui émane du modèle tayloriste – autorise un *contrôle immédiat* et strict des normes techniques au sein du système d'action (un nombre restreint de machines et d'opérateurs spécialisés), mais n'a pas d'action normative à l'extérieur puisque le secteur libéral (la grande majorité de la profession) n'est pas directement concerné. Le second modèle, qui s'apparente aux *organisations distribuées* (Dodier, 1995, p. 118), ne permet pas une codification aussi minutieuse du travail médical parce que le contrôle ne peut s'exercer qu'à *longue distance* et que l'on doit négocier avec les représentants de la profession. Ceci oblige – malgré l'intention de faire respecter le script originel – à certains arrangements normatifs ; en revanche, si cette normalisation est relative (persistance d'écarts à la norme, au moins à court terme), elle a un champ d'application élargi puisqu'elle concerne l'ensemble des cabinets de radiologie.

Ces deux modèles ont été, dans des contextes sociopolitiques locaux différents, mis en pratique en France, vers le milieu des années quatre-vingt, sous la forme de campagnes locales de dépistage organisé du cancer du sein, figures de ce que Lucien Sfez appelle le *techno-politique* (2002). Ce n'est que plus tard que sera élaboré un « programme national de dépistage systématique du cancer du sein », qui viendra légitimer sur le plan national un seul de ces modèles organisationnels : celui qui délègue au secteur libéral la production des clichés[5]. Le pouvoir d'un groupe social est en effet proportionnel à sa capacité à s'autonormer, c'est-à-dire sa capacité à choisir, à négocier ou à déterminer son propre cadre d'action (Lascoumes, 1999) ; en l'occurrence, les administrations sanitaires françaises ne sont pas en position de force face au corps médical avec lequel elles entretiennent des rapports historiquement tendus. Or la participation du secteur libéral au programme national est revendiquée par le Syndicat des radiologues pour lequel « une campagne de dépistage ne peut réussir que si elle s'appuie sur le corps médical dans son ensemble » (Lebert, 1989). C'est pourquoi la question décisive pour les administrations a plus été celle de la faisabilité que celle de la justesse scientifique[6] ; et cela les a incitées, dès lors qu'elles entendent normaliser les pratiques de dépistage, à privilégier un modèle organisationnel distribué qui ne soit pas en totale rupture avec l'existant. Cette démarche pragmatique de *régulation à longue distance*, qui tient compte des contraintes de système (le pouvoir du secteur médical libéral), conçoit la normalisation comme un *processus souple* qui comporte un travail d'accommodation des règles et dont on ne peut observer qu'à terme les résultats.

Au risque d'un éloignement démesuré avec le script originel, le compromis initial passé avec les praticiens libéraux pour les enrôler dans le dépistage organisé leur a concédé une grande marge de liberté. Mais ce pragmatisme prudent se veut centré sur l'apprentissage et l'ouverture aux correctifs, aussi les autorités sanitaires vont-elles peu à peu tenter d'exercer une pression normative croissante, à la fois sur les médecins impliqués dans les campagnes de dépistage organisé et sur les prescriptions individuelles en dehors de ces campagnes. Pour ces dernières, l'Assurance maladie – qui souhaite que le dépistage organisé les supplante[7] mais ne peut les interdire – tente de les encadrer grâce à une « référence médicale opposable », garde-fou peu contraignant – et en l'occurrence peu efficace (Wait *et al.*, 1997) –, puisque ce dispositif normatif se limite à proscrire « les actes non nécessaires ou inadaptés ». Les praticiens libéraux acceptant de participer aux campagnes de dépistage organisé sont, quant à eux, soumis à un « cahier

5. Dans la grande majorité des pays européens, où le secteur libéral n'a souvent pas l'importance qu'il a en France, le dépistage est organisé sur l'autre modèle, plus proche du modèle expérimental.

6. Alors que les chercheurs sont surtout préoccupés par les problèmes de validité, les décideurs sont plutôt confrontés à des questions d'opportunité (Kuller, 1988).

7. Ce sera un échec puisque le dépistage organisé ne parviendra pas véritablement à concurrencer la prescription individuelle (Baudier *et al.*, 1995) et, le ministre de la santé en a pris acte en affirmant que ces deux types de dépistage des cancers du sein devront coexister (Mattei, 2002).

des charges», genre de script qui prescrit certaines normes à respecter pour la réalisation des clichés. Les moutures successives de ce cahier des charges vont se faire au fil du temps plus précises et plus contraignantes. Cela s'avère d'autant plus nécessaire qu'une évaluation[8] fait alors un constat sévère, repris par la grande presse qui en fait sa manchette: «Défaillances dans le dépistage des cancers du sein: 30% des appareils de mammographie ne sont pas aux normes.» (Hennen, 1999.) Le programme national fait désormais l'objet d'un fort affichage politique et une pression croissante vise à faire respecter les normes qui en conditionnent le succès. Et parce que l'efficacité de ce programme dépend également de la qualité du traitement entrepris pour les cancers dépistés, une conception extensive du dépistage englobe dorénavant le traitement, et la procédure normalisée s'étend désormais de la réalisation des clichés jusqu'à la prise en charge thérapeutique d'aval. La pression croissante de l'activité normative se conjugue ainsi avec l'extension du champ de la normalisation.

Conclusion

Autour d'un artefact technique aussi banal que la mammographie de dépistage des cancers du sein se déploie tout un ensemble de normes qui concernent aussi bien le réglage des machines que les comportements humains. Si la rationalité instrumentale qui met en avant l'efficacité comme principe d'action est largement admise parmi les professionnels de santé, (et dans la société tout entière), par contre la normalisation qu'elle suppose ne rencontre pas la même unanimité. Il est facile de souscrire à l'assertion selon laquelle l'efficacité d'un acte technique dépend de la qualité de sa réalisation; mais l'idée que cette qualité suppose de ne plus considérer l'acte médical comme un acte individuel, mais comme le produit d'un système organisé qui s'appuie sur des cadres normatifs, ne va pas de soi en médecine. C'est pourquoi tout essai d'interprétation de l'activité normative dans le champ de la santé doit se référer à cette confrontation idéologique entre, d'une part, l'approche standardisée et collective que développe la santé publique, et d'autre part, la conception libérale d'une médecine fondée sur l'autonomie et l'expérience individuelle. Et la description des mécanismes selon lesquels, autour du dépistage par la mammographie, des normes apparaissent et se transforment (leur trajectoire sociale), montre bien en effet comment à travers des controverses, des délibérations, des ajustements, l'activité normative se trouve confrontée à cette tension entre autonomie et subordination à des standards

8. Conduite par l'Institut national de veille sanitaire, une agence publique.

scientifiques, et plus généralement aux différents champs de forces qui traversent le système de santé.

L'ensemble de normes mobilisé autour du dépistage organisé est entendu par ses promoteurs, élite professionnelle et administrations sanitaires, comme un instrument de rationalisation du travail des médecins de la base, c'est-à-dire comme un instrument de pouvoir. C'est ainsi qu'entre pression des experts pour plus de conformité aux prescriptions savantes et pression des professionnels pour des arrangements, les normes techniques – qui paraissent s'imposer d'elles-mêmes et n'exprimer nulle intention – méritent bien d'être pensées en termes de rapports sociaux. Malgré sa neutralité apparente, la norme technique ne se contente pas de « régler les rapports des objets non humains entre eux » mais sert également d'instrument pour « régler les rapports du monde humain et du monde non humain », voire pour « régler les rapports humains entre eux ». Et les frontières, proposées par Michel Callon et évoquées en introduction (Micoud, 2002), entre normes techniques, normes sociotechniques et normes sociales paraissent très poreuses dès lors que l'on observe une collusion du technique et du sociopolitique. Mais si, autour de la mammographie, l'activité normative se fait de plus en plus pressante et accroît son champ d'action, la portée réelle de ce pouvoir normatif sur les pratiques de dépistage semble toutefois rester assez limitée ; tout au moins si l'on en juge par la persistance de prescriptions individuelles (qui restent majoritaires) et le consentement affiché par le ministre à leur égard, en dépit de ce qu'elles sont disqualifiées par les experts comme se dérobant à toute standardisation. Si dans les systèmes complexes toute régulation ne peut s'exercer qu'à longue distance, on en voit sans doute là les limites.

C'est au nom de l'efficacité, traduite dans une rhétorique de vies épargnées, qu'a été entreprise la tentative de normalisation des pratiques du dépistage radiologique des cancers du sein. L'enjeu de la qualité du dépistage est en effet pour les femmes, au sens propre, une question *vitale*. Or on ignore jusqu'où cette démarche d'alignement des pratiques sur des scripts – qui vise à maximaliser l'efficacité du dépistage – s'est traduite dans les faits. C'est pourquoi il importe d'apprécier les résultats concrets de cette médicalisation d'une large frange de la population féminine. On ne saurait en effet évaluer la mammographie de dépistage à l'aune du seul respect de normes procédurales (l'alignement du dépistage sur les scripts), et il importe surtout d'en mesurer les *outputs*, c'est-à-dire les résultats produits en regard de ceux attendus (la baisse de mortalité annoncée). Si ce type d'évaluation fait encore défaut, les instances de la santé publique devraient d'autant moins y renoncer qu'elles pourraient trouver là un instrument de normalisation utile. Car force est de constater qu'aujourd'hui leur capacité normative à infléchir les pratiques médicales, dans le sens d'une plus grande conformité aux normes prescrites, semble moindre que l'aptitude des médecins à populariser une conduite sociale, le recours périodique des femmes à la mammographie de dépistage.

Bibliographie

Armstrong D. (1995), « The Rise of Surveillance Medicine », *Sociology of Health and Illness*, n° 17 (3), p. 393-404.

Baudier F., Dressen C., Alias F. (1995), *Baromètre santé 92*, Vanves, CFES.

Bensing J. (2000), « Bridging the Gap: the Separate Word of Evidence-Based Medicine and Patient-Centred Medicine », *Patient Education and Councelling*, n° 39, p. 17-25.

Berg M. (1995), « Turning a Practice into a Science: Reconceptualizing Postwar Medical Practice », *Social Studies of Science*, n° 25, p. 437-476.

Boissonnat V. (2003), « Un "objet-réseau" : la radiographie de dépistage du cancer du sein », *in* Cresson G., Drulhe M., Schweyer F.-X. (dir.), *Coopérations, conflits et concurrences dans le système de santé*, Rennes, Éditions ENSP, p. 47-73.

Boudon R., Bourricaud F. (1986), *Dictionnaire critique de la sociologie*, 1re éd.: 1982, Paris, PUF.

Déchaux J.-H. (2002), « L'action rationnelle en débat », *Revue française de sociologie*, n° 43 (3), p. 557-581.

Demeulenaere P. (2001), « Normativité et rationalité dans l'analyse sociologique de l'action », *in* Boudon R., Demeulenaere P., Viale R. (dir.) (2001), *L'Explication des normes sociales*, Paris, PUF.

Dodier N. (1995), *Les Hommes et les Machines. La conscience collective dans les sociétés technicisées*, Paris, Métailié.

Fagnani F., Thierry J.-P., Maccia C. *et al.* (1985), « Enquête nationale sur le radiodiagnostic », *Journal de Radiologie*, n° 86 (2), p. 167-174.

Fritsch P. (dir.), (1992), *L'Activité sociale normative*, Paris, CNRS-Éditions.

Gøtzsche P.C., Olsen O. (2000), « Is Screening for Breast Cancer with Mammography Justifiable? », *Lancet*, n° 355, p. 129-134.

Hennen J. (1999), « Défaillances dans le dépistage des cancers du sein », *Le Parisien*, 2 avril.

Illich Y. (1975), *Nemesis médicale*, Paris, Le Seuil.

Kant E. (1963), *Critique de la raison pure*, 1re éd.: 1781, Paris, PUF.

Kuller L. (1988), « Epidemiology and Health Policy », *American Journal of Epidemiology*, n° 127 (1), p. 2-16.

Lascoumes P. (1999), « Régulations professionnelles au-delà et en deçà du droit? Chartes éthiques et codes de bonnes conduites », *Les Cahiers de la sécurité intérieure*, n° 36, p. 109-119.

Le Galès C., Fagnani F., Lefaure C. (1990), « Le dépistage mammographique du cancer du sein: explosion des pratiques, multiplication des programmes », *Bulletin épidémiologique hebdomadaire*, n° 1, p. 3.

Lebert P. (1989), « Dépistage du cancer du sein : tous les radiologistes doivent être intéressés après évaluation d'expériences », *La Lettre du médecin électroradiologiste*, n° 147, p. 1-2.

Mattei J.-F. (2002), *Discours du ministre de la santé, de la famille et des personnes handicapées*, Paris, décembre.

Marks H. (1999), *La Médecine des preuves. Histoire et anthropologie des essais cliniques*, Paris, Les Empêcheurs de penser en rond/Institut Synthélabo.

Micoud A. (1992), « La production sociale des normes en matière d'environnement », *in* Fritsch P. (dir.), *L'Activité sociale normative*, Paris, CNRS-Éditions, p. 69-92.

Renaud R., Gairard B., Hænel P., Schaffer P., Reys P. (1987), « Principes de base d'un programme de dépistage du cancer du sein », *Journal de gynécologie obstétrique et biologie de la reproduction*, n° 16, p. 567-577.

Setbon M. (2000), « La qualité des soins, nouveau paradigme de l'action collective ? », *Sociologie du travail*, n° 42 (1), p. 51-68.

Sfez L. (2002), *Technique et idéologie. Un enjeu de pouvoir*, Paris, Le Seuil.

Simondon G. (1958), *Du mode d'existence des objets techniques*, Paris, Aubier.

Tabar L., Fagerberg C.J., Gad A. *et al.* (1985), « Reducing in Mortality from Breast Cancer after a Mass Screening with Mammography », *Lancet*, n° I, p. 829-832.

Wait S., Schaffer P., Séradour B., Chollot M., Demay M., Dejouhanet S. (1997), « Dépistage individuel du cancer du sein en France », *Bulletin du cancer*, n° 84, p. 619-624.

– 11 –

Les valeurs s'opposent-elles aux normes dans la pratique actuelle de la chirurgie du cancer du sein en France?

Bernard Junod, Christine Quélier,
ENSP

Actuellement, l'exérèse chirurgicale est une réponse communément admise lors de la découverte d'une tumeur au sein. La chirurgie du cancer du sein recouvre des interventions à but à la fois diagnostique, telle la biopsie (exérèse destinée à préciser la nature et l'extension d'une tumeur), thérapeutique (impliquant souvent une intervention mutilante plus étendue), ou encore palliatif. Dans ce cas, l'acte chirurgical est envisagé pour améliorer le confort de la patiente (mastectomie de propreté). Les indications de cet acte médical sont identifiées à travers les «standards, options et recommandations» émanant des médecins de spécialités intervenant en oncologie (FNCLC, 2001).

En 1999, on a dénombré en France plus de 50000 séjours hospitaliers impliquant une intervention chirurgicale pour cancer du sein. L'ampleur de ce phénomène qui touche donc des milliers de femmes, mérite toute l'attention qui lui est portée à travers, notamment, la recherche d'une qualité des pratiques et de leur égale accessibilité sur le territoire. C'est en ce sens qu'en 2002, une étude a été menée à l'ENSP (Boutou, Junod, Labbe, 2002) pour répondre à un questionnement du ministère de la santé sur les facteurs qui influencent les deux types d'opérations chirurgicales pratiquées en France: exérèse limitée à la tumeur («tumorectomie») et ablation totale du sein («mastectomie totale»). Les résultats de cette étude nous ont amenés à nous interroger, de nos points de vue conjugués d'épidémiologiste et de sociologue, au-delà du questionnement initial, sur le bien-fondé de cette chirurgie qui s'impose comme une évidence.

Nous poserons donc ici la question de la justification des pratiques actuelles de chirurgie du sein, et nous tenterons d'apporter quelques éléments sur le hiatus qui existe entre les valeurs et les normes qui entourent cet acte technique.

Contexte de terrain et éléments de méthode

La recherche des facteurs influençant le type d'intervention chirurgicale pratiquée sur un cancer du sein, précédemment citée, comprenait conjointement des investigations quantitatives et qualitatives. Le travail statistique s'est effectué sur l'ensemble des séjours en établissement de soins avec chirurgie du cancer du sein au niveau national en 1999. Des investigations épidémiologiques et sociologiques plus approfondies ont porté sur deux départements contigus sélectionnés sur la base des résultats statistiques. Les données ont été recueillies en 2002, principalement auprès de patientes et de soignants, notamment les chirurgiens. Sur le plan quantitatif, ce travail montre que la fréquence des opérations chirurgicales augmente. On compte 5000 mastectomies subtotales de plus en 1999 qu'en 1997. Une telle progression tient vraisemblablement à l'augmentation de l'activité diagnostique. Sur le plan qualitatif, il met en évidence un cloisonnement des actes et des acteurs de soins en amont de l'acte chirurgical initial et des incertitudes quant à l'efficacité de cet acte.

À l'issue de cette étude, la réflexion engagée s'est enrichie de lectures référencées apportant des éclairages spécifiques sur les aspects historiques, histologiques, épidémiologiques et sociologiques en lien avec la pratique de la chirurgie du cancer du sein. La question initiale, « Pourquoi opère-t-on ? », conduit aussi bien à s'intéresser aux raisons pour lesquelles on opère qu'à celles de ne pas opérer. Ces dernières se fondent sur la distinction entre deux types de « cancers » diagnostiqués : les cancers létaux et les « cancers » non létaux, traités dans la deuxième section. Les éléments montrant une contradiction entre normes en vigueur et le principe de « non-malfaisance » (Massé, Saint-Arnaud, 2003) sont explicités avant de conclure en renvoyant à une problématique plus large.

Pourquoi opère-t-on ?

La question de la justification de la pratique chirurgicale pour cancer du sein est abordée ici en présentant successivement des éléments historiques et épidémiologiques.

Éléments historiques

Hippocrate recommandait de s'abstenir d'intervenir sur le cancer: « Ceux qui ont des cancers cachés, il vaut mieux ne pas les traiter. Car si on les traite, ils meurent rapidement. Tandis que si on ne les traite pas, ils vivent longtemps. » (Hippocrate, 1999, p. 238.) Pour Galien, le cancer est une maladie générale résultant d'un déséquilibre des humeurs, justifiant ainsi le recours à la saignée plutôt qu'à une intervention locale.

Au milieu du XIXe siècle, l'Académie impériale de médecine à Paris débattait à propos de l'efficacité des interventions chirurgicales pour cancer du sein en s'interrogeant notamment sur la fiabilité de la classification des tumeurs du sein par les « histographes » de l'époque. « Si les résultats obtenus par M. Velpeau ne différaient des chiffres connus que par des proportions raisonnables, chacun de nous les attribuerait volontiers à l'habileté de notre éminent collègue [...]. Je ne puis m'empêcher de croire que quelques erreurs de diagnostic se sont glissées dans les faits qu'il a recueillis: l'erreur a dû consister à prendre pour des cancers des tumeurs de nature bénigne. » (Robert, 1854-1855, p. 23.)

En 1895, un chirurgien exerçant à Philadelphie, W.S. Halsted, présente des résultats portant sur 50 femmes qu'il a opérées. Il relève « un taux de récidive de 6 % » après le type d'intervention chirurgicale qu'il propose (Halsted, 1894-1895). Cette intervention dite radicale comprend l'ablation totale du sein, du muscle sous-jacent et un curage ganglionnaire axillaire. Elle s'est rapidement imposée et a été pratiquée jusque vers 1980. La longue durée de cette pratique s'explique par les fortes résistances qui se sont opposées aux essais comparatifs chirurgicaux (Grant, 1963).

Éléments épidémiologiques

Les données épidémiologiques évoquées ici concernent l'efficacité comparée des pratiques chirurgicales, les données temporelles d'incidence et de mortalité ainsi que l'évaluation de la précocité du traitement.

Efficacité des pratiques chirurgicales

L'examen épidémiologique des résultats présentés par Halsted apporte des éléments de réponse cruciaux à la question « Pourquoi opère-t-on? ». À la fin du XIXe siècle, les taux de récidives locales après intervention chirurgicale étaient supérieurs à 50 %. Halsted a présenté ses résultats portant sur 50 femmes en relevant que 3 seulement avaient récidivé localement. Il commentait ce résultat comme « *a remarkably good rate* » (un taux remarquablement bon) de 6 %. En fait, il convient d'examiner l'ensemble des données disponibles sur ces 50 femmes, dont la plupart avaient été suivies moins de 2 ans. Les voici : 8 ont présenté une récidive cutanée en dehors de la cicatrice et 19 au moins étaient décédées (Halsted, 1894-1895, p. 32-33). D'un point de vue épidémiologique, l'intervention de Halsted ne présentait pas d'avantages sur le plan du pronostic vital des patientes. Le problème d'interprétation des résultats qui a justifié l'adoption de cette intervention par plusieurs générations de chirurgiens résulte vraisemblablement d'une extrapolation abusive du qualificatif «*cured*» (guéries) appliqué aux 47 femmes sans récidive locale (Lerner, 2001, p. 21).

Quatre-vingts ans plus tard, les essais contrôlés comparant durée et qualité de vie selon les types d'intervention chirurgicale incluaient l'intervention de Halsted en tant que référence. Il s'est alors avéré que la durée de vie ne différait pas significativement entre l'intervention de Halsted et les interventions moins étendues. Ces dernières ont été préférées principalement pour leur bénéfice en termes de qualité de vie. Ces études épidémiologiques n'accréditent donc pas l'efficacité de la chirurgie du cancer du sein en termes de durée de vie.

Incidence et mortalité

L'estimation de la fréquence du cancer du sein et de son évolution dans le temps repose sur la possibilité de classer les individus appartenant à un groupe défini selon qu'ils présentent ou non cette affection. Le taux de mortalité spécifique s'obtient en rapportant le nombre de décès attribués à un cancer d'une localisation donnée à 100 000 personnes pendant 1 an. Le taux d'incidence correspondant s'obtient à partir des cas de cancers diagnostiqués pour la première fois dans une population de 100 000 personnes pendant 1 an. La figure 1 montre l'évolution de la mortalité et de l'incidence du cancer du sein en France depuis 1980. Pour neutraliser l'effet de l'évolution de la structure par âge de la population au cours du temps, les taux spécifiques par âge et par période ont été appliqués à un «standard», à savoir une population de structure d'âge constante, en l'occurrence la population dite «mondiale», de 1980 à 2000. L'interprétation de ces deux courbes est liée au contenu de l'information que chacune apporte. Les données de mortalité spécifique traduisent la fréquence de survenue d'un décès qu'un médecin aura attribué à un cancer du sein.

Les données dites d'«incidence» sont le reflet de trois réalités : la fréquence de survenue de cancers véritables, l'intensité de l'activité diagnostique et la fiabilité des diagnostics. Les variations de l'incidence liées à l'intensité de l'activité diagnostique et à la fiabilité des diagnostics ne posent pas de problèmes d'interprétation majeurs pour un cancer du poumon diagnostiqué tardivement, à un stade où les symptômes se manifestent. Par contre, le dépistage du cancer du sein ou de la prostate à un stade asymptomatique peut entraîner une perte considérable de la fiabilité du diagnostic dans le sens d'une surestimation de la fréquence de la maladie. L'augmentation de l'incidence de ces cancers et la stabilité de la mortalité observée de 1980 à 2000 en France reflètent soit « une meilleure efficacité des traitements face à une incidence réellement supérieure », soit « une incidence faussement augmentée par le dépistage précoce, mais sans effet des traitements » (Abenhaïm, 2003, p. 1). Cette dernière hypothèse, formulée par le président de la commission d'orientation sur le cancer en mars 2003, pose fondamentalement le problème des cancers létaux et des cancers non létaux.

Évolution de l'incidence et de la mortalité du cancer du sein en France
Sexe féminin – 1980 à 2000

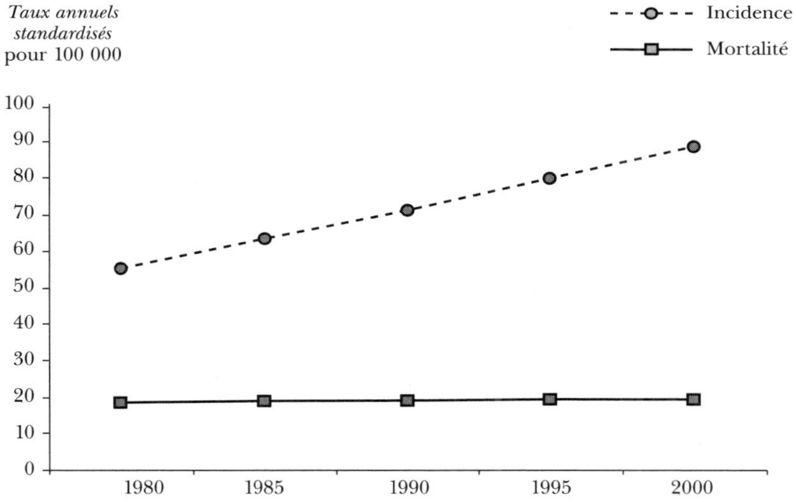

Source : Remontet, Estève, Bouvier, 2003, p. 12.

Figure 1

Évaluation de la précocité du traitement

Gøtzsche et Olsen (2000, 2001) ont conclu à l'inutilité de la précocité du traitement du cancer du sein en recourant au dépistage par mammographie après avoir analysé en détail pourquoi certaines publications accréditent la thèse inverse. Une difficulté d'interprétation des données restreintes à la mortalité par cancer du sein réside dans l'induction de pathologies mortelles différentes du cancer du sein par l'effet secondaire de traitements tels que les antimitotiques et les radiations ionisantes.

L'étude épidémiologique la plus considérable et la plus fiable menée pour évaluer un éventuel bénéfice lié à la précocité du diagnostic et du traitement du cancer du sein a été publiée en octobre 2002 (Thomas, Li Gao, Ray, 2002). 266 000 Chinoises ont été suivies pendant 11 ans. La moitié d'entre elles ont été sélectionnées aléatoirement pour dépister précocement l'apparition d'un cancer par palpation. Les résultats publiés permettent d'estimer à 6 mois la précocité du diagnostic dans le groupe pratiquant une palpation régulière. Il ressort de cette étude majeure que ces femmes soignées plus précocement sont décédées en moyenne 6 mois plus tôt que dans l'autre groupe. Ces résultats sont compatibles avec l'hypothèse selon laquelle l'intervention chirurgicale contribue à aggraver le développement des métastases dans les organes vitaux.

Cancers létaux et cancers non létaux

La définition du cancer repose sur un examen histologique. La validité du diagnostic histologique dépend de deux performances distinctes :

– la capacité d'identifier un cancer du sein létal lorsqu'il est présent ;
– la capacité d'identifier qu'il n'y a pas de cancer létal lorsqu'il est absent.

La pratique médicale privilégie la première performance. Ainsi, les résultats d'examens histologiques obtenus sur les tumeurs cancéreuses létales sont-ils très fiables. Mais cette fiabilité s'obtient au détriment de la capacité d'identifier qu'il n'y a pas de cancer létal lorsqu'il est absent. Un cancer non létal est donc un résultat de diagnostic histologique de « cancer » dans le cas où il ne s'agit en fait pas de cellules associées à l'envahissement métastatique des organes vitaux.

La proportion des diagnostics de cancer non létaux que l'on obtient dans une série d'examens histologiques change avec l'intensité de l'activité diagnostique. La recherche systématique de cancers du sein dans des séries d'autopsies de femmes non sélectionnées en fonction d'une pathologie mammaire a donné des proportions très élevées de femmes qui présentent un « cancer ». Par exemple, dans une série de 110 autopsies médicolégales consécutives, 22 des femmes dont la moyenne d'âge était de 39 ans présentaient des caractéristiques histologiques de malignité (Nielsen, Thomsen, Primdahls, 1987). Une revue des études publiées à ce sujet conclut notamment qu'il existe un réservoir important de cancers intracanaliculaires non létaux (Welch, Black, 1997).

Une étude basée sur l'analyse rétrospective des coupes histologiques chez 270 femmes traitées pour un cancer du sein localisé confirme l'importance de la qualité de l'examen pour éviter des diagnostics de cancers non létaux. Cette étude montre que le pronostic vital n'est associé ni à l'âge, ni au statut hormonal, ni à l'extension de la tumeur, ni au type de traitement pratiqué. Par contre, les caractéristiques histologiques basées sur des critères rigoureux lors de la relecture des lames sont très significativement associées à la survie des patientes (Frkovic-Grazio, Bracko, 2002).

Un récent rapport de l'Académie de médecine relève que l'intensification de l'activité diagnostique entraîne une surestimation conjointe, tant de la perception clinique de l'incidence des cancers que de l'efficacité des traitements (Académie nationale de médecine, 2003, p. 2). En d'autres termes, les cancers traités à un stade précoce comprennent proportionnellement moins de cancers létaux que ceux traités à un stade plus avancé. Chaque « cancer » non létal diagnostiqué et traité est comptabilisé comme une guérison imputable au traitement. Cette erreur d'interprétation a été renforcée du fait que les résultats de survie sont publiés en séparant les groupes de femmes opérées à un stade de cancer localisé ou non localisé. Comme la proportion de survivantes est toujours meilleure pour les femmes traitées au stade localisé, on en a déduit abusivement qu'une intervention chirurgicale précoce sur un cancer létal évite que les métastases migrent vers les organes vitaux.

On peut estimer à 1/4 la proportion de cancers du sein létaux par rapport au total de nouveaux « cancers » du sein traités en France (Junod, Massé, 2003, p. 127). Cette estimation, basée sur les données de 1999, postule que la « capacité d'identifier un cancer létal lorsqu'il est présent est de 100 % » et que la « capacité d'identifier qu'il n'y a pas de cancer létal lorsqu'il est absent est de 98,8 % ». Ce défaut de fiabilité de 1,2 % suffirait à expliquer la proportion élevée de cancers non létaux opérés en France.

Contradiction entre normes et valeurs

Alors, comment en est-on arrivé à cette situation ? La réponse est nécessairement complexe. Il faut tout d'abord comprendre la chirurgie du cancer du sein au regard de la grande autonomie dont bénéficie la médecine moderne dans notre société du fait de son monopole légal et social. On lui reconnaît en effet cette compétence à définir la maladie et son traitement : elle est en quelque sorte patentée pour tracer la frontière qui sépare le normal du pathologique – plus largement, la vie de la mort – et pour agir face à ces phénomènes. En ce sens, la profession médicale jouit d'une grande latitude pour produire et manipuler des normes au nom du caractère objectif, fiable et extrêmement spécifique de sa compétence (Freidson, 1984, p. 348-349). Cette autonomie est le fruit d'une construction historique de la profession qui a convaincu le corps social que son activité est intrinsèquement bien intentionnée – au service de valeurs universelles comme le bien-être de l'homme et sa longévité – et bien fondée – sur la science. Pourtant, la médecine n'est pas une profession «érudite et scientifique» mais plutôt «consultante et praticienne» (Freidson, 1984, p. 336): c'est pourquoi, comme nous y invite Freidson, on doit distinguer le corps des connaissances que *possède* la profession, des connaissances dont elle *se sert* lorsqu'elle applique son savoir à des situations concrètes. «La médecine n'est pas purement et simplement neutre, comme la physique théorique. [...] En tant qu'entreprise morale, elle est un instrument de contrôle social que l'on doit étudier en détail en tant que tel, sans confondre l'objectivité de son savoir fondamental avec la subjectivité de son application.» (Freidson, 1984, p. 336-337.) Plus encore que d'application subjective de la science, on peut dire que la pratique médicale est le produit d'une culture, caractérisée par des normes et valeurs partagées dans le corps médical ou un segment de ce corps.

Les normes sont très présentes et puissantes en médecine: elles s'inspirent des connaissances biomédicales et sont enseignées sur un mode dogmatique qui, en évacuant le doute et la critique, permet de régler l'action médicale (qui pourrait se perdre dans l'infini des possibles) et de réduire par là même l'angoisse du praticien face à la clinique. Dans le champ de la cancérologie, ces normes sont formalisées à travers des recueils de «recommandations de bonnes pratiques», œuvres collectives de médiation entre l'objectivité scientifique empreinte de doute et le devoir d'engagement du professionnel de soins.

Depuis Hippocrate, la pratique médicale est reliée à des valeurs, certaines défendues explicitement par la profession. Il en est ainsi de la défense de la santé et même plutôt de la vie. C'est bien au nom de la vie (sauvée) que toute action médicale est aujourd'hui légitimée: le *primum nil nocere* a ainsi peu à peu fait place à un *primum agere* pour défendre la vie, que l'on perçoit également à travers le vocabulaire guerrier largement employé en cancérologie. Il devient alors difficile de s'immiscer – au risque de la ralentir – dans la «guerre contre le cancer», contre cette figure du Mal. Cette représentation peut en partie expliquer pourquoi en cancérologie, beaucoup plus qu'en soins primaires, la régulation des pratiques médicales est largement confiée au corps médical lui-même, l'autorité publique ayant comme des scrupules à en prendre la responsabilité.

La question de l'opportunité d'opérer les cancers du sein n'est donc pas débattue en dehors des cercles des praticiens qui sont peu nombreux à interroger radicalement les fondements de leurs pratiques.

Or, s'il va de soi que l'accès aux soins est souhaitable pour un patient souffrant dans son corps ou dans son psychisme, il n'en est pas toujours de même pour la chirurgie à visée diagnostique. En effet, l'annonce d'un diagnostic de cancer à une femme est considérée comme dévastatrice par les sentiments d'incertitude et de perte du contrôle de sa vie qu'elle implique (Neeraj, 2003, p. 791). Cette annonce est malfaisante, aussi bien sur le plan psychologique que physique (atteinte à l'intégrité corporelle), pour tous les diagnostics posés dans le cas de cancers non létaux.

Sous l'hypothèse de stabilité de l'incidence des cancers létaux, ce sont 30 000 cancers non létaux qui ont été diagnostiqués en France en 2000. Pour les cancers létaux – on compte actuellement 12 000 décès par cancer du sein par an en France –, l'enjeu principal réside dans la durée et la qualité de vie des patientes. Les données épidémiologiques évoquées ci-dessus n'accréditent pas la thèse de l'allongement de la durée de vie par la précocité de l'intervention chirurgicale. Pour ce qui est de la qualité de vie, si on considère qu'elle est meilleure avant le diagnostic d'un cancer létal, l'avance au diagnostic est malfaisante. Cependant, la dilution des cancers létaux dans une majorité de cancers non létaux contribue à entretenir, par rapport au pronostic, une composante d'incertitude (Ménoret, 1999, p. 152) que les soignants perçoivent comme bienfaisante dans les étapes initiales d'accompagnement des patientes, le diagnostic annoncé n'étant pas synonyme d'une évolution inéluctable vers la mort.

Le cancer du sein obéit à l'adage : « Plus on en cherche, plus on en trouve. » Le principal effet du dépistage est l'augmentation des interventions chirurgicales pour « cancer » du sein. De ce point de vue, les normes actuelles relatives au diagnostic et au traitement ont pour principal effet d'amplifier les malfaisances actuellement inévitables des cancers létaux. L'application des normes en vigueur apparaît ainsi en contradiction avec le *primum nil nocere* hippocratique.

Enjeux d'une réflexion sur la formation médicale et l'organisation des soins

Le décalage entre la représentation clinique traditionnelle de l'utilité des soins et celle présentée ici ne se limite pas au seul cancer du sein. Il concerne sans doute d'autres localisations de cancers, tels que la prostate, la thyroïde et le côlon. En amont des actes chirurgicaux mutilants se profilent actuellement la gestion prévisionnelle génétique du risque et « ses enjeux liés à la marchandisation, à la privatisation et à la gestion monopolistique des techniques de dépistage » (Massé, 2002, p. 143).

Aussi, notre analyse de la pratique actuelle de la chirurgie du cancer du sein interroge-t-elle la pertinence d'une organisation des soins et d'une formation médicale reposant principalement sur des disciplines spécialisées implicitement hiérarchisées.

La confusion entre consommation médicale et santé a donné un prestige et une autorité supérieurs aux cliniciens, notamment aux chirurgiens. Ce sont eux qui adressent le plus souvent leurs commandes aux anatomo-pathologistes et aux spécialistes de l'épidémiologie d'évaluation. Leur impact sur les médecins en formation est à la hauteur de leur prestige. Malgré le recul et la clairvoyance introduits par des spécialités non cliniques, comme l'anatomie pathologique et l'épidémiologie, les étudiants en médecine choisissent en majorité de se conformer au modèle du clinicien en plébiscitant « Panacée », déesse des soins et sœur d'Hygié, comme « unique référence » (Deschamps, 2001, p. 295).

Cette perception d'une contradiction entre normes et valeurs ne peut que renforcer la préconisation d'une responsabilité sociale des facultés de médecine visant à « lutter contre la fragmentation endémique des systèmes de santé, en créant une dynamique de partenariats entre les cinq principaux intervenants de la santé (décideurs politiques, professions de santé, institutions universitaires, population, gestionnaires de santé) » (Monnet, Fellmann, 2003, p. 126).

Conclusion

L'exemple de la chirurgie du cancer du sein illustre le fait que la pratique médicale actuelle manque singulièrement de mode de régulation externe qui interrogerait sans ambages la cohérence entre les valeurs affichées par la profession et les normes d'action qu'elle se construit et applique au quotidien. Plus largement, c'est le paradigme de la formation des médecins qu'il s'agirait de mettre en cause afin de restaurer le primat des valeurs et faire en sorte que celles-ci soient autre chose qu'une fiction au service du monopole médical.

Bibliographie

Abenhaïm L. (2003), « Progrès contre le cancer ! », *Revue d'épidémiologie et de santé publique*, vol. 51, p. 1-2.

Académie nationale de médecine (2003), *Analyse du rapport de la commission d'orientation sur le cancer*, Paris, Académie de médecine.

Boutou O., Junod B., Labbe N. *et al.* (2002), *Étude sur les causes des disparités régionales dans la chirurgie du cancer du sein demandée par la Direction de l'hospitalisation et de l'organisation des soins. Sous-direction de la qualité et du fonctionnement des établissements de santé. Bureau E2: qualité et sécurité des soins en établissements de santé*, Rennes, École nationale de la santé publique.

Deschamps J.-P. (2001), « Les sciences humaines, victimes de la trithérapie », *Santé publique*, vol. 13, n° 3, p. 295-299.

Fédération nationale des centres de lutte contre le cancer (FNCLC) (2001), *Standards, options et recommandations. Cancers du sein infiltrants non métastatiques*, 2e éd., FNCLC, J. Libbey Eurotext.

Freidson E. (1984), *La Profession médicale*, Paris, Payot.

Frkovic-Grazio S., Bracko M. (2002), « Long Term Prognostic Value of Nottingham Histological Grade and its Components in early (pT1N0M0) Breast Carcinoma », *Journal of Clinical Pathology*, n° 55, p. 88-92.

Gøtzsche P.C., Olsen O. (2000), « Is Screening for Breast Cancer with Mammography Justifiable ? », *Lancet*, n° 355, p. 129-134.

Gøtzsche P.C., Olsen O. (2000), « Screening Mammography Re-Evaluated », *Lancet*, n° 355, p. 752.

Gøtzsche P.C, Olsen O. (2001), « Cochrane Review on Screening for Breast Cancer with Mammography », *Lancet*, n° 358, p. 1340-1342.

Grant R.N. (1963), « Scientific Russian Roulette », *Cancer*, n° 13, p. 44-45.

Halsted W.S. (1894-1895), « The Results of Operations for the Cure of Cancer of the Breast Performed at Johns Hopkins Hospital from June 1889 to January 1894 », *Johns Hopkins Hospital Reports*, n° 4, p. 1-61.

Hippocrate (1999), *L'Art de la médecine*, traduction et présentation par Jacques Jouanna et Caroline Magdeleine, Paris, Flammarion.

Junod B., Massé R. (2003), « Dépistage du cancer du sein et médicalisation en santé publique », *Santé publique*, vol. 15 (2), p. 125-129.

Lerner B.H. (2001), *The Breast Cancer Wars*, Oxford University Press, New York.

Massé R. (2002), « La santé publique en France », *Sciences sociales et Santé*, vol. 20, n° 4, commentaire critique à propos du livre de Dozon J.-P. et Fassin D., *Critique de la santé publique. Une approche anthropologique*,

Massé R., Saint-Arnaud J. (2003), *Éthique et santé publique. Enjeux, valeurs et normativité*, Presses de l'Université Laval, Éditions de l'IQRC.

Ménoret M. (1999), *Les Temps du cancer*, Paris, CNRS-Éditions.

Monnet E., Fellmann D. (2003), « Quelle responsabilité sociale pour les facultés de médecine françaises, au début du XXIe siècle ? », *Santé publique*, vol. 15, hors série, p. 125-130.

Neeraj K.A. (2003), « Interacting with Cancer Patients: the Significance of Physicians'Communication Behaviour », *Social Science and Medicine*, vol. 57, p. 791-806.

Nielsen M., Thomsen J.L., Primdahls *et al.* (1987), « Breast Cancer and Atypia among Young and Middle-Aged Women: A Study of 110 Medicolegal Autopsies », *Br. J. Cancer*, n° 56 (6), p. 814-819.

Remontet L., Estève J., Bouvier *et al.* (2003), « Cancer Incidence and Mortality in France over the Period 1978-2000 », *Revue d'épidémiologie et de santé publique*, vol. 51, p. 3-30.

Robert (1854-1855), « Du diagnostic et de la curabilité du cancer », *Bulletin de l'Académie impériale de médecine*, séance du 10 octobre 1854 (1854-1855), vol. 20, p. 21-44.

Thomas D.B., Li Gao D., Ray R.M. *et al.* (2002), « Randomized Trial of Breast Self-Examination in Shangaï, Final Results », *J. Natl Cancer Inst.*, n° 94, p. 1445-1457.

Welch H.G., Black W.C. (1997), « Using Autopsy Series to Estimate the Disease "Reservoir" for Ductal Carcinoma in situ of the Breast: how much more Breast Cancer can we Find? », *Annals of Internal Medicine*, n° 127 (11), p. 1023-1028.

– 12 –

La coopération et la pluridisciplinarité comme principes normatifs : les réseaux de soins en cancérologie

Sylvie Denquin, Alexis Ferrand,
Université Lille 1, CLERSÉ

Les réseaux de soins : la doctrine

Le contexte de réorganisation du système de soins a présenté les réseaux de soins comme une solution possible, voire même comme la seule solution aux cloisonnements multiples entre privé et public, entre spécialités, entre l'hôpital et la médecine de ville, entre le social et le médical, et en a facilité le développement. La présentation des réseaux de soins dans les ordonnances d'avril 1996 insiste sur plusieurs finalités : ils ont pour objet d'assurer une meilleure orientation du patient, de favoriser la coordination et la continuité des soins et de promouvoir la délivrance de soins de proximité de qualité.

La circulaire du 24 mars 1998, relative aux étapes de mise en place des réseaux de soins en cancérologie place la pluridisciplinarité au cœur du système relationnel des professionnels :

> « Les bonnes pratiques en cancérologie préconisent la pluridisciplinarité de la prise en charge du malade cancéreux. Par nature complexe, le traitement de cette pathologie relève de nombreuses disciplines qui ne doivent plus statuer séparément mais être mises en œuvre globalement et de manière complémentaire. Cette approche pluridisciplinaire doit intervenir dès le début de la prise en charge du malade. Il convient de substituer une communication fluide et des actions concertées à des informations fragmentées. »

Les réseaux sont présentés dans les textes officiels comme des groupements d'acteurs ayant des intérêts communs et des normes de travail partagées. Ils poursuivent des objectifs communs et pour cela s'inscrivent dans un schéma de type transversal et collégial. Ces textes n'évoquent ni les contraintes ni les difficultés propres à toute organisation. Ils présentent un collectif d'acteurs interdépendants égaux où la confiance, la réciprocité, le service rendu au patient, priment et favorisent une meilleure qualité des soins.

Le statut et le fonctionnement de ces réseaux diffèrent de ceux des réseaux informels déjà en place. Ils doivent se soumettre à l'agrément de l'agence régionale de l'hospitalisation (ARH)...

> «[...] correspondre aux objectifs du SROS, [...] être formalisés (conventions), gradués et en relation expresse avec au moins un site de référence afin d'assurer, dans toutes les situations, une filière continue pour le patient. Ils doivent aussi présenter assez de souplesse pour que le patient puisse exercer son droit de libre choix. Enfin, ces réseaux devront, pour répondre aux termes de la loi, se placer sous l'égide des établissements de santé et devront se soumettre à l'agrément de l'agence régionale de l'hospitalisation [1] ».

Enfin, si les réseaux sont constitués autour de la prise en charge hospitalière, ils devront néanmoins tisser des liens avec les médecins libéraux et les services médicosociaux. Les réseaux de soins ont donc officiellement un objectif global de coordination et de continuité des soins et aussi de meilleure articulation entre les prises en charge hospitalières et extrahospitalières.

La mise en place des réseaux en cancérologie

> «Il n'y a que peu de vérités absolues en cancérologie, et donc place pour beaucoup d'opinions diverses. Chaque discipline apporte ses possibilités. L'analogie la plus appropriée paraît être celle d'un orchestre symphonique: chaque instrument joue sa partition en harmonie plutôt que de tenir la même note que les autres instruments ou pire encore en cacophonie sans concertation ou direction. On peut pousser l'analogie en comparant le médecin responsable au chef d'orchestre qui dirige l'orchestre mais ne produit, en lui-même, aucun son. C'est toute l'équipe orchestrale qui enchante l'auditeur.» (Héron, 2003.)

Cette métaphore permet d'envisager un espace collectif d'échanges, voire de pratiques, qui supplante une logique fragmentée (héritée d'une conception cartésienne), voire concurrentielle, pour instaurer une logique de complémentarité qui dépasse la juxtaposition des compétences.

---

1. Article L. 712-3-2 du Code de la santé publique, créé par l'ordonnance n° 96-346 du 24 avril 1996.

Dans le domaine de la cancérologie, on peut constater les tendances suivantes dans la mise en place des réseaux de soins[2]. Pratiquement, ils proposent surtout une nouvelle prise en charge «interne» aux hôpitaux. Les promoteurs de ces réseaux justifient cette particularité, qui s'éloigne de la doctrine officielle (laquelle préconise un renforcement des liens entre l'hôpital et la médecine de ville), par la haute spécialisation des thérapeutiques mises en place et par le rôle prépondérant du champ hospitalier dans la prise en charge de cette pathologie. Ces acteurs sont incertains sur le devenir des réseaux qui émergent actuellement. Ils imaginent qu'ils pourraient aussi bien s'ouvrir vers la médecine de ville, comme le recommandent les textes officiels; que conduire à un renforcement du champ hospitalier qui tendrait à une forme de monopolisation des interventions dans le champ de la cancérologie. En l'état actuel, les réseaux apparaissent bien comme une forme organisationnelle innovante, mais qui ne peut répondre à toutes les attentes que les acteurs ont vis-à-vis d'elle (Frattini, Brémond, 1994; Soulié, 1994).

Les réseaux de soins qui émergent en cancérologie suivent le modèle biomédical (Bourgueil, 1998) qui fonctionne sur la base d'interdépendances plus ou moins contraintes entre spécialités professionnelles, même s'il n'existe pas de réelle organisation systématisée de la prise en charge du cancer. Ils rassemblent de manière plutôt fonctionnelle toutes les spécialités concernées par la prise en charge des patients; mais, ce faisant, ils instituent également une zone d'influence (Bourgueil, 1998), c'est-à-dire un espace collectif hyperspécialisé, dont l'expertise et la légitimité ne sont plus à discuter. De ce fait, ils tendent à définir un sous-ensemble organisé de professionnels qui pourraient prétendre, à l'encontre de tout autre professionnel non membre du réseau, au monopole de la prise en charge du cancer. La doctrine met en valeur la collégialité et l'égalité interne, mais on peut *a contrario* constater aussi un durcissement des rapports de force externes.

---

2. Cet article s'appuie sur un travail empirique mené actuellement dans le cadre d'une thèse en sociologie, à l'université Lille1, sous la direction du Pr Alexis Ferrand. Cette recherche s'intéresse aux structures d'échange d'informations comme indicateur pertinent des coopérations interprofessionnelles émergentes dans un réseau de soins en cancérologie de la région Nord-Pas-de-Calais. De même, elle s'insère dans une démarche de recherche, sous la responsabilité scientifique de Geneviève Cresson, soutenue par le programme MIRE, «Les dynamiques professionnelles dans le champ de la santé».

Le matériel sociologique utilisé pour cet article est le suivant: une douzaine d'entretiens exploratoires, menés auprès de professionnels engagés dans des réseaux de cancérologie de la région Nord-Pas-de-Calais; 46 questionnaires auprès de professionnels ayant signé la charte d'un réseau en particulier. Ceux-ci ont été l'occasion d'approfondir certaines dimensions-clés du fonctionnement du réseau en question, en l'occurrence la mise en place et/ou le renforcement de normes de pratiques et de fonctionnement.

Pour leur constitution interne, ces réseaux semblent s'appuyer au départ sur des processus de reconnaissance réciproque des compétences. Mais ils mettent aussi en jeu des processus de négociation implicite ou explicite où chacun des acteurs accorde à l'autre le droit de connaître sa pratique pourvu qu'il prenne l'engagement que ceci ne deviendra pas un levier de pouvoir contre lui[3]. Ainsi, en interne, la constitution du réseau cherche à éviter une concentration ou une monopolisation du pouvoir.

Au-delà de ces tensions, le fonctionnement des réseaux rencontre des difficultés multiples par exemple dues à:

– la conciliation des langages hétérogènes liée à la variété des spécialités, des domaines d'intervention et des compétences des acteurs rassemblés (champs sanitaire, sécuritaire et médical de la prise en charge);
– la charge de travail que représentent les rencontres régulières;
– la définition collective des missions prioritaires du réseau;
– l'exigence d'évaluation du travail effectué...

Ces tensions et difficultés révèlent que les exigences de fonctionnement des réseaux de soins imposent des modifications de certaines normes préexistantes.

Étude des normes par les controverses et les sanctions

Avant d'examiner quelques aspects des processus qui permettent la modification des normes, nous en indiquerons quelques caractéristiques qui peuvent être retenues pour éclairer notre analyse. Les normes sont des guides pour l'action (Goffmann, 1971). Elles prescrivent ce qui doit être fait, ou proscrivent ce qui ne doit pas être fait. Il peut s'agir, pour les réseaux, des référentiels de pratiques, des arbres de décisions, des protocoles utilisés par les professionnels lors du choix de la thérapeutique pour un patient donné. Une autre caractéristique tient au degré de formalisation des normes. Une norme formelle est une norme écrite, enregistrée et validée par un ensemble d'individus. Pour ce qui est des réseaux, il s'agit par exemple de la charte signée par chacun des professionnels, de l'obligation de participation à des unités de concertation (ou réunions) pluridisciplinaires, des référentiels et des protocoles de prise en charge définis collectivement, des codes de déontologie et de pratique propres

---

3. Ceci reste une hypothèse à vérifier, mais il apparaît clairement dans nos entretiens que le réseau est envisagé par les professionnels comme un espace de concertation négociée et contrôlée. Ces professionnels sont impliqués dans des réseaux de soins en phase d'institutionnalisation qui se rapprochent plus d'une collaboration informelle que d'une structure clairement étiquetée.

à chaque spécialité professionnelle. Une norme informelle est une manière de faire qui s'impose implicitement à un groupe et qui est souvent reconnue simplement au niveau comportemental.

Elles sont soutenues par des sanctions positives ou négatives qui encouragent ou pénalisent certaines actions ou comportements. Par exemple, un acteur qui ne participe jamais aux réunions ou consultations pluridisciplinaires sera sanctionné s'il n'arrive pas à légitimer ses absences.

Ces caractéristiques des normes peuvent être mises en évidence par différentes approches : l'une identifie les normes à partir des controverses, et l'autre à partir des sanctions.

Identifier les normes grâce aux controverses

Le réseau, en tant que nouvelle forme organisationnelle des soins, suppose idéalement[4] que tous les points de vue (spécialiste d'organe, oncologue, radiologue, anatomopathologiste, médecin généraliste, kinésithérapeute, infirmières, psychologue...) soient entendus et écoutés. Le regroupement d'acteurs aux statuts et appartenances hétérogènes peut conduire à des débats où ils énoncent des normes variées ou même contradictoires, entraînant ainsi des controverses dont on peut présenter quelques exemples.

D'une part, les acteurs justifient leurs engagements en mobilisant des normes différentes ; certains mettent l'accent sur le fait que leur inscription est une obligation relevant du centre de référence : « On nous a demandé de venir... » Cela relève alors d'un relatif assujettissement à une pression institutionnelle. D'autres justifient leur engagement par la mise en valeur des notions de qualité de soins, de meilleure prise en charge, de coordination des soins. Ce sont les normes de performance de la pratique médicale qui fondent alors leur présence dans le réseau. Sans que ceci émerge forcément de manière explicite, la distance entre ces deux orientations normatives se perçoit de manière détournée, par exemple à propos des engagements que le réseau peut demander.

D'autre part, la détermination des principes de conduite et d'organisation du réseau laisse entrevoir la tentative de définition de nouvelles normes :

> « On a mis en place des protocoles de traitement, des formations par le biais des demi-journées et des réunions entre spécialistes d'organe... » (Spécialiste, hospitalier public.)

4. Textes officiels relatifs à l'organisation des soins en cancérologie et notamment la circulaire du 24 mars 1998.

La redéfinition des rôles et fonctions de chacun dans un nouveau schéma de prise en charge du patient passe ainsi par des discussions et des débats :

> « [...] ces réunions, donc un des premiers buts de la création d'un réseau, ça été d'obliger, d'une certaine façon, donc de motiver tout le monde, pour que eux aient accès aux réunions pluridisciplinaires... » (Chirurgien, hospitalier public.)

Par exemple, les dossiers de patients sont discutés lors de réunions ou consultations pluridisciplinaires en oncologie où les décisions de mise en place d'une thérapeutique sont collectives, et non plus individuelles. Cela suppose, comme l'expriment les interviewés, un *langage commun minimum*, mais aussi un *partage du patient* et une certaine reconnaissance des compétences et fonctions de chacun. Or, ces normes de travail ne sont pas toujours celles qui prévalaient auparavant. Des négociations plus ou moins explicites, et plus ou moins officialisées, confèrent à chacun des acteurs concernés par la prise en charge du patient la possibilité de définir un espace d'intervention nouveau, ou de renforcer celui qui préexistait.

Autre exemple, les normes de présentation des dossiers lors des consultations ou réunions pluridisciplinaires diffèrent entre les acteurs. Certains avancent la règle de l'exhaustivité, d'autres, celle des cas difficiles, c'est-à-dire dont le diagnostic est malaisé. Or, la norme officielle et formelle est de présenter l'ensemble des cas, ce qui laisse place à des polémiques et à des degrés différents d'engagements et de conception du réseau de soins.

De même, l'organisation des réseaux tend à renforcer, à rendre explicites, les interdépendances professionnelles, et à redéfinir les pratiques par de nouvelles normes de collaboration, comme le déclarent certains professionnels :

> « Ce réseau a pour but [...] d'appliquer les "bonnes pratiques" cliniques de soins qui demandent notamment qu'il y ait une prise en charge pluridisciplinaire organisée des patients... donc, qu'il y ait au moment des étapes thérapeutiques une discussion médicale avec plusieurs médecins, pour... mettons, tous les patients atteints de cancer ! Idéalement... » (Chirurgien, hospitalier public.)

> « Les bonnes pratiques, c'est à la fois dans la forme de participation à ces concertations multidisciplinaires... et dans les protocoles... en sachant que les bonnes pratiques de protocole sont discutées à d'autres échelons, au niveau des sociétés savantes, nationales, donc on ne refait pas le monde à chaque fois... on le relit, et on voit s'il est adapté à nous... Alors ça, ce sont les objectifs pour les médecins... » (Spécialiste d'organe, hospitalier public.)

Identifier les normes grâce aux sanctions

Ainsi, les normes sont soutenues par des sanctions sociales positives ou négatives. Celles-ci sont définies par et dans le contexte même où elles s'appliquent; elles peuvent être organisées ou diffuses. Le Dr X., hospitalier, très engagé dans le réseau, nous raconte que les sanctions informelles sont plus nombreuses, plus invalidantes et coercitives pour la pratique de chacun que les sanctions formelles. Par exemple, la discussion pluridisciplinaire des dossiers de patients, véritable pilier de la constitution des réseaux en cancérologie et formellement prescrite dans la charte, apporte une plus-value pour la qualité des décisions prises collectivement. Celles-ci n'étant plus du seul ressort individuel, elles sollicitent, à un moment donné et rapidement, l'expertise et les compétences de tous. Inversement, l'isolement limite, voire empêche l'évaluation et la décision pour les cas difficiles, et peut laisser le professionnel dans une situation d'incertitude, où le recours à des experts sera moins aisé et rapide.

Paradoxalement, il n'existe pas de sanctions formelles clairement identifiées et édictées comme telles: par exemple, l'engagement dans un réseau reste un choix individuel. Même si les textes officiels allouent aux réseaux un rôle majeur dans l'organisation des soins, l'obligation de s'insérer dans un réseau n'est pas systématiquement suivie.

Mais des sanctions positives et plutôt informelles et diffuses semblent exister. La plupart des professionnels rencontrés soulignent l'intérêt de s'engager dans un réseau. Les ressources offertes par l'inscription dans un réseau sont clairement identifiées, contrairement aux sanctions négatives. La reconnaissance et la visibilité données par le réseau permettent d'accroître sa réputation, mais aussi son rôle et son contrôle sur les autres. Le réseau ajoute une certaine plus-value à l'intervention et à la fonction de chacun. Il amène une meilleure connaissance des potentialités mobilisables dans l'environnement local:

> « On n'est pas obligé de s'inscrire dans le réseau, et de participer aux réunions pluridisciplinaires... mais on se rend compte, avec le temps, que l'on discute finalement principalement avec les personnes du réseau lors de ces réunions pluridisciplinaires ou avec les collègues du service. Le risque, c'est donc de ne plus être interpellé par les autres pour la prise en charge des patients... Enfin, on en aura toujours, mais quand même... Le réseau, c'est un plus ! » (Oncologue, hospitalier public.)

Conclusion

Ce bref parcours ne permet évidemment pas d'aborder toutes les questions posées par les transformations normatives qu'implique le passage à des coordinations formelles en réseau. Indiquons notamment quelques points qui seraient à développer :

– Concernant l'approche des normes, il est aussi possible de les identifier à partir de l'observation des comportements les plus fréquents, compris alors comme comportements réguliers et donc régulés. Dans cet esprit, les méthodes d'analyse quantitatives permettent d'opposer les comportements majoritaires aux comportements rares.

– Concernant les controverses normatives, une configuration particulière doit être évoquée : celle où, sur le fond, les acteurs partagent les mêmes références, les mêmes normes, mais où, face à une situation ambiguë, incertaine, complexe, ils n'identifient pas les mêmes propriétés du problème et élaborent donc des jugements divergents parce qu'ils choisissent comme références des normes différentes au sein du stock partagé.

En définitive, nous avons montré que les réseaux de soins sont des espaces de discussions, débats et controverses où émergent des problèmes normatifs, nombreux et conséquents pour les pratiques professionnelles dans le champ de la cancérologie. La mise en place de ces réseaux met en valeur des normes fonctionnelles de prise en charge plus ou moins nouvelles, plus ou moins acceptées ou explicites.

Bibliographie

Boudon R. (dir.) (2001), *L'Explication des normes sociales*, Paris, PUF.

Bourgueil Y. (1998), « Les réseaux de soins : quelques repères », *in* Groupe IMAGE, *Pratiques coopératives dans le système de soins*, Rennes, Éditions ENSP.

Frattini M.-O., Brémond M. (1994), « "Réseaux", leviers de changement dans le système de soins français ? », *Prévenir*, n° 27.

Goffman E. (1971), *La Mise en scène de la vie quotidienne*, t. II, trad. fr., Paris, Éditions de Minuit.

Héron J.-F. (2003), *Cours de cancérologie générale*, chap. 1, faculté de médecine de Caen (document téléchargeable sur le site de cette faculté : www.baclesse.fr).

Larcher P., Polomeni P. (2001), *La Santé en réseaux*, Paris, Masson.

Munck J. (de) (dir.) (1997), *Les Mutations du rapport à la norme*, Montréal, De Boeck.

Pinell P. (1992), *Naissance d'un fléau*, Paris, Métailié.

Soulié A.-M. (1994), « Le travail en réseau : une solution en matière de santé ? », *Prévenir*, n° 27.

URIOPSS Nord-Pas-de-Calais, CH Lens (1999), *Réseaux de soins, une autre culture de la prise en charge des populations fragiles*, journées d'études, 11-12 juin 1999, Lens.

– 13 –

L'ajustement des normes mobilisées par les professionnels de santé à l'égard des personnes souffrant d'insuffisance rénale

Florence Douguet,
Université de Bretagne Sud, Lorient

Depuis les années soixante, les alternatives à l'hospitalisation pour le traitement des maladies de longue durée se sont développées. Ces expériences ont contribué à faire sortir de l'hôpital des thérapies qui exigeaient une technique jusque-là réservée aux équipes médicales hospitalières spécialisées (Bachimont, 1993). Cette prise en charge extra-hospitalière des malades atteints d'affections chroniques mobilise également des collectifs non médicaux, tels que des associations et des groupes de malades, ainsi que l'entourage familial et/ou amical des patients. Dans ces contextes, les personnes malades assurent elles-mêmes une partie, voire la totalité de leurs propres soins à leur domicile privé ou bien au sein de petites structures collectives relevant d'un statut associatif. Malgré le développement de ces modes de soins extra-institutionnels au cours des vingt dernières années, l'hôpital demeure encore actuellement le lieu privilégié pour le traitement des malades atteints d'affections de longue durée. Ainsi, au sein de la population des 25 000 insuffisants rénaux chroniques traités par dialyse en France, 2/3 des patients sont soignés dans des services hospitaliers spécialisés, tandis qu'1/3 bénéficie de ce même traitement à l'extérieur de l'hôpital.

Dans cet article, l'analyse porte sur les normes qui régulent les conduites des malades et celles des professionnels dans deux services de soins spécialisés dans le traitement de l'insuffisance rénale. D'une part, les services hospitaliers, centres de dialyse dits lourds ; d'autre part, les unités d'autodialyse, structures associatives, moins médicalisées. Les premiers sont dominés par une production professionnelle des soins, tandis que les secondes sont présentées comme devant accorder plus d'importance à la production profane des soins. Ces normes pratiques sont émises par les professionnels soignants (des infirmières essentiellement) et prescrivent aux personnes soignées l'adoption de conduites thérapeutiques standards et conformes au modèle proposé par l'institution (Ferrand, 2004). Cette étude s'appuie sur un travail d'observation de longue durée des pratiques de soins développées dans un service hospitalier de dialyse et dans deux unités d'autodialyse, ainsi que sur le recueil de 88 entretiens menés auprès de malades soignés dans ces structures.

Dans un premier temps, nous évoquerons les normes qui semblent peu à peu s'imposer dans le cadre de la prise en charge contemporaine des pathologies de longue durée. En rendant compte de leur traduction sous la forme d'un modèle proposé d'interaction thérapeutique partagée entre soignants et soignés, nous chercherons à préciser les valeurs plus générales auxquelles ces normes font référence. Dans les deuxième et troisième points, nous exposerons la diversité des modalités de mise en œuvre de ces régulations par les professionnels selon qu'ils travaillent auprès de malades insuffisants rénaux dans les services hospitaliers de dialyse ou dans des unités d'autodialyse. La mise en pratique de ces normes apparaît en partie dépendante du contexte organisationnel de production des soins propre à chacune de ces deux structures, ainsi que des caractéristiques individuelles et sociales des personnes soignées. Dans ces conditions, des processus d'ajustement des règles initiales se mettent en place, en s'appuyant sur des valeurs et des normes de soins plus anciennes. Les diverses configurations d'interaction en jeu dans les modes de traitement permettent de mieux comprendre les dynamiques créées par les tensions entre les valeurs des soignants et des malades et les règles pratiques référées à des normes de soins définies dans les deux formes d'organisation étudiées.

Les idéaux qui sous-tendent les nouvelles pratiques de soins

La norme de la participation mutuelle

Dès les années cinquante, deux psychiatres notaient qu'au même titre que la psychothérapie ou la rééducation, « le traitement de la maladie chronique exige le modèle de la participation mutuelle » (Szasz, Hollander, 1956, p. 589). Dans ces contextes pathologiques, les malades sont capables de contribuer à leurs soins et, dans le cas précis des affections chroniques, il leur est demandé de le faire. Dans la configuration de la participation mutuelle, les interactions entre le malade et les soignants sont dominées par une logique partenariale :

les différents acteurs de la production des soins, profanes et professionnels, collaborent pour la réalisation du traitement. La relation thérapeutique régulée par la norme de la compliance, qui fait que le professionnel prend plus d'initiatives que la personne malade et que cette dernière est censée obéir aux exigences du premier, doit alors laisser place à une interaction régulée par le principe de la participation du malade. Ce nouveau principe contribue à transformer la figure idéale du malade : le malade autonome se substituant peu ou prou au patient soumis. Rendant compte de l'évolution de la législation dans le champ médical, A.-M. Moulin (2004) montre que « la relation médecin/malade était jusque-là dominée par la figure vocationnelle du soignant, ses qualités d'écoute et d'empathie, opposées au statut inférieur du soigné » [...] et que désormais « la prise d'autonomie devient appréciable à l'aune de la qualité du consentement du sujet de soins ». Cependant, la concrétisation de cette relation suppose une certaine proximité culturelle entre le professionnel et la personne soignée, proximité qui peut faciliter la communication entre les deux protagonistes et l'instauration d'un climat de confiance.

La référence au modèle de la participation mutuelle permet de mieux saisir le sens des comportements des soignants qui font appel aux anciennes normes pour organiser leur relation avec certains malades chroniques. Ces attitudes traduisent des modes de remaniement des nouvelles normes mis en œuvre pour faire face aux interactions soignants-soignés marquées par une certaine distance sociale.

L'autonomie du malade comme valeur nouvellement promue par les professionnels

Les professionnels convoquent un modèle de comportement idéal du malade qui s'appuie sur l'autonomie et la responsabilité, valeurs diffusées dans le champ des soins (Pinell, 1994). Le malade atteint d'une pathologie chronique est considéré comme le principal responsable de la gestion de son affection. L'autonomie, quant à elle, renvoie à l'idée du maintien du patient dans un cadre de vie habituel, non institutionnel et à sa moindre dépendance vis-à-vis des personnels médicaux. Par ailleurs, la qualité de vie tend à s'imposer comme valeur déclarée dans les services de soins à l'égard des populations les plus fragiles : les personnes malades, handicapées, âgées, dépendantes, etc. Les soins extrahospitaliers et les thérapies à domicile sont présentés – notamment par les médecins – comme des pratiques concourant directement à cette qualité. C'est au nom de l'intérêt du malade que l'on a assisté au développement des modes de prises en charge alternatifs à l'hospitalisation dans notre pays. On attend du patient qu'il se prenne en charge et qu'il participe à ses soins, avec l'aide éventuelle de son entourage, pour son propre bien-être. Par ailleurs, c'est dans une optique de réduction des coûts de santé liés à l'hospitalisation que les gestionnaires prônent le renforcement de l'autonomie des malades.

Nous allons maintenant analyser les différentes formes de mise en œuvre de ces normes au sein des deux types d'organisation de soins : l'hôpital et l'unité d'autodialyse. L'hôpital accueille des patients dits « peu autonomes », souvent très âgés et présentant des pathologies associées. Les soins y sont assurés par une équipe paramédicale élargie (infirmières, aides soignantes et agents hospitaliers) sur la base des prescriptions médicales. De taille plus réduite que le service hospitalier, l'unité d'autodialyse accueille des malades dits « autonomes ». Ces derniers se soignent en compagnie d'autres malades et avec l'aide d'infirmières.

Les injonctions thérapeutiques contradictoires des professionnels à l'hôpital

Les analyses qui suivent portent sur une unité hospitalière de dialyse. Le service étudié accueille une soixantaine de personnes atteintes d'insuffisance rénale chronique qui ne sont hospitalisées que le temps nécessaire à leurs trois séances hebdomadaires d'épuration extrarénale. Au cours des observations et des entretiens, nous avons pu remarquer que les soignants travaillant auprès de ces patients adhéraient très fortement à l'idéal du malade autonome. Néanmoins, il apparaît que cette valeur est diversement mise en œuvre au niveau des usages. Les professionnels paraissent parfois restreindre la marge d'action thérapeutique des personnes soignées. Ce faisant, la figure du dialysé autonome, acteur de ses soins – rôle de malade valorisé et souhaité par les soignants – est très peu mise en pratique dans ce service où le patient demeure relativement soumis.

L'autonomie : une valeur déclarée, mais diversement mise en pratique

Les infirmiers et les aides-soignants du service étudié ont fortement intégré l'idée d'autonomie du malade, valeur positive diffusée par la profession médicale au cours des années soixante-dix pour justifier, à l'époque, l'orientation de nombreux patients vers l'hospitalisation à domicile. Chez ces soignants, la notion d'autonomie prend un sens tout particulier, fort éloigné de son acception générale, qui renvoie à la capacité pour un individu de prendre seul les décisions qui le concernent. Pour ces paramédicaux, un malade peut être défini comme autonome dès lors qu'il prend en charge son traitement par dialyse, et plus précisément lorsqu'il maîtrise l'usage de la machine nécessaire à cette thérapie. Dans cette perspective, plus une personne réalise par elle-même d'actes médicotechniques, plus elle est considérée comme étant autonome. Inversement, celle qui intervient peu ou pas dans le travail thérapeutique est qualifiée de dépendante (à l'égard des professionnels). Nous pouvons noter que l'idée d'autonomie n'est pensée qu'en rapport aux tâches de type technique et médical. Le malade autonome n'est pas envisagé comme celui qui est capable de gérer dans sa globalité la situation de maladie dans laquelle il se trouve, mais comme un simple technicien. Ce faisant, il demeure une sorte d'exécutant sur machine des prescriptions médicales, un partenaire docile du travail médical (Douguet, 2000). Les professionnels présupposent ainsi qu'il suffit qu'un patient soit formé à la pratique instrumentale nécessaire à la dialyse pour qu'il se transforme en malade autonome.

La hiérarchisation des malades au nom de l'autonomie

Sur la base de ce système de valeurs et de normes prescrites, les professionnels opèrent une distinction entre les malades qui sont en conformité avec cet idéal d'autonomie et ceux qui ne concrétisent pas cette valeur dans leurs pratiques. Sur ce point, les soignants soulignent leur satisfaction à travailler auprès de malades «qui se prennent en charge», et au contraire, déprécient ceux «qui se laissent aller». Cette catégorisation des patients se trouve également justifiée par une autre valeur relativement proche de la notion de qualité de vie évoquée plus haut et qui renvoie à l'idée d'un bien-être psychologique:

> «Assurer sa maladie, c'est mieux se porter dans sa tête.» (Un infirmier.)

Cependant, cette injonction normative à se prendre en charge ne s'adresse pas à tous les malades avec la même intensité. Les professionnels attendent de certains patients qu'ils se comportent selon le modèle de la participation mutuelle, alors que d'autres en sont dispensés et sont invités à conformer leurs conduites à la règle de la compliance. Ces attentes différentielles sont déterminées par la manière dont les personnels repèrent et se représentent certaines caractéristiques sociales propres aux malades.

Pour les jeunes malades: la participation mutuelle

Les principes qui orientent l'interaction thérapeutique sont redéfinis en fonction de l'âge du malade. Les professionnels s'appuient sur cette variable empirique pour, selon les cas, mobiliser les nouvelles normes, ou au contraire les écarter au profit des anciens principes. Ainsi, les jeunes malades sont-ils soumis avec force à la demande de contribution thérapeutique: pour les professionnels, il va de soi qu'un jeune est autonome. Cette catégorie des jeunes malades, qui inclut des personnes âgées de moins de 60 ans environ, est minoritaire dans le service. Si un jeune refuse d'adhérer au rôle de malade qu'on attend de lui, il prend le risque d'être étiqueté comme mauvais malade et d'entrer dans un processus de stigmatisation. Par exemple, les malades peu âgés pris en charge dans le service (alors qu'ils devraient assurer eux-mêmes leur traitement en unité autodialyse) sont fortement dénigrés par les personnels. Ils sont ainsi taxés d'« assistés » et seraient « satisfaits d'être pris en charge » :

> « On leur prend leurs rendez-vous, ils nous délèguent la machine. » (Une infirmière.)

Pour expliquer cette résistance face au rôle proposé de malade actif, les professionnels invoquent des motifs liés à un manque manifeste de volonté et d'efforts de la part de ces jeunes patients :

> « Ils ne veulent pas savoir » ; « Ils ne posent pas de questions » ; « Ils ont des œillères. » (Des infirmières.)

Les professionnels interrogés ne font pas référence à la possibilité d'un libre choix thérapeutique pour ces personnes. En réalité, les malades les moins âgés sont quasi systématiquement orientés vers des structures d'autodialyse, sans que leur soit offerte l'alternative entre cette modalité de soins et le centre hospitalier, sans prise en compte des conditions socio-économiques ainsi que des événements biographiques. Sur un plan statistique, ce phénomène se traduit par un écart notable entre l'âge moyen des personnes soignées en unité d'autodialyse (50 ans) et celui des personnes soignées à l'hôpital (66 ans).

Pour les malades les plus âgés : la compliance

Les malades les plus âgés sont quant à eux dispensés de cette participation thérapeutique :

> « Ils ne peuvent pas tous prendre part à leur traitement : personnes grabataires, âgées... » (Un infirmier.)

Associé à la présence (réelle ou supposée) de handicaps ou de pathologies autres que l'insuffisance rénale, le grand âge est considéré à part et échappe par là même à l'injonction d'autonomie. Cet ajustement de la règle dominante est parfaitement assimilé par les malades concernés. Les vieilles personnes interrogées au sujet d'une éventuelle contribution à leur dialyse mettent en avant leur âge élevé pour rejeter cette possibilité :

> « Je suis trop vieille pour apprendre » ; « J'ai 74 ans, maintenant je me laisse vivre. » (Deux femmes septuagénaires.)

Les propos des soignants laissent entendre que le modèle de la participation mutuelle ne pourrait convenir aux patients les plus âgés. Ces personnes sont censées avoir perdu les capacités leur permettant de prendre part à leur traitement. S'appuyant sur les représentations déficitaires de la vieillesse, les personnels hospitaliers estiment que les patients âgés ne peuvent plus être éduqués. Dans ces conditions, la relation thérapeutique est dominée par la norme de la compliance et les malades sont invités à laisser faire les professionnels.

Des pratiques renforçant la dépendance du malade

Malgré la mise en avant des valeurs d'autonomie et de responsabilité des patients, certaines pratiques professionnelles peuvent y déroger, voire s'y opposer, à l'égard même des plus jeunes. Nous pouvons relever quelques exemples de stratégies développées par les infirmiers et les aides-soignants qui contribuent à transformer la personne en objet de soins. Ainsi, nous avons pu observer que les personnels positionnent les machines de dialyse de manière à ce que les malades ne puissent pas les atteindre : éloignées du lit et tournées vers l'extérieur (écrans et touches étant ainsi placés hors du regard et hors de portée des patients).

> « J'ai toujours eu envie de voir les machines [...]. On avait les machines dans le dos, donc on ne pouvait pas y toucher. » (Un homme âgé de 45 ans, appartenant pourtant à la catégorie des jeunes soumis à l'injonction de la participation thérapeutique.)

Parfois, les soignants appliquent diverses contraintes sur le corps du malade de manière à restreindre ses mouvements. Par exemple, la technique du « saucissonnage » – terme utilisé par une infirmière – consiste à coller du sparadrap sur le trajet des lignes artérielles (tuyaux dans lesquels circule le sang), y compris sur les vêtements et les draps du malade, afin de le contraindre à l'immobilité. En outre, de nombreux malades affirment ne « pas avoir le droit de toucher à la machine », respectant ainsi l'interdiction formulée par les professionnels. Interrogés sur ce point, ces derniers récusent l'existence d'une telle interdiction :

> « C'est une excuse pour ne pas le faire, pour se déculpabiliser. » (Une infirmière.)

Dans certains cas, cet ordre peut être légitimé par une tentative de transgression qui a mal tourné :

> « À un moment donné, j'avais peur de ne pas perdre assez de poids, alors je remontais. Mais après je chutais. L'infirmière m'a dit : "Si tu voulais nous faire confiance ça n'arriverait pas, tu ne chuterais pas." Et depuis, je ne touche plus. » (Un malade d'une trentaine d'années.)

L'introduction des principes de l'autonomie et de la participation thérapeutique dans un système dominé par la norme pratique de la *compliance* tend à induire des effets perturbateurs sur le travail des soignants : complication des tâches, ralentissement du rythme d'exécution, etc. Dans ces conditions, les professionnels hospitaliers appréhendent fortement la présence (exceptionnelle) de patients habituellement soignés en autodialyse dans leur service.

Une difficile concrétisation de l'autonomie des malades par les professionnels extrahospitaliers

Les analyses présentées dans cette dernière partie reposent sur l'exploitation d'un matériau d'enquête recueilli auprès d'une trentaine de personnes se traitant dans deux unités d'autodialyse gérées par une même association. Dans cet univers, tout est *a priori* mis en œuvre pour que le malade soit producteur de ses soins. L'organisation du travail thérapeutique y est menée à partir et autour du malade, à l'inverse de l'organisation standardisée du travail hospitalier qui ne prévoit pas, voire rejette, la prise d'initiative du malade. Cette structure est donc supposée offrir les conditions nécessaires pour concrétiser la nouvelle norme de la participation mutuelle. Néanmoins, les interactions soignants/soignés observées dans ce contexte témoignent des difficultés de mise en pratique de ce principe par les professionnels.

L'autonomie limitée des malades dans un espace entièrement dédié aux autosoins

L'étude menée par une équipe de médecins grenoblois sur l'autonomie des patients en autodialyse (Meftahi *et al.*, 1993) a retenu plusieurs indicateurs tels que la réalisation de la ponction, la réaction face à l'urgence ou encore la compréhension et l'intégration des techniques et de la maladie, conduisant à distinguer trois groupes de patients: très autonomes, autonomes et dépendants. L'étude souligne qu'une partie de cette population est plutôt «dépendante du personnel paramédical». De la même façon, sur la trentaine de malades dont nous avons observé les pratiques de soins, nous avons pu en dénombrer une quinzaine qui n'effectuaient aucun des gestes techniques considérés comme essentiels en dialyse, à savoir: la ponction de la fistule artérioveineuse, le branchement à la machine et le débranchement (seules quatre personnes réalisaient ces trois gestes).

Pour autant, ces malades ne peuvent être considérés comme passifs, dans la mesure où ils assument de nombreuses autres fonctions, y compris des tâches communes aux professionnels sur le plan instrumental: ils préparent le matériel de dialyse, montent, démontent et nettoient leurs machines, gèrent un stock de médicaments, etc. Par ailleurs, la nature des actes réalisés par les patients laisse à penser que ces derniers sont investis d'un rôle d'exécutants, et moins de partenaires, vis-à-vis des professionnels. La définition officielle de l'autodialyse précise que «le malade s'y traite seul avec l'assistance d'une infirmière». Or, dans de nombreuses situations, ce sont les malades qui aident les professionnels dans leur travail, les premiers faisant alors figure d'auxiliaires médicaux (Cresson, 2001). Par exemple, ils préparent la machine à laquelle ils seront connectés par l'infirmière et, une fois branchés, ce sont eux également qui procèdent au rangement et au nettoyage du matériel. Les interactions thérapeutiques n'intègrent donc pas le principe de la participation mutuelle. Le modèle d'organisation du travail médical dérive des anciennes normes et contraint alors les personnels à opérer certains ajustements.

Des normes pratiques décalées par rapport aux valeurs idéales

Ces constats révèlent l'existence d'une certaine inadéquation entre les normes pratiques et les valeurs idéales mobilisées dans ce système de soins. Cette situation est sous-tendue par plusieurs éléments.

L'absence de consensus professionnel autour des normes

La prise d'autonomie des malades varie fortement d'une unité d'autodialyse à l'autre, une même tâche pouvant être assurée indistinctement par les professionnels ou par les malades. En fait, les soignants ne semblent pas disposer de normes pratiques collectivement partagées. Chaque professionnel élabore son propre système d'attentes à l'égard des patients. En référence aux normes les plus récentes, certains soignants cherchent à inciter la production profane des soins, tandis que d'autres valorisent une production professionnelle de ceux-ci. Dans ce dernier cas de figure, les personnels justifient leur recours aux anciennes règles par un souci accru du bien-être du malade, malade que l'on ne veut pas « surcharger » et qu'on invite à se laisser faire. Ces disparités entre soignants sont très probablement à mettre en lien avec l'expérience professionnelle des uns et des autres. Les infirmières les plus jeunes en expérience sont *a priori* plus enclines à mobiliser la norme de la *compliance*, qui leur offre un cadre d'interaction plus rassurant (les rôles des deux intervenants étant plus fortement codifiés).

La question de la confiance

Si les infirmières affirment œuvrer pour l'autonomie des malades en les incitant à faire ce qu'elles estiment qu'ils sont capables de faire, elles avouent par ailleurs ne pas leur accorder toute leur confiance et les « surveiller du coin de l'œil » (attitude entraînant l'agacement des patients). La participation thérapeutique des malades reste placée sous le contrôle professionnel. Ainsi, les infirmières qui ont du mal à accepter le fait que les patients règlent leurs machines de dialyse de manière inductive et personnelle, tentent de leur imposer des paramètres conformes aux normes médicales. Cette attitude traduit la difficulté des soignants à comprendre et à intégrer dans leurs pratiques les valeurs et les normes profanes. Les professionnels tendent, en effet, à méconnaître la spécificité de la production sanitaire profane, démontrée dans le cadre des soins à domicile en particulier.

Des attentes différentielles émanant de la hiérarchisation sociale des malades

Contrairement à ce que nous avons pu repérer au sujet de la dialyse hospitalière, les patients très âgés sont minoritaires en autodialyse. Ce sont alors d'autres caractéristiques que celles attribuées à l'âge qui sont retenues pour procéder au réajustement des normes pratiques. Sur ce point, une paramédicale indique que le « Q.I. » des patients autonomes serait supérieur à celui des patients qui le sont moins. Plus fréquemment, c'est l'origine sociale des patients qui est invoquée. Un soignant précise qu'il est impossible de soumettre aux mêmes exigences « un professeur parisien » et « une personne qui sort de sa campagne ». Pour le premier, la norme de la participation thérapeutique est volontiers mobilisée; pour la seconde, les professionnels font appel à un modèle plus traditionnel d'interaction thérapeutique.

Conclusion

La fréquence accrue des pathologies chroniques aurait pu conduire à la disparition progressive du rôle parsonien de malade. A.-M. Moulin (2004) précise que dans le modèle actuellement préconisé, « le malade pleinement informé devrait accéder aux schèmes de la démarche diagnostique, aux arbres de décision et participer aux choix thérapeutiques ». Or, ce modèle du malade autonome ne semble pas encore fortement diffusé dans le champ de la pratique médicale. Ce modèle s'est certes largement imposé en tant que valeur idéale, mais ne s'est que partiellement concrétisé dans les principes régulant les interactions entre les soignants et les soignés. Les normes mises en application par les professionnels sont soumises à des processus de négociation et de redéfinition. Ces processus permettent aux professionnels d'ajuster leurs attentes à l'égard des patients afin de ne pas leur imposer un unique modèle d'interaction. Cette adaptation se réalise en tenant compte des caractéristiques sociales des malades et des représentations que leur attribuent les professionnels en matière de production potentielle des soins. Toutefois, lorsque cette logique de conciliation n'est pas atteinte, on observe que les malades sont plus fréquemment soumis à des injonctions contradictoires de la part des professionnels : « Prenez tout seul votre traitement en charge » *vs* « Laissez-vous faire, on s'occupe de tout ».

Bibliographie

Bachimont J. (1993), *Substitutions et complémentarités thérapeutiques, migration des patients. Les soins hospitaliers à domicile : l'exemple de la mucoviscidose*, rapport de fin de contrat MIRE n° 401/90, Paris INSERM, U 158.

Cresson G. (2001), *Les Parents d'enfants hospitalisés à domicile. Leur participation aux soins*, Paris, L'Harmattan.

Douguet F. (2000), *De la passivité à la gestion active du traitement de sa maladie. Le cas des malades rénaux chroniques*, Paris, L'Harmattan.

Ferrand A. (2004), « La tension normative : un état à la fois personnel et interpersonnel », *in* Schweyer F.-X., Pennec S., Cresson G., Bouchayer F. (dir.), *Normes et valeurs dans le champ de la santé*, Rennes, Éditions ENSP.

Meftahi O. *et al.* (1993), « Approche de la qualité de vie des patients en autodialyse. Apport de la méthode », *Psychologie médicale*, vol. XXVI, numéro spécial, p. 1003-1010.

Moulin A.-M. (2004), « Ordre et désordre dans le champ de la santé », *in* Bouchayer F., Cresson G., Pennec S., Schweyer F.-X. (dir.), *Normes et valeurs dans le champ de la santé*, Rennes, Éditions ENSP.

Pinell P. (1994), « Soins hospitaliers à domicile. Famille, médecin : même combat ? », *in* Lenoir R., Tsikounas M. (dir.), *Sois patient et tais-toi... : le pouvoir médical*, Paris, Éditions Arléa-Corlet, II-17, p. 96-99.

Szasz T., Hollander M. (1956), « A Contribution to the Philosophy of Medicine », *Archive of Internal Medicine*, vol. XCVII, p. 585-592, cité par : Freidson E. (1984), *La Profession médicale*, Paris, Payot, p. 313.

– 14 –

La substitution au Subutex® en médecine de ville : tension des normes et hétérogénéité des pratiques médicales

Isabelle Feroni [1],
INSERM U 379
Université de Nice Sophia-Antipolis

L'autorisation des traitements de substitution de la dépendance aux opiacés en 1995 a constitué une innovation majeure dans la prise en charge sanitaire de la toxicomanie. À compter de cette date, les autorités françaises ouvrent des programmes de substitution à la méthadone, amorçant ainsi un tardif alignement avec les politiques en matière de toxicomanie de nombreux pays européens. Un an plus tard, la buprénorphine haut dosage (BHD), molécule commercialisée sous le nom de Subutex® est autorisée à la prescription en centre spécialisé et en cabinet de ville [2]. Tout médecin généraliste se voit ainsi octroyer la possibilité d'initier et de poursuivre l'encadrement d'un traitement de substitution à la BHD, sans obligation préalable d'immatriculation ou de formation spécialisée. L'inégalité de l'offre de soins en faveur de la buprénorphine, doublée de conditions d'admission et de suivi relativement souples, va aboutir au rapide succès de ce traitement. En 2001, on estimait à 80 000 personnes environ le nombre de bénéficiaires d'un traitement substitutif à la BHD (OFDT, 2003), alors que moins de 10 000 personnes étaient substituées à la méthadone ; 40 % à 50 % des héroïnomanes auraient bénéficié en France de ce traitement (OEDT, 2001). La priorité donnée à une molécule quasiment inconnue au moment de son lancement et le rôle majeur confié à la médecine générale pour sa prescription constituent une double

1. Avec la participation d'Anne-Déborah Bouhnik, ORS PACA, et d'Alain Paraponaris, université de la Méditerranée, INSERM U 379.

2. Circulaires du ministère de la santé, DGS-SP3-95 n° 29, du 31 mars 1995 et du 3 avril 1996.

singularité à l'échelle internationale (OEDT, 2003), où la méthadone, dispensée dans le cadre de centres spécialisés par des professionnels qualifiés, constitue le traitement de référence. Le caractère bicéphale de l'offre de traitement substitutif français, avec son versant institutionnel restreint (pour la méthadone), et son versant de médecine de ville large et accessible (avec la buprénorphine), répond à une volonté de remédier au retard hexagonal en matière d'offre de soins aux toxicomanes, dramatiquement révélé lors de la contamination massive des usagers de drogues par le VIH à la fin des années quatre-vingt. La BHD est assimilée dans ce contexte à un outil de réduction des risques liés à l'usage de drogue intraveineux, plus qu'à un traitement de la dépendance (Coppel, 2002). Cette politique repose enfin sur le postulat implicite d'une normalisation de la prise en charge médicale de la dépendance aux opiacés grâce à un traitement pharmacologique et à sa possible gestion au premier niveau de l'offre de soins médicale. Ce faisant, elle place le médecin généraliste au cœur du système de prise en charge des toxicomanies.

La prescription de produits de substitution, le pari de la normalisation

L'arrivée d'une patientèle d'usagers de drogues en médecine de ville à la fin des années quatre-vingt-dix bouleverse le paysage institutionnel de la toxicomanie. Les centres des soins spécialisés aux toxicomanes, créés par la loi de 1970, ont en effet durablement ancré le traitement des addictions à l'extérieur de la médecine de ville. Si la possibilité de prescrire des traitements de substitution en cabinet de ville répond aux revendications d'une petite minorité de médecins militants, engagés dans des pratiques de substitution bien avant la promulgation des autorisations officielles, pour la grande majorité des praticiens le statut de patient du toxicomane demeure très problématique jusqu'à cette date (Morin *et al.*, 1997), et les prises en charge relatives aux addictions peu fréquentes. Cette attitude se trouve renforcée par la perception négative du traitement morphinique lui-même, dans le contexte de la sanction, voire de la pénalisation des prescriptions « abusives » de ce type de produits (Escaffre, 2002). L'absence d'une tradition d'enseignement universitaire des questions relatives aux addictions, tant en médecine générale qu'en psychiatrie, contribue à faire des traitements de substitution une pratique aux référents incertains et dont le caractère médical ne s'impose pas comme immédiatement évident. Le principe de la substitution médicamenteuse se heurte par ailleurs à l'approche promue jusqu'à cette date par les intervenants spécialisés en toxicomanie issus du milieu psychiatrique ou de la psychologie, qui privilégient les thérapies d'inspiration psychanalytique

(Ehrenberg, 1995). L'autorisation de mise sur le marché de la BHD, introduit une *approche médico-pharmacologique* de l'addiction en totale rupture avec la philosophie des soins antérieure (Bergeron, 1999) qui fixait le sevrage comme but ultime du traitement.

La régulation très souple de la pratique substitutive par les tutelles sanitaires ajoute à l'ambiguïté de la situation en opérant une dédramatisation du produit en total contraste avec l'interdiction de prescrire qui avait prévalu jusqu'alors. Les recommandations qui accompagnent l'autorisation de mise sur le marché de la BHD, reprises dans les circulaires de la DGS ou les textes du Conseil de l'Ordre des médecins, plus que d'éclairer le contenu du travail thérapeutique, enjoignent aux médecins prescripteurs de respecter la durée de renouvellement des prescriptions et de privilégier un cadre partenarial d'exercice. La préconisation d'une prise en charge globale des patients sur le plan psychologique et social, ne fait l'objet d'aucune mention précise relative à ses modalités de mise en œuvre. Le partenariat médecin/pharmacien, le recours aux pairs expérimentés et l'inscription dans des collectifs tels que les réseaux spécialisés recommandés par les textes sont censés pallier tant le manque de connaissances médicales sur les pratiques substitutives et les addictions que le risque d'évasion ou de détournement du traitement par les usagers.

Cet appel à régulation des pratiques par la profession, sous la forme collégiale du réseau, entend généraliser des expériences récentes de mobilisation médicale dans le domaine du VIH (Fassin, 1994), dont sont en partie issus les médecins pionniers de la substitution. Le contexte de vogue dont jouit la forme « réseau » en tant qu'organisation de soins, sa souplesse et son faible coût semblent en faire le dispositif idéal pour les tutelles pour l'accompagnement de nouvelles pratiques médicales et la diffusion rapide de connaissances scientifiques. Le pari d'une homologie entre le champ du sida et des toxicomanies est fondé sur l'hypothèse d'un engagement volontaire des professionnels et de leur auto-organisation. Le dispositif réglementaire du Subutex®, ainsi conçu prévoit un contrôle « dur » par le produit (en référence à des règles « légales » de prescription et de délivrance dont le non-respect est passible de sanctions), et un contrôle « lâche » par la communauté professionnelle, dont la mise en œuvre, variable selon les situations locales, ne s'accompagne d'aucun pouvoir disciplinaire. Ce modèle de régulation renvoie implicitement la qualification des professionnels à un choix individuel et écarte la perspective d'une médecine des addictions spécialisée. Ce faisant, les pouvoirs publics font de la prise en charge des addictions un domaine ordinaire de la médecine générale, susceptible de se normaliser selon un processus identique à celui d'autres pathologies.

L'objectif de normalisation de la pratique substitutive est cependant contrecarré par la double carrière du Subutex®, sur le marché pharmaceutique et sur celui des drogues illicites. L'injection de BHD et son usage comme drogue dans le cadre d'un traitement médical, pratiques désignées sous le terme global de « mésusages », se répandent dès 1996. Plus récemment, des formes de primo-addiction au Subutex®, ont été constatées sur le terrain, ce produit devenant une « drogue du pauvre » facile d'accès (Bello *et al.*, 2003 ; OFDT, 2003). Les prescriptions médicales falsifiées ou issues de recours médicaux multiples constituent la source d'approvisionnement de ce marché parallèle dont le développement va motiver une attention soutenue de la part des caisses d'assurance maladie et entraîner, en septembre 1999, la révision à la baisse du rythme de délivrance du produit en pharmacie. L'encadrement des prescriptions de BHD constitue d'ailleurs le contrepoint paradoxal à leur banalisation encouragée par les pouvoirs publics. Quelques mois auparavant, les contraintes qui pesaient encore sur la prescription de BHD avaient été levées par l'introduction d'ordonnances sécurisées qui remplaçaient les carnets à souches parcimonieusement délivrés par le Conseil de l'Ordre des médecins. Mésusages par les patients et dérive des pratiques médicales constituent encore aujourd'hui les principaux risques identifiés de la pratique substitutive que tente de contenir le rappel aux médecins du cadre légal de prescription (AFSSAPS, 2003).

La diffusion de la prescription, la marginalité des pratiques collégiales

La diffusion de la BHD s'est-elle déroulée selon le cadre souhaité par le législateur ? En d'autres termes, les médecins généralistes se sont-ils investis dans la prise en charge des usagers de drogues en médecine de ville ? Se sont-ils appuyés pour ce faire sur les dispositifs de coopération collégiale recommandés par les textes officiels ?

L'observation des pratiques de prescription de la BHD dans les Bouches-du-Rhône en 2002 a permis de décrire le *processus de diffusion de cette innovation*, à sept ans de distance de son introduction[3] dans un département particulièrement touché par l'usage de drogues intraveineux. Dès la fin des années quatre-vingt-dix, 85 % des prescriptions

3. L'objectif de cette enquête consistait à éclairer les *processus de diffusion des pratiques de substitution* à la BHD en médecine de ville, en questionnant, d'une part, l'existence de *profils médicaux* les plus fréquemment associés à cette prescription, et d'autre part, l'effet des *déterminants structurels de la pratique médicale*. L'enquête a porté sur des données de prescription issues du fichier de l'Assurance maladie et sur des données déclaratives recueillies par une enquête téléphonique auprès de 700 médecins généralistes (soit 1/3 de la population des médecins généralistes départementale) dont 345 prescripteurs de BHD. Pour la présentation des résultats, n'ont été retenues que les différences significatives au score $p < 005$.

de BHD étaient effectuées par un médecin généraliste, données qui convergent avec les tendances observées sur le plan national (Coulomb *et al.*, 2002). Si ces données semblent confirmer la réussite de la politique d'introduction de la toxicomanie dans le champ d'exercice de la médecine générale, leur interprétation doit être nuancée par l'observation d'une forte concentration des prescriptions. Seuls 38 % des médecins des Bouches-du-Rhône avaient prescrit au moins une fois de la BHD en 2002[4]. Alors qu'un petit groupe de médecins effectue la majorité des prescriptions, la plupart des médecins ne prescriraient ainsi ce traitement que de façon ponctuelle. Cette diffusion relative amène à questionner les caractéristiques des prescripteurs et ses déterminants. Les prescripteurs de BHD sont-ils des médecins présentant des caractéristiques particulières telles que la précocité de l'engagement dans la prise en charge des toxicomanies ? Ou bien ces traits spécifiques ont-ils été effacés, signalant alors une normalisation de l'activité substitutive ? Les données d'enquête montrent que si les facteurs tels que la formation spécialisée, associés à un investissement des médecins dans le champ de la toxicomanie jouent en faveur de la prescription, ils ne constituent pas les seuls éléments de différenciation entre prescripteurs et non-prescripteurs. L'analyse factorielle met en évidence qu'un haut niveau d'activité des médecins ainsi qu'une clientèle précaire augmentent significativement les chances de prescrire de la BHD, l'exercice en cabinet de groupe allant dans le même sens. Sur le plan des caractéristiques personnelles, les prescripteurs sont plus nombreux que les autres à avoir un toxicomane dans leur entourage. Enfin, les non-prescripteurs comptent une proportion de femmes plus élevée (30 % *vs* 17 % chez les prescripteurs).

Malgré ces caractéristiques communes, les prescripteurs de BHD ne constituent pas un groupe homogène, tant du point de vue des formes d'organisation de la pratique médicale que du niveau d'engagement dans l'activité de substitution, et enfin dans le contenu même des pratiques thérapeutiques. Deux sous-profils se distinguent nettement qui opposent les médecins minoritaires travaillant en réseau aux autres prescripteurs. Les médecins en réseau, situation qui concerne 20 % des médecins prescripteurs, se distinguent par leur plus grand engagement dans la pratique substitutive : leurs files actives de patients substitués sont significativement plus élevées que celles de leurs confrères et leur pratique substitutive est plus ancienne et souvent antérieure à l'autorisation légale de la BHD (64 % *vs* 39 %). Les médecins en réseau sont plus souvent formés en toxicomanie (66 % *vs* 23 %) et portent un jugement positif sur leur niveau de compétence. Pratiquant plus souvent une activité mixte libérale-salariée, ils déclarent plus fréquemment effectuer des vacations dans des services de médecine

4. Données redressées.

infectieuse ou dans des centres spécialisés en toxicomanie. En outre, ils sont significativement plus nombreux à être en contact avec des psychologues, intervenants de rue ou éducateurs pour la prise en charge de leurs patients. Celle-ci s'effectue plus souvent en relation avec le pharmacien qui délivre le traitement (63 % *vs* 22 %). Enfin, les caractéristiques biographiques et personnelles témoignent d'une plus grande proximité avec des personnes porteuses des pathologies liées à la toxicomanie telles que le VIH ou le VHC[5]. Les *prescripteurs hors réseau* constituent l'écrasante majorité des prescripteurs (8/10). Ils sont proches du groupe des non-prescripteurs en ce qui concerne la rareté du statut d'activité mixte et le faible nombre des vacations hospitalières effectuées. Leurs files actives de patients substitués sont modiques. Ils sont 64 % environ à se sentir peu ou pas formés dans la prise en charge des toxicomanes. Les patients auxquels ils prescrivent un traitement de substitution sont issus le plus souvent de leur propre clientèle et ne sont que très rarement adressés par un réseau. Les prises en charge sont effectuées sans appuis ou relais externes. Ces praticiens se distinguent par ailleurs des médecins travaillant en réseau par une moindre collaboration avec les pharmaciens et un partenariat moins fréquent avec un centre spécialisé en toxicomanie pour le suivi de leurs patients.

En 2002, les médecins généralistes jouent donc un rôle de premier plan dans la dispensation des traitements de substitution à la buprénorphine. Un nombre croissant de praticiens prescrit ces traitements sous l'effet de facteurs structurels liés à la précarité du secteur d'exercice et de facteurs personnels tels que le niveau élevé d'activité. Soulignons enfin que la très large majorité des praticiens ne sont pas engagés dans les formes de coopération collégiale préconisées par les pouvoirs publics.

La normalisation des pratiques thérapeutiques : des enjeux de contrôle aux enjeux cliniques

L'introduction de la pratique substitutive en médecine générale doit être analysée non seulement en référence à un modèle de diffusion des innovations techniques, qui met en exergue le rôle pionnier joué par des groupes de médecins promoteurs, mais aussi comme un processus de production et de diffusion des normes qui soustendent la pratique à l'intérieur du corps médical. En ce sens, la substitution peut être envisagée pendant sa période d'introduction

5. Cette première approche est confirmée par *une analyse en composantes multiples* qui illustre la forte proximité des variables citées, l'appartenance au réseau venant se superposer à l'ensemble de ces traits.

comme une pratique « déviante » en cours de médicalisation, dont la définition, l'encadrement et les standards demeurent en voie d'élaboration (Morgan, 1998).

Aux côtés des normes officielles, dont on a souligné l'orientation médico-légale et qui fixent la toile de fond de la pratique médicale, la production normative s'appuie sur le travail d'acteurs collectifs engagés à différents titres dans la pratique substitutive et porteurs d'intérêts spécifiques. L'ensemble de ces acteurs contribue à définir les finalités du dispositif en termes de politique sanitaire, ses limites, ainsi que ses modalités d'évaluation sociale. L'Assurance maladie, principal financeur du dispositif, est un acteur nouveau dans le champ de la toxicomanie mais très fortement impliqué du fait des volumes financiers représentés par le remboursement du traitement. En 2001, le Subutex®, était placé en 11e place dans la liste des spécialités présentées au remboursement (CNAMTS, 2002). Soucieuses d'endiguer les détournements des prescriptions au profit du marché noir, les caisses locales d'assurance maladie s'attachent particulièrement au contrôle des pratiques médicales, par la surveillance des prescriptions trop généreuses et des pratiques de multi-recours médical de la part des patients. Les préoccupations relatives au trafic du Subutex®, ont d'ailleurs été exprimées dans un récent rapport sénatorial sur l'usage de drogues. Ce texte montre la permanence d'une vision répressive du traitement social de la toxicomanie, dans la lignée des débats qui ont accompagné l'adoption de la loi de 1970 pénalisant l'usage de drogues et le maintien d'une forte suspicion à l'égard de l'approche substitutive (Olin, Plasait, 2003). La firme qui diffuse le produit en France est un acteur non négligeable dans l'élaboration du cadre normatif de la pratique substitutive. Engagée dans un travail de promotion de la molécule à l'échelle internationale à partir de l'expérience française, elle s'attache à valoriser l'impact positif du traitement sur l'insertion socioprofessionnelle des usagers de drogues et sur la diminution des pratiques addictives et de la mortalité liée aux surdoses. Les associations issues du monde du sida (Aides, 2001), ou réunissant d'anciens usagers de drogues engagés dans la prévention des risques et des dommages attachés à l'usage de drogues, dénoncent dans un tout autre esprit les effets pervers du dispositif de substitution actuel et son inadaptation à la prise en charge de catégories d'usagers particulièrement vulnérables et dépendants. La méconnaissance du traitement par les médecins sur le plan pharmacologique, et sa réduction à la simple prescription médicamenteuse sont quelques-unes des dérives qui sont dénoncées. L'attention portée aux mésusages et l'inquiétude vis-à-vis du trafic se sont d'ailleurs traduites très récemment par la volonté des autorités sanitaires de clarifier le cadre de référence des médecins. La fin de l'année 2003 a vu la mise en place par l'ANAES, à la demande de la DGS, d'un groupe d'experts chargé de rédiger des recommandations sur la conduite à tenir face aux mésusages.

Les pouvoirs publics envisagent parallèlement de durcir les règles de délivrance du traitement, par la mention obligatoire du nom du pharmacien sur les ordonnances, et de clarifier les circonstances de poursuite des patients comme des médecins. Enfin, une conférence de consensus sur la prise en charge des patients en traitement de substitution à la BHD doit rendre ses conclusions en été 2004, sept ans après l'autorisation officielle de ce traitement.

L'élaboration d'une clinique de la substitution, entendue comme une codification des pratiques dans la relation de face à face avec le patient, continue néanmoins de s'opérer dans un champ plus « professionnel », que ce soit au niveau des associations de « médecins et toxicomanie », ou des réseaux de médecins généralistes des grandes villes. L'observation des réseaux de médecins généralistes confirme le rôle moteur de dispositifs coopératifs dans la définition et la publicisation de problèmes médicaux et des normes d'activité attachés aux traitements de substitution (Feroni, 2000). Les préconisations de conduites thérapeutiques peuvent être assimilées à des normes locales (Strauss, 1961) parfois en décalage avec les recommandations officielles. Une partie du travail des réseaux de toxicomanie est ainsi consacrée à l'élaboration de règles de bonnes pratiques, de nosologies et de savoirs pratiques. L'observation des activités de débat interne des réseaux montre que les problèmes principaux auxquels sont confrontés les praticiens portent sur les conditions de maintien de la définition thérapeutique de leur activité et sur la professionnalisation des réponses apportées. Les situations mises en cause renvoient le plus souvent aux comportements problématiques des patients tels que l'injection du traitement ou la poursuite de l'usage de drogues, qui ont tous en commun d'interroger la limite entre le maintien de l'addiction et l'engagement effectif dans le traitement substitutif. Les réseaux de médecins interprètent ces comportements comme les signes d'une inadaptation du traitement et non comme l'expression de la déviance du patient. Ils préconisent à leur égard des réponses de type pharmacologique, ou un encadrement renforcé du patient, par le recours à la collaboration du pharmacien. La publication récente des manuels de substitution à l'usage des praticiens par des figures historiques du champ de la toxicomanie, autrefois réticentes au principe de traitement substitutif, témoigne par ailleurs de la normalisation de la substitution au sein des milieux spécialisés et la sortie des questions cliniques qu'elle soulève hors des cercles engagés.

L'hétérogénéité des normes dans la décision clinique

L'absence de cadre normatif stabilisé, en dehors des recommandations officielles succinctes, et d'obligation de formation préalable à la pratique favorise actuellement la dispersion des modes de prescription de la buprénorphine et de suivi des patients substitués. L'ambiguïté des finalités poursuivies par ce traitement dans le contexte français et le rôle récent de la médecine générale dans sa prescription sont susceptibles de brouiller les objectifs thérapeutiques poursuivis et de faire coexister des perspectives opposées. Le statut imprécis de la prise en charge somatique et l'issue du traitement lui-même sont autant de questions irrésolues qui renforcent le malaise des médecins généralistes lors de l'expérience clinique (Lalande, 2001). Enfin, le caractère privé de la relation entre le médecin et le patient dans le cadre de la médecine générale (Lovell, 2001), à l'inverse des pratiques collectives et pluridisciplinaires de prise en charge mises en œuvre par les centres de soins spécialisés, expose le praticien à un plus grand isolement et à une plus grande vulnérabilité de sa légitimité professionnelle.

Le caractère minoritaire de l'appartenance à un réseau de soins spécialisé parmi les généralistes ne permet pas d'assimiler les règles de conduites préconisées par ces acteurs collectifs à des normes largement partagées. Les comportements des médecins aux différents moments de la prise en charge peuvent alors être affectés par des caractéristiques individuelles, telles que la formation, l'expérience acquise, ou les modalités d'exercice, comme par des caractéristiques locales de l'offre de soins spécialisés. Les divergences normatives qui en découlent sont susceptibles de se manifester sur les points de tension de la pratique substitutive, que ce soit dans le domaine clinique, lors de l'interprétation des symptômes ou la gestion pharmacologique du traitement, que dans l'encadrement de l'itinéraire thérapeutique du patient.

Les modes de prise en compte par les médecins des comportements problématiques des patients constituent de ce point de vue de bons indicateurs des limites que les praticiens fixent au cadre thérapeutique et des normes qu'ils mettent en œuvre. Pour évaluer le processus de diffusion normative, nous avons soumis un certain nombre de situations cliniques problématiques à l'expertise d'un échantillon de 345 médecins généralistes prescripteurs de BHD interrogés en 2002 dans les Bouches-du-Rhône. La réaction du médecin face à l'évocation d'un symptôme de manque chez son patient dans une situation manifeste de sous-dosage du traitement ainsi que le scénario d'injection du traitement constituent de ce point de vue des supports intéressants. Ces comportements questionnent en effet la connaissance de la pathologie addictive, des règles d'emploi du traitement, mais traduisent aussi l'attitude du médecin face à la poursuite de conduites à risques ou sa suspicion à l'égard d'un possible détournement de la prescription. Nous avons proposé aux médecins plusieurs scénarios thérapeutiques correspondant à des cas typiques rencontrés en cabinet. L'un des scénarios interrogeait la conduite à suivre face à un patient substitué avec 4 mg de BHD par jour qui se plaignait de symptômes de manque. Si la première réponse en volume pour les deux catégories de médecins est l'orientation du patient vers un centre spécialisé en toxicomanie, les médecins travaillant en réseau sont significativement plus nombreux que les autres à augmenter les doses du traitement (71,2% *vs* 49,6%). Confrontés à une situation d'injection du traitement, les médecins hors réseau déclarent plus souvent rompre le contrat thérapeutique (54,2% *vs* 32,9%), alors que les médecins en réseau choisissent plutôt de modifier le mode de délivrance du traitement en pharmacie (journalière *vs* hebdomadaire).

L'appartenance à un réseau – lieu d'échange d'informations et de circulation de connaissances spécialisées mais aussi de contrôle croisé des pratiques respectives – paraît ainsi contribuer au partage de représentations communes du traitement et des patients par les médecins. Les généralistes travaillant en réseau sont plus susceptibles que les autres d'apporter une réponse « thérapeutique » aux comportements problématiques qui interrogent la frontière entre traitement et addiction. Les ruptures du contrat de soins sont moins fréquentes. Les situations critiques sont plus souvent résolues par l'aménagement interne du traitement et par une augmentation de sa posologie (ce qui manifeste une moindre crainte du traitement morphinique). Le recours, sous la forme d'une sollicitation ou d'un soutien, à un psychiatre ou à une structure spécialisée ou au pharmacien est plus fréquent, montrant que le réseau fonctionne comme un ensemble de ressources mobilisables pour maintenir ou renforcer l'encadrement thérapeutique des patients problématiques en dehors du temps de consultation.

Relevons toutefois que l'expérience, appréciée par le nombre de patients substitués ou le nombre d'ordonnances établies au cours de l'année étudiée, est associée à des stratégies thérapeutiques similaires à celles observées chez les médecins en réseau. Les médecins ayant un haut niveau d'activité (plus de 11 patients suivis dans l'année) déclarent moins souvent interrompre les prises en charge, et plus souvent modifier les paramètres du traitement en cas de problème, démontrant ainsi une plus grande continuité dans la prise en charge des patients. La formation spécialisée en toxicomanie joue dans le même sens, formation, haut niveau d'activité et appartenance à un réseau se superposant sans coïncider complètement.

Enfin, la diffusion importante des pratiques de substitution hors du cercle restreint des médecins précurseurs et fortement engagés dans la pratique n'est pas sans effet sur les modalités de prise en charge des usagers de drogues et sur la gestion des situations limites. La pratique de prescription faible, isolée, peu expérimentée et sans formation préalable, est marquée par un rapport « timoré » aux possibilités pharmacologiques du traitement. Les comportements déviants sont susceptibles de réactiver, dans les *situations problématiques*, la représentation du toxicomane *mauvais patient*, poursuivant un usage de drogues abusif au sein même du traitement médical. Cette interprétation entraîne souvent la rupture de la prise en charge, situation qui n'est pas sans effet sur la reprise de l'usage de drogues. La diffusion de la pratique substitutive hors des cercles de médecins engagés et formés s'accompagne ainsi d'un appauvrissement de son contenu et d'une fragilisation dans sa continuité, tendances qui contribuent à réduire le traitement substitutif à une simple prescription médicamenteuse.

Conclusion

L'ouverture de la médecine générale au traitement des toxicomanies constitue un cas tout à fait original de réorientation d'ampleur du dispositif de prise en charge d'une pathologie et de rupture dans les modalités thérapeutiques antérieures de prise en charge des patients. La diffusion de la pratique substitutive, bien loin de se traduire par l'émergence d'une médecine généraliste des addictions, suggère plutôt un processus de banalisation de la prescription, côtoyant des pratiques plus professionnelles mises en œuvre par une petite minorité de médecins engagés et expérimentés. L'accès sans conditions à la prescription de BHD de l'ensemble des médecins semble aboutir, dans un certain nombre de cas, à un appauvrissement des projets thérapeutiques mis en œuvre, et s'accompagner de discontinuités dans la prise en charge des patients. Le dispositif collégial, s'il s'est avéré efficace pour l'élaboration de normes cliniques, n'a pas fait ses preuves pour la qualification des professionnels du champ. Le processus de production et de diffusion normatif semble ainsi demeurer dépendant de la reconnaissance ambiguë de ce domaine d'activité médical, à mi-chemin entre outil de réduction des risques et médecine des addictions, abandonné au volontariat plus qu'à l'organisation et à la qualification professionnelle. Les tensions actuelles autour des risques de dérives de la pratique substitutive dessinent des perspectives normatives répressives où la clinique risque de trouver sa place par défaut entre contrôle des usagers et des praticiens.

Bibliographie

Agence française de sécurité sanitaire des aliments et produits de santé (AFSSAPS) (2003), « Informations sur le bon usage du Subutex® », *Lettre de l'AFSSAPS*, juillet.

Aides (2001), *Attentes des usagers de drogues concernant les traitements de substitution : expérience, satisfaction, effets recherchés, effets redoutés*, rapport final, novembre.

Bello P.-Y., Abdalla T., Gandilhon M., Giradon I., Bonnet N. (2003), *Phénomènes émergents liés aux drogues en 2002. Quatrième rapport du dispositif national TREND*, Paris, OFDT, juin 2003.

Bergeron H. (1999), *L'État et la toxicomanie, histoire d'une singularité française*, Paris, PUF.

Clarke A., Fishman J.R., Fosket J.R., Mamo L., Shim J. (2000), « Technosciences et nouvelle biomédialisation : racines occidentales, rhizomes mondiaux », *Sciences sociales et Santé*, vol. 18, n° 2, juin, p. 11-40.

CNAMTS (2002), *Medic'Am. Les médicaments remboursés par le régime général d'assurance maladie au cours des années 2000 et 2001*, Paris, Caisse nationale d'assurance maladie des travailleurs salariés.

Coppel A. (2002), *Peut-on civiliser les drogues ? De la guerre à la drogue à la réduction des risques*, Paris, La Découverte.

Coulomb A., Duburcq A., Marchand C., Péchevis M. (2002), *Évolution de la prise en charge des toxicomanes. Enquête auprès des médecins généralistes en 2001 et comparaison 92-95-98-2001*, Paris, OFDT.

Ehrenberg A. (1995), *L'Individu incertain*, Paris, Calmann-Lévy.

Escaffre N. *et al.* (2002), « Représentations et prise en charge médicale des usagers de drogue », *Psychologie française*, n° 4.

Fassin D. (1994), « Les réseaux ville-hôpital, agitateurs depuis 1985. Une approche localiste de la prise en charge des malades du sida », *Prévenir*, n° 27.

Feroni, I. (2000), « La prescription médicale en toxicomanie, entre normes et éthique, cadres réglementaires, et régulation professionnelle », *XVIe Congrès de l'AISLF*, Québec, 3-7 juillet 2000.

Lalande A., Grelet S. (2001), *Tensions et transformations des pratiques de substitution en médecine de ville, approches qualitatives*, OFDT, rapport final.

Lovell A.-M. (2001), « Ordonner les risques : l'individu et le pharmaco-sociatif face à l'injection de drogues », *in* Dozon J.-P., Fassin D., *Critique de la santé publique. Une approche anthropologique*, Paris, Balland.

Morgan K.P. (1998), « Contested Bodies, contested Knowledges : Women, Health and the Politics of Medicalization » *in* Sherman S. (Ed), *The Politics of Women's health : Exploring Agency and Autonomy*, Philadelphia, Temple University Press, p. 83-121.

Morin M., Obadia Y., Moatti J.-P. *et al.* (1997), *La Médecine générale face au sida*, Paris, INSERM.

OEDT (2001), *Rapport annuel sur l'état du phénomène de la drogue dans l'Union européenne*, Luxembourg, Office des publications officielles des Communautés européennes.

OEDT (2003), *Legal Aspects of Substitution Treatments. An Insight into nine EU Countries. A Comparative Study*, Lisbonne, rapport (www.emcdda.eu.int).

OFDT (2003), *Substitution aux opiacés en France : état des lieux de 1996 à 2001*, Paris, OFDT.

Olin N., Plasait B. (2003), *Rapport d'information de la Commission d'enquête sur la politique nationale de lutte contre les drogues illicites*, session parlementaire 2002-2003, rapport n° 321, Éditions du Sénat, 28 mai 2003.

Strauss A. (1961), « La dynamique des professions », *in* Baszanger I. (1992), *La Trame de la négociation : sociologie quantitative et interactionnisme*, Paris, L'Harmattan.

– 15 –

Gestion des risques et populations limites : le rôle des dispositifs de coordination dans l'institution de nouvelles normes professionnelles

Nathalie Gourmelon,
Chercheuse post-doctorante au GRASS-CNRS

La résurgence, ces vingt dernières années, d'une thématique de l'exclusion comme phénomène social multiforme et évolutif a modifié les discours et les pratiques vis-à-vis de certaines populations déviantes. Alors qu'elles tendent à cumuler les problèmes – à la fois d'ordre social, somatique, psychologique, voire psychiatrique –, à l'exemple notamment des consommateurs de drogues infectés par le VIH, elles n'entrent plus dans les cadres institutionnels préétablis. Dans ce contexte, leur place et le traitement qui leur est accordé ont été redéfinis. Il ne s'agit plus tant de prendre en charge ces individus sur le long terme et dans l'enceinte d'institutions spécialement prévues à cet effet que de gérer, au coup par coup et à court terme, les risques qu'ils encourent pour eux-mêmes et font courir à la société. Pour faire face à ces problématiques complexes, la norme enjoint désormais d'organiser des réseaux ou autres formes de partenariats dans le but de « compléter les différentes ressources requises par le patient[1] ». L'aptitude des professionnels à entrer dans ce type de démarche ne va pourtant pas de soi. Les nouvelles normes de la gestion des risques se heurtent notamment à certaines représentations et valeurs professionnelles et institutionnelles plus anciennes.

Pour pallier ces résistances, des dispositifs de coordination interprofessionnelle et interinstitutionnelle ont vu le jour. Ils visent à

1. Circulaire DH/DGS n° 612 du 4 juin 1991 relative à la mise en place des réseaux ville-hôpital dans le cadre de la prévention et de la prise en charge sanitaire et sociale des personnes atteintes d'infection à VIH.

constituer des valeurs communes aux différents professionnels attachés à une même prise en charge.

Le texte présenté ici est extrait d'un travail de thèse (Gourmelon, 2001). Il s'attache tout d'abord à retracer l'histoire et la filiation de ces dispositifs, puis décrit les pratiques mises en œuvre dans le cadre de ces coordinations. Il apparaît que derrière le travail de construction d'un sens partagé, et parfois sous des dehors de formes nouvelles de sociabilité, se joue également une intégration de valeurs hétérogènes dans des normes de pratiques qui, élaborées dans l'urgence, souvent floues, s'avèrent compatibles avec le pragmatisme de la gestion des risques.

Populations limites et gestion des risques

Les difficultés de nombreux professionnels à entrer dans les formes de partenariat requises depuis une dizaine d'années trouvent un premier élément d'explication dans l'analyse des modes de prise en charge institutionnels qui prédominaient jusqu'alors. Le traitement individualisé des populations marginalisées, la création d'espaces professionnels spécifiques à ces catégories de population ont, logiquement, tendu à les éloigner des institutions sanitaires de droit commun. Il est de fait, par exemple, que jusqu'au début des années quatre-vingt-dix, peu de toxicomanes sont pris en charge dans les hôpitaux, hormis les cas d'urgence. Leur traitement est, depuis la loi du 31 décembre 1970, du ressort de spécialistes, toxicothérapeutes, qui œuvrent en équipe au sein des centres de soins spécialisés en toxicomanie (CSST). Pathologie spéciale et inédite aux dires de ces soignants, la toxicomanie ne pouvait se contenter des méthodes de soins classiques. Elle s'est ainsi trouvée pourvue d'une clinique dont les soubassements, sur fond de psychanalyse, ont joué pour beaucoup dans le caractère spécifique attribué à cette prise en charge. Les nombreux débats entre spécialistes, leurs discours, leurs écrits[2] relayés par les médias, à une époque où «la drogue» fait figure de véritable fléau social, ont sans nul doute contribué à l'ancrage de cette spécificité dans les représentations collectives. Enfin, la constitution progressive d'une chaîne thérapeutique (des centres de cure à ceux de postcure en passant par les centres d'hébergement) destinée à baliser le parcours de soins du toxicomane, a affiché aux yeux de tous la prise en main de ces individus hors des circuits traditionnels.

Construit en rupture avec le système de prise en charge qui prévalait jusqu'alors pour ces individus, à savoir l'hôpital psychiatrique,

---

2. À commencer par ceux du chef de file de ce champ naissant, le Pr C. Olievenstein, directeur du centre parisien Marmottan.

ce champ de la toxicomanie n'en est pas moins inscrit dans le modèle dominant de l'époque. Il est ainsi le produit d'une histoire plus large qui, d'une France meurtrie par la guerre à celle du plein-emploi, a vu s'humaniser les conditions d'internement et de traitement des « barbares de la civilisation ». Les toxicothérapeutes suivent ainsi les traces de leurs prédécesseurs : éducateurs dans le cadre du traitement des mineurs délinquants, médecins et médecins-psychiatres dans le cadre de la prise en charge des « fous » et de la mise en place de la sectorisation. Contre la punition et l'enfermement décidés par le juge, la norme veut que l'on privilégie désormais le soin individualisé, la compréhension, le soutien pour la guérison, la réintégration, mis en œuvre par d'autres professionnels désignés (éducateurs, psychologues, médecins). Précisons que cette guérison, en ce qui concerne le toxicomane, est alors synonyme de sevrage et d'abstinence. La prise en charge se conçoit sur un long terme, centrée sur la personne à partir d'un face à face entre soignant et soigné.

Ce modèle de traitement des populations déviantes, dont l'État providence avait constitué la matrice, s'est progressivement trouvé confronté à ses propres limites au début des années quatre-vingt. L'histoire du champ de la toxicomanie est emblématique d'une telle évolution, notamment au moment de sa jonction avec l'épidémie de sida venue s'ajouter aux problèmes d'exclusion sociale. Peu à peu, en effet, les spécialistes ont été mis à mal par des éléments perturbateurs, en nombre croissant et peu conformes à « l'esprit » de l'institution. Des décalages de plus en plus nombreux sont advenus entre cette forme de prise en charge, cette offre de soins et les nécessités requises par ces nouveaux venus, plus difficiles, plus désinsérés socialement, plus atteints aussi physiquement. Le problème est d'autant plus crucial que, semant le trouble au sein des équipes spécialisées, les toxicomanes séropositifs sont également difficilement pris en charge par les services hospitaliers spécialisés dans les maladies infectieuses, mal préparés à recevoir ces patients peu ordinaires souvent qualifiés de « mauvais patients ». Émerge alors cette figure de « l'incasable », brouillant les frontières institutionnelles et les repères professionnels.

Dans ce contexte, d'autres discours et d'autres tendances se sont fait entendre suggérant que, face à ces phénomènes massifs d'exclusion, source de malheur tout autant que de danger, il convenait d'innover. Partenariats, mises en réseaux sont devenus les maîtres mots de politiques en quête de sens, destinées à gérer ces problématiques complexes et à combler les failles entre les différents systèmes de prise en charge. D'une approche centrée sur le long terme, à dimension individuelle et à tendance curative faisant intervenir un corps de professionnels spécifique, on a progressivement glissé vers des modes d'approche à court terme, tournés vers le collectif, le populationnel. On part ainsi désormais d'ensembles de populations tels les « groupes à risques ». La tâche n'est plus tant axée sur l'éradication d'un problème unique que sur la gestion, au coup par coup, des multiples tenants (sanitaires, sociaux, psychologiques) d'une même problématique par des professionnels œuvrant en réseau. En témoigne notamment la « politique de réduction des risques » qui s'efforce de toucher un maximum de consommateurs de drogues, au-delà de toute idée de sevrage proprement dit et par divers moyens : distribution de seringues, substitution, mise en place d'équipes soignantes mobiles, ouverture de lieux d'accueil de jour dits « bas seuil ».

Un conflit d'intérêts entre nouvelles normes et valeurs professionnelles

Le déplacement est considérable. Il va de pair avec une tout autre représentation de ces individus, désormais soustraits à un mode de vie souterrain, en marge de toute prise en charge sanitaire et sociale. De la représentation du toxicomane comme individu potentiellement malade psychiquement et/ou potentiellement délinquant, on passe progressivement à celle de l'usager de drogues citoyen disposant de droits (à être soigné notamment) et de devoirs (notamment en matière d'adoption d'une conduite préventive). Un certain nombre d'actions de prévention vont en effet montrer à cette époque que, loin de leur image d'individus irresponsables, les toxicomanes sont capables de réduire les risques de contamination.

Pour autant, ces changements de représentation ne vont pas partout de soi. Parce qu'il réintègre des circuits d'où il était jusque-là relativement absent, cet usager de drogues n'est pas sans semer le trouble dans l'esprit d'un grand nombre de professionnels. Sur le plan institutionnel, ces prises en charge sont d'autant plus difficiles que ces professionnels se voient le plus souvent placés face à des problématiques extrêmement complexes. Ainsi celles concernant les femmes enceintes toxicomanes, séropositives, sans domicile, etc., au croisement de différents domaines d'intervention : ceux de la toxicomanie, de l'enfance, de la maternité, de la justice aussi parfois. Ces cas qui apparaissent désormais en nombre, cadrent mal avec un mode de fonctionnement sectoriel, relativement hiérarchisé, en dépit de nouvelles modalités de prise en charge, de nouvelles normes de pratique. Sur un plan plus individuel, ce brouillage entraîne de multiples interrogations quant aux modalités d'adaptation et d'ajustement des professionnels à cette nouvelle donne. Celle-ci interroge sur le rôle que chacun doit jouer, au regard de ses aptitudes, de ses compétences, de tout un système de valeurs à partir duquel il oriente sa pratique et justifie son action au quotidien. Cette cohérence entre pratique et valeurs permet de comprendre ce qui se passe dès lors que des changements surviennent dans l'exercice professionnel. Indissociable de cette nouvelle image de l'usager de drogues, l'introduction de nouvelles normes en matière de travail en partenariat est susceptible de poser problème dès lors qu'elles se heurtent aux valeurs plus anciennes qui fondent l'exercice professionnel. Perçues comme relevant de personnels spécialisés et de savoirs spécifiques, certaines déviances judiciairement répréhensibles de surcroît, comme la consommation de drogues, vont venir amplifier cet état de fait.

La problématique sida/toxicomanie/périnatalité illustre de manière exemplaire ce genre de situations notamment en raison des valeurs (fondées sur le culturel, le religieux...) fortement teintées d'idéalité (santé, bien-être, douceur, affection, partage...) auxquelles renvoient grossesse et maternité dans notre monde social. Dès lors que la maternité survient dans un contexte de maladie somatique (le sida), ou psychologique, voire psychiatrique (une dépression, une toxicomanie), de détresse sociale (prostitution, malnutrition, usage de drogues...), de rupture de liens sociaux (incarcération...), cet idéal de grossesse et de maternité se trouve fortement fragilisé. S'il l'est pour tout un chacun, tant ce genre de situation cadre mal avec nos représentations habituelles, il l'est également pour les professionnels (médecins, obstétriciens, infirmières...) et les institutions de droit commun (maternités, services de protection maternelle et infantile...) chargés de la prise en charge et du suivi de ce type d'événement. La situation de ces femmes engage également d'autres professionnels (infectiologues, toxicothérapeutes, assistants sociaux, juges pour enfants...) et institutions (hôpitaux, CSST, centres de substitution, Aide sociale à l'enfance...) qui doivent faire face à des formes de détresses qui « les touchent » d'un point de vue personnel et qui dépassent sur un plan professionnel le cadre habituel de leur pratique. Ces situations sont d'une grande complexité, car elles se trouvent relayées par de nombreux présupposés idéologiques et théoriques selon lesquels ces femmes seraient inaptes à la grossesse du fait de la modification de leurs perceptions liées à l'usage de drogues. Leur désir d'enfant, désir d'enfance qui renvoie à leurs propres parents, serait irrecevable, en ferait inévitablement de mauvaises mères...

Il importe de faire un détour par ces valeurs et ces représentations professionnelles et institutionnelles pour comprendre ce qui se joue, potentiellement, dans l'instauration d'un partenariat ou d'un réseau censés assurer des prises en charge coordonnées. En réalité, lorsqu'ils fonctionnent, la plupart des réseaux tendent à s'organiser autour du plus petit dénominateur commun : on travaille avec celui dont on se sent proche (dont on partage les valeurs et les modes de faire) sur un plan théorique et/ou pratique, en vue de résoudre un problème partagé. Du même coup, ce qui devait servir à l'ouverture d'un vaste espace pluridisciplinaire ne fonctionne au mieux qu'avec un nombre restreint de professionnels, ce qui ne permet pas d'appréhender ces problématiques complexes dans leur globalité.

Ainsi, il ne suffit pas de célébrer la transversalité pour que d'emblée se fondent et s'organisent de nouveaux modes de résolution des problèmes sociaux. Des déplacements, des adaptations ont bien eu lieu qui ont permis la réalisation d'un certain nombre d'actions innovantes mais, comme l'ont souligné P. Hassenteufel et C. Martin (1998, p. 190), elles butent sur de nombreuses difficultés: «lenteur de la constitution des réseaux [...], difficulté de décloisonnement et inertie des services, problème de la durée des opérations et de la fluctuation des politiques sur un long terme, déficit des savoir-faire, incompréhensions et obstacles à l'émergence d'un sens partagé par l'ensemble des acteurs.» En fait, si l'avènement spontané des premiers réseaux locaux visait à répondre empiriquement à des problèmes bien identifiés par un ensemble d'acteurs avertis et dans le cadre de collaborations désirées, organisées, ce n'est vraisemblablement plus le cas dès lors que ces dispositifs sont généralisés par le haut et appliqués sur des contextes divers sans concertation préalable de l'ensemble des professionnels. Finalement, l'enjeu n'est plus tant ici dans la communication et le partage d'un certain nombre de valeurs que dans l'application de réseaux, contenants qui à eux seuls sont censés définir les contenus de l'action. L'exemple des cas difficiles et des problématiques complexes nous montre que cette action bute dès lors qu'elle fait l'impasse sur ces valeurs préexistantes, voire méconnaît leur existence.

Coordonner pour mieux gérer

Ces nouvelles normes en termes de pratique impliquent des changements dans les catégories de perception des professionnels, dans la mise en application de leurs compétences ainsi que dans leur rapport aux domaines et «mondes sociaux» (l'associatif notamment) qui leur étaient traditionnellement extérieurs et avec lesquels ils doivent désormais apprendre à composer. Dans la mesure où, comme l'ont montré par ailleurs P. Duran et J.-C. Thœnig (1996), l'apport des compétences internes n'est plus suffisant, c'est au-dehors, partant d'un regard décentré que doivent être traitées ces problématiques multidimensionnelles. Le rôle de l'expert, de surcroît s'il dispose des outils propres à la réflexivité et au transcodage pour reprendre les termes de P. Lascoumes (1996), devint ici essentiel.

Partant de cette logique, des dispositifs de coordination ont vu le jour au milieu des années quatre-vingt-dix, dans différents domaines de pratique: toxicomanie/sida/périnatalité dont il est question ici, mais aussi celui de la prise en charge des mineurs délinquants, de l'éducation ou encore le domaine de la gérontologie. Ils émanent d'un certain type de professionnels, psychiatres de formation analytique qui disposent, de par leur savoir et leur expérience, des outils propres à la mise à distance, à l'écoute, à la réflexivité. Lieux d'information et de formation[3], ces dispositifs sont surtout des lieux de parole et de réflexion pour des professionnels confrontés à une situation difficile, un cas qui les met en échec. Ils constituent ainsi un lieu tiers auquel les professionnels peuvent faire appel pour tenter de résoudre un problème spécifique. Ils seront reçus par une équipe experte en la matière, qui décortiquera avec eux la situation et s'efforcera de trouver les solutions appropriées, dans un réajustement des termes du problème et aussi une mise en réseau coordonnée.

Innovantes de l'avis de leurs promoteurs, ces actions n'en sont pas moins proches, à plusieurs égards, des groupes instaurés par le psychiatre M. Balint dans les années cinquante et qui portent son nom. Il s'agissait ici, dans un souci d'efficacité, d'aider les médecins à comprendre certains blocages survenus dans la relation avec leur patient. M. Moreau-Ricaud (2000, p. 167) le relate dans sa biographie: Balint s'était lui-même inspiré pour ce faire de pratiques groupales dénommées *case-work* (études de cas) en vogue aux États-Unis au début du XXe siècle, importées en France après la Seconde Guerre mondiale et utilisée jusqu'aux années soixante dans la formation des assistantes sociales. L'une des définitions du *case-work* est celle-ci: « Le *case-work* peut-être défini comme l'art de faire différentes choses pour et avec différentes personnes, en coopérant avec elles pour réaliser à la fois l'amélioration de leur propre état et celui de la société. » Le contexte qui a vu l'émergence et l'expansion de telles méthodes a son importance ici. Si l'après-Seconde Guerre mondiale a vu apparaître de nouvelles expérimentations en matière de prise en charge des populations (d'un modèle fermé à un modèle plus collectif, plus ouvert), l'intérêt fut également porté vers le soutien des professionnels, dans le domaine social notamment qui, en raison des traumatismes et bouleversements sociaux laissés par la guerre (dislocation des familles, etc.), se sont vus acculés aux limites de certaines de leurs pratiques. De là, dans un tel contexte, le développement des *case-works*. L'intérêt de Balint envers les difficultés des professionnels de la médecine généraliste, en crise depuis l'après-guerre, participe d'une même réalité.

---

3. Informations quant aux différentes structures existantes (pour un hébergement, une prise en charge psychologique, etc.), les formations (sur des thématiques spécifiques comme par exemple la toxicomanie, l'alcoolisme, etc.) étant destinées aux institutions qui en font la demande. Lors de ma recherche, une action de formation sur les questions de toxicomanie était ainsi en cours auprès des personnels de la Caisse d'allocations familiales.

S'ils n'en portent pas la dénomination officielle, les dispositifs qui nous intéressent ici peuvent indéniablement être présentés comme une émanation de ces groupes Balint et plus généralement des *case-works*. Certes, la méthode a changé. La psychanalyse notamment, bien que toujours présente, y occupe moins le rôle « leader » qu'elle tenait auparavant. Mais le contexte, en dépit d'une période de crise à peu près similaire eu égard aux limites qu'elle pose en termes de pratique professionnelle, n'est plus le même non plus. Le caractère multidimensionnel des risques n'impose plus tant, comme dans le cas des *case-works*, que le professionnel réfléchisse sur un long terme à l'influence de sa propre psyché sur son client. Il s'agit au contraire de gérer au mieux et au plus vite les situations qui le perturbent, partant de la prise de conscience de ses propres limites et de ce qu'il a à gagner dans le partenariat. En ce sens, la définition du *case-work* telle qu'elle est donnée plus haut est-elle encore d'actualité.

Au cœur du travail de coordination : des ajustements aux normes du nouveau modèle

Cette mise en perspective nous amène à nous interroger sur les tenants et les aboutissants, dans le contexte actuel, de ces dispositifs. Sur un plan pratique, plusieurs étapes, le plus souvent confondues, marquent le travail de coordination. De façon schématique, trois phases peuvent être distinguées. La première vise l'élaboration d'une demande « réelle » de la part du/des professionnel(s). Sur le modèle des entretiens préliminaires à une cure psychanalytique, plusieurs entrevues peuvent ainsi être nécessaires afin que l'équipe cerne le problème en question et s'assure de la conformité de la demande avec les compétences du dispositif de coordination. La deuxième phase consiste en une analyse de la situation. Elle débute par un travail d'élagage du problème, l'identification du cas. Il s'agit d'une opération essentiellement descriptive. L'équipe reprend avec le/les professionnel(s) à l'origine de la demande, le récit de la situation : « Qu'est ce qui, de votre point de vue, fait problème ? Quels autres professionnels sont impliqués dans cette situation ? Quel rôle avez-vous et ont ils eux-mêmes joué [4] ? »

Après avoir placé la situation dans son contexte, l'équipe va s'efforcer de la réinterpréter, de la traduire. La tâche consistera, tout en écoutant le récit de la personne, à disséminer au cours d'un dialogue un certain nombre de notions (en l'occurrence ici sur la question des

4. Ces propos et ceux qui suivent sont extraits des prises de notes lors des réunions d'un de ces dispositifs avec des professionnels.

drogues, la toxicomanie, la psychiatrie, etc.) qui pourront aider à la compréhension du problème évoqué : « Les toxicomanes sont des gens intelligents qui ont un rapport particulier avec la relation d'aide, il faut leur poser des limites quand ça dérape. » Elle visera aussi à donner un avis sur la position du professionnel en question : « Il est tout à fait normal que vous soyez dépassés par cette situation, vous n'avez pas été formés pour ça. » Il s'agira également de recadrer chacun des professionnels impliqués, dans ses compétences, dans ses fonctions : « Ce n'est pas vous qui êtes en cause, le problème est dans le fait que cette femme est dans un dispositif qui n'a pas fonctionné : le juge, les services sociaux... Personne n'a vraiment fait ce qu'il devait faire, donc cette femme tire sur les ficelles et elle a raison puisque tout le monde laisse faire. »

Enfin, l'équipe va en quelque sorte s'associer aux difficultés : « Vous savez nous sommes spécialistes et nous avons aussi ce type de problème et nous n'avons pas non plus de solutions. » Ce cheminement aura pour effet de remettre à plat, de dédramatiser une situation jusque-là lourde à porter. Se dégage alors un nouveau diagramme de la situation qui dédramatise la position du professionnel et lui permet de prendre un minimum de recul. Une troisième phase s'ensuit, qui voit le repositionnement du (des) professionnel(s) ou, pour reprendre les termes de J.-Y. Trépos (1996, p. 97), la réintégration de la situation, « de la série déviante, dans l'ordre normal des choses ». Telle infirmière de maternité osera désormais aborder avec une patiente, une toxicomanie qu'elle soupçonne et qui la perturbe dans cette relation. Des professionnels de la toxicomanie et de l'enfance, tiraillés par des décisions contradictoires sur les mesures à prendre pour une femme toxicomane seule avec son enfant, verront la situation aboutir par la mise en place d'une position intermédiaire qui préserve le lien mère/enfant. Telle assistante sociale qui s'efforce, en vain, de trouver une structure d'accueil pour une femme toxicomane séropositive et son futur bébé se verra soulagée par la prise de conscience que cette quête révèle plus ses propres angoisses que celles de cette future mère tout à fait apte à vivre dans un appartement autonome.

Tout au long de ce travail, qui s'étend généralement sur plusieurs mois, le professionnel est amené à faire émerger et interroger certaines valeurs (notamment ses idéaux en termes de prise en charge, son positionnement institutionnel) qui motivent, inconsciemment ou non, ses décisions. Parce qu'elles menacent désormais le « bon » exercice de sa pratique, certaines d'entre elles se voient marginalisées au profit des valeurs phares du nouveau modèle : réalisme, pragmatisme, capacité d'adaptation, de négociation, ouverture, flexibilité, transversalité, pluridisciplinarité.

Ce travail n'apparaît pas d'emblée ainsi. Il prend le plus souvent l'apparence de discussions conviviales, anodines, derrière lesquelles se révèle pourtant le caractère maïeutique du dispositif. Il s'agit bien d'aider le professionnel à développer ses potentialités; de l'autoriser, en dépit des conditions objectives qu'il avance pour justifier sa détresse (manque de moyens, sentiment d'incompétence, situations complexes, ingérables, cloisonnements institutionnels), à prendre de lui-même les choses en main, voire à inventer des prises en charge qui soient adaptées au contexte et à la situation. «Nous non plus, nous ne savons pas comment faire dans ce genre de situation...», leur est-il parfois annoncé, aveu que l'on peut traduire, en écho à une analyse de F. Worms (1996, p. 287), par: «Nous sommes tous dans la même galère.» Malgré sa gravité, une telle déclaration détient aussi, en elle-même, les marques d'une forme nouvelle de sociabilité. Telle est bien, en fin de compte la ligne transversale qui sous-tend cette opération: montrer que, par-delà la perte d'un modèle, le brouillage des genres et des catégories qui tend à ne plus laisser voir que des risques croissants et des professionnels «naufragés, dans une histoire livrée à elle-même, sans direction ni gouvernail» (Worms, 1996, p. 287), il est possible de retrouver le sens d'une appartenance et d'une action commune. Tel est en somme, derrière la légitimité de l'expert et du savoir psychanalytique, le processus qui sous-tend l'adoption du pragmatisme et autres normes et valeurs de la gestion des risques.

Conclusion

Ces modes d'appréhension et de traitement des problèmes sociaux ne sont pas complètement maîtrisés par ces acteurs, mais plus subis sous le poids de diverses contraintes externes: crise économique, affaiblissement des modèles anciens d'intégration, urgence à agir. Trop nombreux, les cas difficiles ne sont plus maîtrisables à l'intérieur de cadres théoriques et pratiques, de programmes définis. Les professionnels se doivent dès lors de résoudre, dans l'urgence, les difficultés qui s'imposent à eux. Ils doivent ainsi mobiliser, au travers de multiples partenariats et la mise en place de réseaux, les ressources théoriques et pratiques qui font aujourd'hui défaut. De fait, aboutit-on à des formes de regroupements de multiples acteurs, au rapprochement d'«univers hétérogènes» (Lascoumes, 1996, p. 330) qu'il importe coûte que coûte de coordonner. Les actions préconisées de soutien, de formation, de structuration autour de cas empiriques par d'autres professionnels reconvertis en experts, participent à cette évolution. Reste à s'interroger sur les aboutissants de ce réagencement. Participe-t-il d'une refonte globale et progressive des modes de traitement institutionnels et professionnels des situations complexes, dans un contexte (économique, social, politique) en mutation, ou n'est-il qu'un mode de contention superficiel, au service unique d'une régulation sécuritaire des troubles ?

Bibliographie

Duran P., Thœnig J.-C. (1996), « L'État et la gestion publique territoriale ». *Revue française de sciences politiques*, vol. 46, n° 4, p. 580-623.

Gourmelon N. (2001), *Populations limites et changements institutionnels : histoire d'une mutation*, thèse de doctorat de sociologie, université de Metz.

Hassenteufel P., Martin C. (1998), « Santé, dépendance : le rôle des associations », *Esprit*, numéro spécial : « À quoi sert le travail social ? », n°s 3-4, p. 189-205.

Lascoumes P. (1996), « Rendre gouvernable : de la traduction au transcodage. L'analyse des processus de changement dans les réseaux d'action publique », *in* Centre universitaire de recherches administratives et politiques de Picardie (CURAPP), *La gouvernabilité*, Paris, PUF, p. 325-338.

Moreau-Ricaud M. (2000), *Michael Balint. Le renouveau de l'École de Budapest*, Paris, Érès.

Trépos J.-Y. (1996), *Sociologie de l'expertise*, Paris, PUF.

Worms F. (1996), « Risques communs, protection publique et sentiments de justice », *L'Année sociologique*, n° 2, p. 287-307.

– 16 –

Les mesures de protection juridique : entre règles de droit, expertises médicales et normes des délégués professionnels

Françoise Le Borgne-Uguen,
Université de Bretagne occidentale, Brest

Dans un contexte d'accroissement continu du nombre des mesures de protection prononcées par les juges, l'application de la loi du 3 janvier 1968 sur les incapables majeurs donne à voir une grande diversité de personnes protégées: personnes âgées handicapées, personnes souffrant de handicaps mentaux, personnes précarisées vivant de minima sociaux. L'analyse des usages des prescriptions juridiques permet d'identifier les rapports en jeu entre les différents acteurs: les juges, les personnes potentiellement à protéger et leurs apparentés, et les experts sollicités (un médecin le plus souvent, un travailleur social occasionnellement).

Ce texte présente les rapports entre les règles de droit et les normes mobilisées par les acteurs à deux niveaux: l'un concerne la définition de la mesure de protection et l'autre envisage son application. En premier lieu, le juge prononce un type de mesure parmi celles prévues par la loi et nomme un mandataire pour exercer cette protection: un membre de la parenté ou un délégué professionnel. Ces deux situations correspondent à ce que R. Castel (1976) définit comme une collaboration entre justice et psychiatrie, la médicalisation de la question des incapacités participant de la coercition et de la normalisation sociale des individus décrits comme incapables ou «anormaux». «Qu'il s'agisse de justice ou de médecine, il est toujours question du même ordre. L'une impose son maintien en l'inscrivant dans l'objectivité des lois et en combattant ses transgressions par des sanctions. L'autre détecte en chaque sujet une distance par rapport à ses normes et tente de l'annuler par des remèdes.» (Castel, 1976.) La médicalisation des pratiques de justice apparaît très présente dans les décisions de protection prises ces dernières années, en particulier dans les rapports entre les médecins et les juges. Elle se manifeste aussi dans l'application de la mesure, dans les manières dont les normes de santé prennent place dans l'activité du délégué professionnel.

Les décisions prises au tribunal et l'exercice du mandat confié à un délégué professionnel permettent de repérer les tensions présentes à propos des normes pratiques, « régulatrices des comportements », qui sont produites entre les acteurs. Ces « rapports normatifs » (Ferrand, 2004), lient de manière diversifiée les questions de santé aux autres aspects de la protection juridique. Dans ce travail, les normes sont définies à partir de standards, rendant les conduites et décisions prévisibles, ici en référence à la loi. Elles instaurent un processus de conformité tandis que les valeurs renvoient à des idéaux, des visées en élaboration, énoncées surtout par la personne protégée et ses proches. Celles-ci peuvent être marquées par des spécificités liées au sexe, à l'âge ou aux contextes sociaux (Doise, Moscovici, 1992). Elles soulignent aussi ce qui serait souhaitable ou possible, en matière de santé et d'accompagnement, pour une personne souffrant d'incapacités.

Nous repérons ici la place prise par l'avis médical dans la construction des mesures de justice, *via* les attentes formulées par le juge en direction des médecins experts auprès des tribunaux. Dans l'application de la mesure de protection en direction de la personne protégée, l'analyse porte exclusivement sur les situations dans lesquelles interviennent des délégués professionnels. Les applications de la mesure par les représentants familiaux et les relations entretenues avec les autres acteurs de la parenté et les professionnels peuvent donner lieu à une approche semblable (Le Borgne-Uguen, Pennec, 2004). On peut cependant noter qu'1/3 des décisions sont confiées à un parent et les 2/3 à un professionnel, soulignant la difficulté de la primauté familiale bien que la loi « incite le juge à rechercher dans l'arbre généalogique du majeur à quel proche confier l'exercice de la protection » (Ministère de la justice, 2002). Les résultats présentés sont issus d'une recherche[1] (Le Borgne-Uguen, Pennec, Fernandez, 2004) portant sur 300 situations de protection parmi lesquelles 150 jugements prononcés en 1999 et 2000, dans 2 tribunaux du département du Finistère et 150 mesures exercées en 2001 et 2002 par des délégués professionnels salariés d'une union départementale des associations familiales. Les formes de soutien entre les proches et les situations de rupture de ces soutiens constituent les résultats principaux de la

1. Recherche effectuée dans le cadre de l'appel d'offres sur « La parenté comme lieu de solidarité », soutenue par le GIP « Mission de recherche Droit et Justice » et l'UNAF.

recherche, conduisant à identifier ce qui se négocie au sein de différentes configurations d'acteurs, intégrant les professionnels de santé et d'accompagnement de la personne.

La protection juridique s'exerce en France en référence à la loi n° 68-5 du 3 janvier 1968. Cette loi prévoit les modes d'entrée dans la mesure, spécifie les différents types de protection et précise les personnes susceptibles de les exercer. La personne protégée est ainsi définie : « Le majeur protégé est la personne qui, âgée de 18 ans au moins, dispose de tous ses droits mais ne les exerce pas elle-même en totalité. » (Ministère de la justice, 2002.) La nécessité d'être protégé doit être justifiée par une expertise médicale : « Le juge ne peut prononcer l'ouverture d'une tutelle que si l'altération des facultés mentales ou corporelles du malade a été constatée par un médecin spécialiste choisi sur une liste établie par le procureur de la République. » (Loi du 3 janvier 1968.) Une exception à cette règle existe lorsque la personne compromet l'exécution de ses obligations familiales par la prodigalité, l'intempérance et l'oisiveté. Dans tous les cas, c'est le juge qui apprécie le besoin, en choisissant un type de mesure et un mandataire pour l'exercer. Le juge se prononce en faveur d'une mesure parmi les suivantes : « La tutelle, pour le majeur qui doit être représenté de façon continue dans la plupart des actes de la vie civile, la curatelle pour le majeur qui a seulement besoin d'être assisté et contrôlé dans les actes les plus importants de la vie civile. » (Loi du 3 janvier 1968.) Le maintien maximal de la liberté de la personne est énoncé comme le principe déterminant la règle juridique et sa mise en œuvre. Dans les publications récentes, cette perspective se renforce encore dans les termes suivants : « Si les orientations visent à renforcer la protection de la personne et non pas seulement la sauvegarde de ses biens, la protection de la personne participe du respect des libertés fondamentales ainsi que des droits de l'homme et de sa dignité. » (Ministère de la justice, 2003.) Puisqu'il s'agit de « protéger sans aliéner » (Scelles, Sassier, 2002), les questions de santé font bien partie de la mesure. Ceci étant, les contenus de la protection de la personne restent peu explicites. « L'aptitude à prendre soin de la personne et de ses biens » fait partie de la charge du délégué professionnel ; cela introduit une visée éthique aux actes affectant la personne du majeur protégé, en tenant compte du fait que le majeur peut décider seul des actes personnels, y compris dans les mesures de tutelle (choisir sa religion, ses relations, sauf si elles aggravent son état, reconnaître un enfant naturel) et que la « mesure ne doit pas être contraignante mais préserver les intérêts du majeur ». (Ministère de la justice, 2003.) C'est dans le travail de délégué que des coopérations ou des tensions apparaissent, conférant aux questions de santé un espace plus ou moins important et coordonné aux autres dimensions de la protection.

Les décisions de justice : entre règles de droit et normes médicales

Les règles de droit font l'objet d'une construction sociale des décisions par le juge et ses partenaires où se rencontrent plusieurs formes de légitimités : légitimité de l'opportunité juridique de la mesure, puisqu'elle ne doit couvrir que l'exercice des droits que la personne ne peut elle-même assurer ; par ailleurs, légitimité de l'expertise médicale, attribuée par le juge à un médecin expert, psychiatre ou gériatre. Ceci confère aux jugements des médecins un impact déterminant. En effet, les messages les plus importants échangés entre les acteurs de la décision le sont toujours entre les médecins et les juges, et les assistants sociaux dans une plus faible fréquence (le quart des situations). Ces échanges sont encadrés par les règles juridiques et visent aussi une efficacité ; il s'agit de rendre les décisions pertinentes pour qu'elles puissent être durables.

Les diagnostics et les préconisations des psychiatres et des gériatres

Alors que le droit requiert une évaluation précisant les incapacités pour effectuer les différents actes de la vie civile, c'est souvent un diagnostic et parfois un pronostic médical qui est fourni au juge. Les modalités fluctuantes du contenu du certificat médical ont une portée sur le sens de la mesure et sur la conception du travail de protection à mettre en place. Les éléments fournis par les experts médicaux influencent fortement la décision prise, puisque dans près de 95 jugements sur 100, le juge suit les suggestions présentes dans le rapport médical. Différentes normes apparaissent dans les contenus des rapports des psychiatres. Le plus souvent, alors qu'elle est attendue pour identifier des incapacités dans la vie civile, l'expertise psychiatrique en écrit davantage et engage de différentes manières la mobilisation de compétences pour réaliser cette représentation légale.

Dans les dossiers, 3 formats de certificats des psychiatres peuvent être différenciés et traduisent les rapports normatifs en présence. Dans le premier type, peu fréquent, le médecin psychiatre établit uniquement les incapacités dans la vie civile, en des termes qui portent sur l'altération des fonctions de la mémoire, du raisonnement et du besoin de contrôle ou de conseil, sans préciser un diagnostic. Ces psychiatres (4 sur une quinzaine d'experts dans 150 dossiers) présentent les incapacités en laissant ouvertes les décisions incombant au juge. Ils sont conformes à l'attente légale visant à établir « le principe d'indépendance entre le traitement médical et le régime de protection des intérêts civils » (Loi du 3 janvier 1968). Ici, l'expert médical ne s'engage pas dans le travail juridique : il stipule l'incapacité et note la faisabilité ou non de l'audition de la personne à protéger, ainsi que le lieu de cette audition si elle peut se réaliser (tribunal, domicile, établissement).

Dans le deuxième type de rapports, le plus fréquent, le certificat établit la source de l'incapacité en la reliant à la nosographie psychiatrique ou à des manifestations de déviance pour les troubles du comportement affectant l'ordre public. Le certificat médical se prononce en faveur d'un niveau de mesure, de curatelle simple ou renforcée ou encore de tutelle. Une troisième catégorie comprend, en plus des contenus précédents, des préconisations quant à la personne susceptible d'exercer la mesure, en précisant l'intérêt ou les risques liés à la nomination de tel ou tel, ou bien formule la préférence pour la désignation d'un délégué professionnel.

Les rapports des travailleurs sociaux : un apport complémentaire

Dans les situations de prodigalité, d'intempérance et d'oisiveté, le juge pourrait ne pas demander un avis médical et s'appuyer sur un rapport social et sur les avis des apparentés principalement. Or, ici encore, l'analyse des éléments transmis par les travailleurs sociaux et ceux fournis par les parents va être orientée par les informations médicales. Les rapports sociaux détaillent les conduites à risques, l'incidence des comportements sur l'entourage et l'environnement de la personne. La mise en danger de soi et d'autrui est souvent relevée et argumentée à partir de faits précis ainsi que les conséquences des troubles au plan civil (endettement, troubles de l'ordre public). Même s'il est très précis, le rapport du travailleur social sera complété par l'appel au jugement médical pour conférer à la mesure une validité supplémentaire, la rendant moins contestable par la personne protégée et parfois par son environnement familial. Ceci conduit à rapprocher les pratiques jugées déviantes d'une interprétation en termes de pathologies. Les certificats des médecins apportent des précisions sur l'étiologie des comportements, l'émergence des troubles en lien avec l'anamnèse du patient, soulignant les hypothèses de diagnostic et parfois leurs incertitudes. Ils se font plus clairs sur les capacités de la personne à être auditionnée, les compétences des proches à exercer le mandat et de tel ou tel parmi les proches. Dans ces situations, des détails seront fournis sur les capacités de stabilisation de la situation ; c'est l'avis médical qui sera retenu en priorité par le juge au moment de décider le type de mesure.

La parenté : une ressource de second rang par rapport à l'avis médical

Il apparaît que la décision du juge suit prioritairement les données fournies par le rapport médical puis celles établies par le rapport social. C'est dans un temps ultérieur, au moment de l'audition au tribunal, qu'une légitimité sera attribuée aux indications fournies par les proches ou par la personne elle-même. Lorsque les éléments apportés par les apparentés sont en continuité avec ceux des experts, les propositions qui font consensus se retrouvent dans la décision du juge. Lorsqu'il y a des écarts entre les éléments fournis par les apparentés et les rapports des experts, le juge examine la validité des informations émises par les différents parents, éléments majeurs conduisant à choisir un niveau de mesure et un mandataire. C'est aussi lorsque le médecin adresse au juge un certificat médical établissant uniquement la nature des incapacités, sans les relier à un diagnostic ou pronostic médical, que la décision du juge va s'appuyer davantage sur les avis des apparentés. Il conduit ainsi une négociation sur la solution la plus adaptée et la plus favorable à la santé de la personne à protéger et à la santé de ses proches. Dans les contextes où l'évaluation médicale prend en compte l'ordre des relations entre la personne protégée, ses proches et les compétences de ces derniers à l'accompagner, le juge est soumis à une forte injonction médicale.

Des mesures variables selon la protection attendue

Les pratiques du juge aboutissent à deux types de décisions dominantes, repérables au-delà de la pluralité des contextes et de leur singularité. La mise en évidence de l'importance des détériorations des facultés et de leur irréversibilité conduit à envisager des mesures de tutelle. Ces situations concernent majoritairement des femmes souffrant de handicaps dus au vieillissement et à des troubles psychocognitifs et aussi de jeunes adultes polyhandicapés, au moment où ils atteignent l'âge de la majorité civile. À l'inverse, les mesures de curatelle sont prononcées lorsqu'un mandat est sollicité pour la première fois à l'adresse d'une personne définie comme jeune ou susceptible de recouvrer ses capacités (un homme le plus souvent). Si ses difficultés de santé sont présentées comme potentiellement stabilisées ou réversibles, sous réserve de la poursuite d'un traitement médical et de soins assurés par des professionnels, la mesure sera la moins privative possible sur le plan des libertés. Le juge décidera plus souvent une curatelle qu'une tutelle : ainsi, la personne sera plus souvent assistée que représentée et gardera son droit de vote.

La norme qui émerge, au-delà de la règle de droit, consiste à définir le travail de gestion et de protection des biens comme un travail relationnel, visant la protection de la personne. Le soin peut faire partie des attentes associées à la mesure ou être déjà organisé de manière spécialisée par d'autres acteurs. Des coopérations, entre celui qui exerce le mandat et les intervenants de santé, sont attendues par le juge, selon les informations fournies par le rapport médical. La compétence de la famille à produire des soins de santé ou à stabiliser l'état de santé de son parent peut être validée par le juge, au vu des éléments convergents fournis par ses informateurs, s'ils ne sont pas démentis par le rapport médical. L'État, par l'entremise de la loi, crée ainsi un espace moral, occupé par les parents jugés compétents ou par un professionnel, si l'appréciation faite de la compétence d'un parent est défavorable. Les parents sont ainsi construits comme aidants obligés, encouragés par leur souci d'être de bons enfants (ou de bons parents ou de bons neveux), engagés au nom de leurs attachements et de leurs responsabilités (Pennec, 2002). Ils sont aussi transformés en partenaires producteurs et garants du maintien de leur parent dans l'ordre et la conformité aux codes de la vie sociale. Si ce travail est décrit comme risqué par les experts et par les apparentés, sur le plan de l'acceptation par la personne protégée des contraintes et des restrictions de liberté, la préconisation d'un délégué professionnel se fait alors plus fréquente que celle d'un proche.

Les normes issues du champ médical vont également infléchir les pratiques des mandataires de la mesure. Les délégués professionnels vont relayer les représentations et les attentes médicales concernant la santé de la personne protégée ou être confrontés à l'avis de tiers à ce sujet. Au moment de la décision comme de sa mise en œuvre, un rapport normatif s'élabore. « Le processus en jeu est celui d'un prolongement du rapport social médical au sein duquel l'autorité médicale, issue d'une certification de compétence spécifique, instaure une relation de supériorité vis-à-vis du non-médecin. » (Clément, Drulhe, 1998.) Se met en place une médicalisation de situations qui, pourtant, relèvent du droit autant que de la médecine et plus largement encore de la conception du statut civil, moral et éthique des personnes « incapables ».

Les délégués professionnels et la protection de la personne

L'application de la mesure, en lien avec les questions de santé, conduit les délégués professionnels à se trouver au centre de l'articulation entre les règles de droit, les normes d'autres professionnels de santé présents (c'est le cas dans 97 situations sur 100) et les normes et les valeurs de la personne protégée et celles de ses apparentés. Les compétences d'accompagnement de certains membres de la famille et de certains professionnels manifestent les coopérations et les continuités entre les pratiques des différents professionnels et des acteurs privés. Si les normes orientant le travail de santé sont proches entre le délégué et les autres professionnels, les valeurs des apparentés ou de la personne pourront être considérées dans les décisions du délégué professionnel. Si les normes sont éloignées, propres à chaque catégorie d'acteurs professionnels, il sera difficile d'entendre les valeurs de la personne et de ses proches. Elles constitueront une menace pour les professionnels présents, attachés au respect des normes, dans un contexte de forte imprévisibilité de la situation. Dans ces situations, les normes des professionnels de santé s'imposent au délégué professionnel. Ses partenaires le définiront davantage comme un professionnel en charge de l'administration des affaires que comme une personne ressource avec laquelle il est possible d'entreprendre des tentatives d'accompagnement de la personne protégée.

Trois issues distinctes résultent des confrontations entre les pratiques des différents professionnels et renvoient aussi à des manières diversifiées d'introduire les valeurs des parents. Le premier mode est orienté vers une protection où ce qui est prioritaire concerne les biens et les revenus de la personne sans que des liens explicites soient faits avec les questions de santé. Le deuxième est marqué par une mobilisation concertée, à propos de pratiques de santé validées avec la personne protégée et avec un professionnel intervenant au quotidien. Dans le troisième, le contenu de la mesure est concerté avec les normes des professionnels et selon les valeurs que des proches tentent de promouvoir pour la personne.

Une conformité aux normes juridiques

Dans ces situations, les décisions administratives sont présentées comme relativement séparées des questions de santé, qui sont supposées traitées par d'autres. L'activité vise le maintien de « l'ordre des papiers » dans un contexte de désordre des relations entre des apparentés, en désaccord sur ce qui serait souhaitable pour leur parent protégé. En vue d'une rationalisation des moyens matériels de la personne, le travail du délégué prend appui sur les règles codifiées par le droit et les procédures prévues par l'organisme qui l'emploie. Dans certains contextes, le délégué professionnel travaille seul, sans coopération familiale, et les échanges avec la personne et les intervenants professionnels s'avèrent épisodiques. L'isolement du tuteur ou curateur et sa limitation reproduiraient les cloisonnements présents entre les membres de l'entourage, professionnels et privés, lesquels fonctionnent par juxtaposition d'apports spécialisés et segmentés. Les proches ne sont des interlocuteurs du délégué qu'au titre de la parenté juridique et de leurs devoirs de solidarité (obligation alimentaire, par exemple) et font l'objet d'une information sur l'administration des biens.

Dans ces situations, de tutelle le plus souvent, les questions de santé semblent peu nombreuses et peu diversifiées, comme si la situation était pauvre en événements. Les solutions adoptées sont décrites par les délégués comme inévitables et sont les « moins mauvaises solutions » sur le plan de la santé. Le choix d'un type d'hébergement, les activités proposées, les alternatives pour organiser les soins différemment, etc., sont rapportées aux contraintes budgétaires. Celles-ci aboutissent à une interrogation limitée sur le mode de vie de la personne et parfois à un faible renouvellement des éléments de confort contribuant à la santé (lunettes, prothèses, équipements favorables à la mobilité ou à l'hygiène).

Les rapports normatifs en cours n'attribuent pas de place au délégué pour proposer des priorités quant à la santé de la personne protégée. Dans ce travail segmenté entre les acteurs, la médicalisation suit son cours de manière parallèle aux interventions du délégué. Elle apparaît conduite par les experts, les médecins spécialistes faisant réseau avec des médecins généralistes, eux-mêmes référents des soignants paramédicaux, et parfois, de la personne et de ses proches. Le délégué est cantonné aux affaires de gestion et les professionnels de santé fonctionnent sans le solliciter. Dans les établissements d'hébergement, c'est alors plus souvent les secrétaires que les cadres infirmiers ou le référent de la personne qui sont ses interlocuteurs réguliers. Le contenu des échanges porte sur le paiement des prestations d'hébergement, de suppléments (de coiffure ou de vêtements, le plus souvent) et la mise à disposition d'argent de poche. La protection des intérêts de la personne disparaît de la mesure et devient la spécificité des soignants en titre, avec lesquels peu d'échanges sont réguliers. Certains délégués vont ainsi manifester leur mécontentement de ne pouvoir exercer la mesure comme ils l'envisagent, conscients de la responsabilité qui leur incombe concernant la protection de la personne. Par exemple, ils se disent tardivement informés de l'hospitalisation d'une personne qui vit en maison de retraite ou en foyer de vie. Ils regrettent de ne pas avoir été contactés sur une décision de placement envisagée entre soignants hospitaliers à l'issue d'un court temps d'hospitalisation alors que le mandat prévoit l'assistance ou la représentation de la personne pour ces choix. Perçus par certains professionnels comme peu qualifiés sur le plan de la santé, les délégués sont alors confrontés à une domination des normes d'évaluation de la santé et des soins, promues par certains professionnels et non débattues collectivement.

Les concertations avec la personne et avec les autres professionnels en matière de santé

Certains éléments permettent au délégué de maintenir ou d'améliorer le mode de vie et l'organisation des soins auprès de la personne. La capacité de la personne protégée à interpeller et à se faire écouter, la régularité des contacts avec un professionnel présent dans son quotidien sont des facteurs qui enrichissent le face à face du délégué avec la personne protégée. Cette perspective est d'autant plus fréquente, et clairement reportée dans les écrits du dossier du délégué professionnel, que les sollicitations concernent une personne dont les difficultés font consensus pour les différents acteurs. Les normes, quant aux prises de risque et à l'autonomie dans les modes de vie et les activités, font l'objet de débats entre les intervenants professionnels en particulier.

Ces situations supposent la capacité des délégués professionnels à se laisser interroger, y compris sur ce qui fait modèle pour les uns et qui, pour d'autres, est jugé défavorable aux intérêts du majeur. Dans ces conditions, le délégué doit pouvoir s'estimer en capacité d'être un interlocuteur valable, et ce, au nom de la personne, ce qui suppose aussi qu'il soit reconnu par les éventuels professionnels présents, en particulier ceux définis comme spécialistes de la santé. Le délégué prend du temps pour s'informer et envisager la faisabilité de pratiques auxquelles la personne se dit attachée et qui la motivaient lorsqu'elle était plus indépendante. L'acquisition d'équipements favorables à la mobilité (fauteuil roulant, adaptation de l'habitat) peut alors être programmée de manière anticipée, après concertation avec la personne et les professionnels suggérant tel ou tel projet. Autre exemple: la perspective de passer un permis de conduire, permettant une indépendance souhaitée, participe de ce travail de santé, facilité par le délégué lorsque la concertation peut s'élaborer sur ce plan. Le délégué peut renforcer la réalisation de démarches de suivi de la santé de la personne protégée lorsqu'il l'aide à s'organiser pour la prise de rendez-vous médicaux, ou à hiérarchiser ses priorités parmi différents soins à solliciter pour lesquels un coût financier reste à sa charge. L'accompagnement peut aussi comprendre l'échelonnement du paiement de dettes, un reclassement professionnel, une mise en relation avec des travailleurs sociaux pour un suivi spécialisé (dans le cas de souhaits de contacts du majeur avec ses enfants placés en famille d'accueil, par exemple). L'opportunité de ces décisions comme la capacité des acteurs à en assumer les risques reposent sur l'existence de concertation entre les différents professionnels actifs auprès de la personne.

Le délégué, régulateur des formes de mobilisation des proches

Une autre forme d'exercice de la mesure est en place dans le domaine de la santé, lorsqu'il y a une rencontre possible entre le délégué et certains apparentés. Une continuité peut alors s'aménager entre les perspectives de stabilisation de la santé et les dispositions de gestion. La responsabilité du délégué devant l'institution juridique se combine à celle assumée vis-à-vis du destinataire de la mesure, et pour partie envers les membres de la parenté. Ce n'est plus uniquement une famille dans sa dimension juridique et dans les obligations civiles de ses membres qui est entendue par le délégué (Chauvière, 2000), car la personne protégée est replacée dans la dynamique des échanges entre apparentés, sous le mode de ses obligations, de sa capacité à donner et à recevoir et de sa capacité à maintenir l'électivité de ses liens.

Les apparentés sont ici confirmés dans ce qu'ils souhaitent pour leur parent parce que leurs demandes ou les formes de leurs actions prolongent des normes promues dans les univers des professionnels : indépendance à graduer, responsabilité à promouvoir, risques à contenir. L'opportunité de telle ou telle procédure est associée au bien-être et à la continuité biographique de la personne. Les débats peuvent porter sur les décisions les plus consensuelles pour les différentes parties, par exemple la vente ou la location d'un bien, la répartition de mobilier, le choix d'un lieu de vie, l'appel à des services ou plus encore le choix du devenir d'objets symboliques et personnels (tri parmi des collections de photos, de peintures, carnets de notes accumulées). Les tentatives de redonner plus d'indépendance à la personne peuvent également mobiliser les proches perçus comme coopératifs par le délégué professionnel. C'est le cas lorsqu'il s'agit, par exemple, de veiller sur la santé lors d'un retour à un habitat indépendant après une période de vie en hébergement collectif ou encore de donner, *via* un parent, l'accès à une carte bancaire ou un budget plus important couvrant les besoins quotidiens. Relais du mandat attribué par le juge, ces proches sont habilités à exercer une veille prolongeant la régulation publique car leurs interventions sont estimées compatibles avec les souhaits de la personne protégée. Dans ces contextes, la mesure pèse indirectement sur ces proches et les conduit à repenser leur mode de relation ou d'action auprès de leur parent protégé, en prenant en compte les valeurs et les normes des différents acteurs mobilisés par cet accompagnement (Pennec, 2002, 2004). Les dimensions de la responsabilité que mobilisent ces proches les conduisent à s'engager plus ou moins activement auprès du délégué professionnel pour faire reconnaître ce qu'ils souhaitent pour leur protégé (Saillant, Gagnon, 2001).

Conclusion : l'usage des règles de droit et la médicalisation normative

La médicalisation de la question des incapacités se déploie dans un double registre. Elle est attestée par les manières dont les juges s'approprient les règles de droit et les normes concernant la santé, construites de manière dominante dans le champ médical. Dans ce rapport normatif, les juges tentent de réduire leurs incertitudes par l'attention portée aux expertises médicales et sont conduits à une médicalisation de leur décision, principalement dans les situations complexes. Au cours de l'application des mesures de protection, les activités des délégués professionnels se construisent autour d'un processus analogue même s'il diffère dans ses contenus normatifs.

Ces professionnels, délégués par le juge, mettent en place un travail d'ajustement entre les règles de droit, précisant les actes spécifiques à chaque type de mesure, et la nécessité de construire un contenu singulier à ce qui relève de la protection de la personne. Cette médicalisation peut conduire à exclure les avis des professionnels placés en position dominée, ceux qui sont en position quotidienne d'accompagnement de la personne. Les réalisations dans les domaines de la santé et du soin ont davantage d'ampleur lorsqu'elles s'appuient sur les avis de plusieurs soignants professionnels.

Il reste à explorer comment cette médicalisation intervient également dans les pratiques des représentants familiaux, par exemple lorsqu'ils sont conduits à concevoir leurs actions en lien avec les professionnels d'un établissement dans lequel séjourne le parent dont ils assurent la protection. Les tensions, entre les valeurs spécifiques aux apparentés, les normes et les règles des différents professionnels, en jeu dans des rapports sociaux asymétriques, permettent de saisir les paradoxes et les incohérences auxquels certaines pratiques peuvent aboutir, du point de vue de l'accompagnement des personnes vulnérables.

Bibliographie

Castel R. (1976), *L'Ordre psychiatrique. L'âge d'or de l'aliénisme*, Paris, Éditions de Minuit.

Chauvière M. (2000), « La tutelle ou les solidarités familiales à l'épreuve de la norme », *in* Sassier M., Fossier T., Noguès H., Brovelli G. (dir.), *L'Avenir des tutelles*, Paris, Dunod.

Clément S., Drulhe M. (1998), « Enjeux et formes de la médicalisation : d'une approche globale au cas de la gérontologie », *in* Aïach P., Delanoë D. (dir.), *L'Ère de la médicalisation. Ecce homo sanitas*, Paris, Anthropos.

Doise W., Moscovici S. (1992), *Dissensions et consensus, une théorie générale des décisions collectives*, Paris, PUF.

Ferrand A. (2004), « La tension normative : un état à la fois personnel et interpersonnel », *in* Bouchayer F., Cresson G., Pennec S., Schweyer F.-X. (dir.), *Normes et valeurs dans le champ de la santé*, Rennes, Éditions ENSP.

Le Borgne-Uguen F., Pennec S. (2004), « Les solidarités familiales aux prises avec les mesures de protection juridique concernant des parents âgés », *Recherches familiales*, n° 1.

Le Borgne-Uguen F. (dir.), Pennec S., Fernandez G. (2004), *Les Majeurs protégés : entre représentants familiaux et délégués professionnels. Différentes frontières et articulations des échanges familiaux*, appel d'offres : « La parenté comme lieu de solidarité », MIRE, GIP « Mission de recherche. Droit et justice » et UNAF, recherche en cours.

Ministère de la justice (2002), « Les majeurs protégés », *in Les Guides de la justice*.

Ministère de la justice (2003), *La Réforme de la protection juridique des majeurs, pour faire vivre deux principes essentiels: la protection de la personne concernée, le respect des libertés individuelles*, document d'orientation, site du ministère de la justice, novembre.

Pennec S. (2002), « La politique envers les personnes âgées dites dépendantes: Providence des femmes et assignation à domicile », *Lien Social et Politiques*, n° 47, p. 129-142.

Pennec S. (2004), «La souffrance des proches: des ajustements négociés entre ses propres valeurs et normes de santé, celles de la famille et celles des professionnels», *in* Schweyer F.-X., Pennec S., Cresson G., Bouchayer F. (dir.), *Normes et valeurs dans le champ de la santé,* Rennes, Éditions ENSP.

Saillant F., Gagnon E. (2001), « Responsabilité pour autrui et dépendance dans la modernité avancée. Le cas de l'aide aux proches », *Lien Social et Politiques*, n° 46, p. 55-70.

Scelles R., Sassier M. (2002), *Assurer la protection d'un majeur: question incontournable pour les frères et sœurs*, Paris, Éditions du CTNERHI.

Troisième partie

L'EXPÉRIENCE PROFANE COMME LIEU D'AJUSTEMENT ET DE CONFLIT DES NORMES ET DES VALEURS

– 17 –

La souffrance des proches : des ajustements négociés entre ses propres valeurs et normes de santé, celles de la famille et celles des professionnels

Simone Pennec,
Université de Bretagne occidentale, Brest

Considérant la production de santé des enfants envers leurs ascendants malades ou handicapés, nous étudierons les pratiques profanes de soutien et de soin mobilisées par la souffrance des proches, en ce qu'elles mettent en jeu les valeurs et les normes de la personne «aidée», et celles des personnes de l'entourage qui «aident»[1]. Ces valeurs et normes se constituent également en référence aux normes des professionnels de santé, et parfois s'y opposent au nom des valeurs et des pratiques des collectifs d'appartenance, familiale et sociale. Les pratiques domestiques et familiales de santé peuvent mettre en conflit les valeurs de référence des différentes personnes pourvoyeuses ou réceptrices de soins, pour chacune d'entre elles, et entre ces personnes, compte tenu des règles auxquelles les unes et les autres se réfèrent et au sein desquelles elles composent des ordres de priorité. En ce sens, le soutien et les soins envers les proches supposent l'élaboration et la justification des attachements et des détachements, au cours de processus intrapersonnels et interpersonnels, nécessaires pour établir un partage possible des soins et leur délégation à certains membres de la famille ou/et à des professionnels. La compréhension de tels

1. L'usage généralisé des termes « aide », « aidé » et « aidant » s'est diffusé en matière de production de soins à l'égard des personnes âgées handicapées ou malades. L'imprécision de cette terminologie renvoie à l'importance dominante du soin familial et à l'assimilation de ce travail de soin au travail domestique, y compris dans le cadre professionnel comme en attestent les appellations « aide-ménagère », « aide à domicile », « aide-soignante », etc., ainsi que l'utilisation fréquente de ce registre terminologique dans les services (David *et al.*, 1999).

processus personnels et familiaux suppose de centrer l'analyse sur les dynamiques internes à ces univers et temps sociaux et de les considérer indépendamment de la conception générale de production de santé héritée de l'exercice professionnel. Comme le montre J.-P. Lavoie (2000) à propos des soins aux parents âgés dépendants, l'utilisation des référentiels de normes et de pratiques professionnelles pour rendre compte des règles de conduite des profanes (conjoints et descendants dans la recherche citée) conduit à ignorer ce qui leur est spécifique. Et ce, en termes de tâches réalisées et, plus encore, en termes de sens attribués aux pratiques sur le plan cognitif et normatif et sur le plan des valeurs et des affects. Or, les soins envers les personnes du grand âge relèvent majoritairement de la famille puisque «entre 40% et 60% des personnes à domicile reçoivent la seule aide de l'environnement [pour] 5% à 10% qui ne bénéficient que d'une aide professionnelle» (Rozenkier, 2001), la part restante bénéficiant des deux (entre 30% et 55%), ce qui accroît encore la part des familles. Dans un tel contexte et compte tenu des politiques publiques actuelles visant à intégrer la production familiale dans l'organisation des soins, diverses études récentes ont été conduites à comparer «les normes de responsabilité familiale dans les pays européens» (Daatland, Herlofson, 2003). Reste que ces responsabilités familiales s'appuient sur un système de règles répartissant les rôles et les statuts de manière telle que les représentations des obligations de soutien se différencient selon les générations, les sexes et les milieux sociaux.

Les recherches sur ces questions relèvent plus souvent des travaux relatifs au vieillissement, émanant de différentes disciplines et parfois regroupés sous le terme de «gérontologie», que des champs les plus reconnus de la sociologie. Comme l'écrit G. Cresson (1997), «la sociologie de la médecine méconnaît la famille», tout comme la sociologie de la famille ignore la santé; les recherches en la matière étant catégorisées dans le registre de l'étude des solidarités et des études féministes. Si, pour reprendre l'expression de G. Favrot (1985), «vieillir chez soi [est] un idéal pour tous, [mais] une contrainte pour les familles», cette contrainte concerne principalement les femmes, les pratiques de soin étant majoritairement et souvent quasi exclusivement exercées par les femmes, dans la famille comme dans l'entourage élargi et dans l'activité professionnelle de santé. Pour A. Walker (1993), «les croyances normatives, consacrées par l'usage, concernant la responsabilité de l'aide [...] sont intériorisées [par les membres de la famille] qui agissent conformément à un sens général du devoir, même en l'absence d'obligation au niveau individuel [...]; les femmes sont soumises à une énorme pression normative vis-à-vis de l'aide». Envers l'ensemble des membres de la parenté comme de l'entourage, les femmes cumulent les devoirs attachés aux statuts familiaux et les logiques de solidarité face aux vulnérabilités des personnes vivant à proximité (Pennec, 2003).

Ces valeurs et normes sont fondées sur leur sentiment de responsabilité face à l'urgence de l'assistance à autrui et ont été activées tout au long de leur carrière de soignante familiale quelle que soit la forme donnée à celle-ci.

Dans ce texte, nous retiendrons les configurations familiales[2] au sein desquelles de vieilles personnes souffrent de maladies longues, de lourds handicaps ou bien sont considérées «en fin de vie», en nous intéressant aux différents positionnements des enfants face au travail de santé envers leurs ascendants. Nous cherchons ici à mettre l'accent sur des distinctions qui peuvent se faire jour au sein de chaque famille, comme entre différentes familles, au cours du vieillissement des ascendants. En premier lieu, est présentée la diversité des normes mobilisées par les enfants pour rendre compte des soins nécessités par leurs ascendants et pour régler la diversité des souhaits en présence. Sont précisés ensuite plusieurs sources de tension entre normes profanes et normes professionnelles dans les interactions entre le malade, l'entourage et les professionnels de santé.

La diversité des normes familiales

Considérant la production de soin des enfants envers leurs ascendants, plusieurs distinctions sont connues: entre les filles et les fils, et entre les milieux sociaux. Ces différences sont à analyser à travers la régulation croisée entre les rapports sociaux de sexe et de classes, qui conduisent les femmes les moins dotées (au plan des scolarités et de l'emploi) à réaliser les diverses fonctions domestiques envers leurs proches et, pour certaines d'entre elles, à les effectuer également pour d'autres familles, en «remplacement» des femmes les mieux dotées (Cresson, 2000; Pennec, 2002a; Avril, 2003).

Les valeurs et les règles qui déterminent les conduites à suivre par les enfants se négocient et s'ajustent entre plusieurs partenaires au sein même des familles: entre un ou les deux ascendants et chaque enfant, entre les différents enfants, et pour chacun au sein de sa propre famille. Cet ensemble fait malgré tout système, en comprenant des normes fort diverses quant aux pratiques de soin à sélectionner et à effectuer à l'égard du parent malade, ou à déléguer à d'autres personnes au sein de la famille ou encore à faire réaliser par les différents services professionnels. La production de santé est définie ici au sens

2. Les analyses proposées s'appuient sur des monographies et sur des entretiens longs auprès de conjoints et d'enfants de personnes souffrant de handicaps ou de longues maladies (130 situations étudiées dans le cadre de plusieurs recherches: Pennec, 1997; Le Borgne-Uguen, Pennec, 2000; Pennec, 2002b, 2003).

des soins, du soutien, des conseils et de la responsabilité à répondre de son parent sur le plan administratif et parfois juridique (Le Borgne-Uguen, Pennec, 2004).

Les normes des ascendants et leur pouvoir d'imposition

Dans les relations entre ascendants et enfants, les normes qui tendent à s'imposer vont être différentes selon les enfants, mais aussi selon la présence ou non des deux ascendants. La présence des deux parents conduit à une plus forte imposition de leurs propres normes de soin, par exemple en faveur du maintien à domicile ou d'une sortie d'hospitalisation, y compris lorsque les enfants envisagent plutôt négativement ces situations. Ainsi, par exemple, confrontés aux injonctions de l'ascendant le plus valide quant aux types de soins à attribuer au parent malade, les enfants peuvent participer à un mode de prise en charge qu'ils déclarent ne pas vouloir reproduire ultérieurement, à l'égard du dernier de leurs ascendants. De fait, dans plusieurs configurations étudiées, la disparition de l'un des ascendants fait baisser le degré de reproduction des normes considérées particulières à la génération des parents et parfois à leur appartenance culturelle, et rurale pour une part de la population rencontrée. Parfois, cependant, la présence des collatéraux de l'ascendant concerné va contribuer à prolonger les conduites antérieures. Pour autant, la rupture avec les normes parentales et les normes sociales héritées ne va pas de soi et ne se réalise pas de manière semblable pour les différents enfants.

Des valeurs et des normes filiales différentes selon les enfants

Les différences de valeurs attribuées à l'accompagnement des ascendants portent ici sur la répartition des fonctions et sur les formes du soin, en particulier sur la part à accorder aux services professionnels et sur leur évaluation. Dans de précédents travaux (Pennec, 1997, 2002), nous avons analysé trois modes d'exercice des soins filiaux qui se spécifient par les formes de cet engagement et les valeurs qui en font justification. Si le sentiment d'obligation est récusé par tous, au nom du sens du devoir et de la responsabilité à l'égard des ascendants selon des expressions telles que « ce n'est pas un dû, c'est un rendu », les modes de réciprocité peuvent opposer les membres d'une même fratrie. Certains définissent les normes du soutien au regard des vœux émis – ou perçus comme tels – par leurs ascendants, d'autres reconsidèrent ces normes en référence à l'évolution des systèmes de protection sociale et de santé, d'autres encore expriment une recherche d'individualisation et de personnalisation en privilégiant une certaine exclusivité de la relation ascendant/enfant à ce moment de leurs parcours de vie réciproques.

La conformité aux vœux des ascendants et le respect de leurs valeurs

Dans le premier cas, exclusivement féminin, les représentations et les pratiques de santé s'inscrivent dans la perpétuation des règles familiales, ce qui limite, voire exclut, l'appel aux services professionnels et particulièrement l'usage des établissements tels que les maisons de retraite. La norme consiste à faire pour ses ascendants ce qu'ils ont eux-mêmes réalisé pour les leurs et selon leurs propres valeurs. Existe ici un certain consensus entre ascendant(s) et enfant(s), et plus globalement au sein de la fratrie, autour des valeurs parentales partagées et mises en œuvre suivant les modalités des ascendants. Il s'agit alors d'engagements dans lesquels les femmes deviennent spécialistes du soin familial au long cours, leurs compétentes étant reconnues par les autres membres de leur parenté et de la communauté environnante, ceux-ci intervenant dans des fonctions d'entraide. La transformation de telles pratiques familiales par la génération des descendants est envisagée comme probable tout en considérant que les valeurs familiales transmises seront mises en œuvre, y compris selon de nouvelles modalités. Il n'est alors pas anodin de constater que pour nombre de ces descendants, leur orientation professionnelle les inscrit dans les métiers du soin et du social.

La valorisation de l'expertise professionnelle

Dans le second cas, par contre, il s'agit de rompre avec ce qui est dit être « l'ordre ancien des choses », celui des générations ascendantes. Cet ordre est considéré révolu du fait de l'existence de la protection sociale et compte tenu de la médicalisation de la prise en charge des « personnes âgées dépendantes », termes utilisés par ces enfants, y compris pour parler de leurs propres ascendants. C'est la gériatrie qui est convoquée pour les fonctions diagnostiques, la réalisation des soins, le suivi et « l'accompagnement » des ascendants. Cependant, un développement de cette spécialisation médicale est fortement revendiqué face aux insuffisances repérées, sur le plan de la prise en charge de la douleur, de la souffrance psychique, et surtout du soutien moral, en particulier lors des fins de vie, et de l'accueil des familles. À leurs yeux, les modalités actuelles des soins gériatriques ne font pas contrepoint de manière satisfaisante à l'ordre ancien des choses. Si ce dernier n'est pas perpétué, c'est au nom d'un ordre prioritaire des obligations familiales : « On a plus de devoirs à l'égard de ses enfants qu'envers ses parents. » Ces personnes, femmes et hommes, sont inscrites dans un parcours professionnel, travail au nom duquel (entre autres critères) les fils sont souvent dédouanés d'un grand nombre d'obligations familiales. Cette activité professionnelle permet aux femmes de prendre plus de distance avec les soins domestiques et familiaux et de revendiquer une meilleure répartition des obligations filiales. La sélection de leurs prestations filiales est alors orientée vers la recherche des meilleurs services, la suppléance administrative et le soutien affectif. On ne retrouve pas ici aussi fortement la responsabilisation d'une fille au sein de la fratrie; c'est une certaine égalité qui est souhaitée, l'équité des fonctions et des préoccupations filiales étant posée comme une valeur à faire reconnaître face aux normes professionnelles et aux obligations sociales.

La personnalisation des relations de soin

Troisième configuration: les fils et filles qui privilégient la relation duelle avec leur ascendant, à ce moment des parcours de vie. Ces enfants valorisent avant tout l'intimité de leurs relations qui peuvent comporter des pratiques de soins corporels nombreuses et complexes et une présence importante auprès des ascendants. Les services des professionnels sont validés à l'aune de cette règle, c'est-à-dire s'ils permettent et favorisent la proximité affective entre parents et enfants en entérinant les propositions et pratiques filiales. Les normes professionnelles, les normes de la protection sociales ou les normes familiales ne sont convoquées qu'au regard de l'échange affectif. C'est la qualité attribuée à la dimension affective qui est considérée comme le principal indicateur de l'adéquation des contributions extérieures, aussi bien celles des professionnels que celles des autres membres de l'entourage. Les principes d'égalité dans la répartition au sein de la fratrie ne sont pas privilégiés, et pourraient d'ailleurs mettre à mal l'objectif de relations individualisées entre enfant et ascendant et la personnalisation des formes de l'accompagnement. La subjectivation des relations entre enfant soignant et ascendant malade semble marquer une grande recherche d'électivité filiale qui, ici aussi, peut conduire au refus de l'entrée en établissement ou parfois à son interruption.

La continuité identitaire et la préservation de l'intimité: des valeurs difficiles à mettre en œuvre

Au-delà des différences dans le degré d'investissement et les types de pratiques entre les filles et les fils (qui ne peuvent être développées ici), les positions filiales par rapport aux normes parentales soulèvent des difficultés de plusieurs ordres pour les uns et les autres. Les normes de préservation de l'intimité corporelle et celles du respect de la permanence identitaire de l'ascendant sont, le plus souvent, évaluées diversement par les fils et les filles.

Si pour les fils, les soins intimes envers leur père peuvent être envisagés, à différents degrés selon les modes de filiation évoqués précédemment mais le plus souvent pour une courte durée, il en va rarement ainsi envers leur mère. Cette situation semble quasi inconcevable et serait inconvenante au regard des normes collectives définissant les relations corporelles des fils à l'égard de leurs mères. Pour certaines filles également, celles qui sollicitent les services de professionnels spécialisés, la réalisation de soins intimes envers leur père ou envers leur mère est considérée comme hors norme, voire « contre nature », ici aussi au nom du « respect de la pudeur » des ascendants et des enfants. On peut noter pourtant que, dans le cadre de la politique française actuelle de monétarisation des soins filiaux, une fille peut devenir employée de ses ascendants et réaliser à leur égard des soins intimes alors même qu'elle considère ces soins comme contre nature, estimant qu'ils devraient relever des pratiques professionnelles. Ces conflits entre valeurs et pratiques sont plus fréquemment l'apanage des femmes en situation de précarité face à l'emploi.

Assurer la continuité biographique de leurs ascendants dépendant des soins familiaux et professionnels est un objectif exprimé par un grand nombre de filles et par certains fils. Si cette préoccupation semble davantage satisfaite pour les femmes qui se conforment aux modèles de soins exercés auparavant par leurs ascendants et aux souhaits qu'ils expriment, sa mise en œuvre paraît plus problématique pour celles et ceux qui choisissent de déléguer aux professionnels sociaux et de santé une part des objectifs de soin. Dans ce cas, la prise de distance avec les normes parentales est progressive et ne va pas toujours de soi, même si les discours, masculins principalement, la présentent comme une affaire classée. Il semble que les femmes aient plus de difficultés à régler les transactions entre les normes des générations précédentes, la fidélité aux valeurs parentales, surtout envers leur mère, et leur propre vie de famille. Si la rupture avec certaines normes de la communauté d'appartenance des ascendants peut être faite, il n'en va pas de même par rapport à ce qui est pensé être l'histoire identitaire du parent. La préservation de cette permanence identitaire, simultanément à son propre parcours biographique, suppose alors un travail d'ajustements nécessaires pour trouver « la juste place » entre prise de distance personnelle et risque de désappropriation de l'ascendant par autrui, familier ou professionnel. Détachements et ajustements difficiles, à l'exemple de Mme P. qui se vit comme « une fille dénaturée », du fait de son refus de prendre sa mère chez elle, ce qui lui semble « une charge beaucoup trop lourde... car se retrouver coincée à la maison... ça serait la prison... ». Cette femme souligne, par ailleurs, que les solidarités étaient autrefois plus fortement l'affaire des communautés : ouvrières, caritatives, de quartier... alors qu'elles lui semblent reposer aujourd'hui principalement sur la solidarité familiale, et ce, malgré le développement des systèmes de protection sociale et de santé. Propos qui rejoignent les recherches sociologiques où sont en question les rapports liant solidarités collectives et solidarités familiales et les légitimités qui les soutiennent (Pitrou, 1992 ; Jenson, 1993 ; Martin, 2002).

Étudiant les positions intergénérationnelles face aux transitions marquées par les difficultés de santé, J. Phillips, M. Ray et J. Ogg (2003) relèvent les positions « [d'] ambivalence et [de] conflit dans les familles vieillissantes », compte tenu des attitudes paradoxales de certaines vieilles personnes à l'égard de l'entrée en établissement, perçue simultanément comme seule solution possible aux graves problèmes de santé et comme « dégradation ultime et perte d'autonomie ». Ce dilemme est aussi celui des enfants des personnes malades, entre souhait de préserver l'autonomie de leurs ascendants et obligation d'assumer leur responsabilité filiale, y compris dans la participation aux décisions de santé concernant leurs parents.

Les tensions entre normes profanes et normes professionnelles

La diversité des positionnements entre les membres de la parenté rend plus complexe encore les ajustements aux codes et aux pratiques professionnelles, et ce, d'autant plus que la pluralité des acteurs familiaux de soins et leurs différences sont peu reconnues par les professionnels. Quant à ceux-ci, les normes qui règlent leurs pratiques et plus encore les valeurs auxquelles ils font référence dans les relations avec les individus sont elles aussi à distinguer selon les places professionnelles entre les médecins, les différents personnels soignants et les personnels de l'aide à domicile. Distinctions qui ne pourront être retenues dans ce texte. Les principaux soignants familiaux, perçus par les professionnels médicaux comme des « auxiliaires médicaux profanes », se trouvent confrontés à des injonctions plurielles, souvent contradictoires, émises par les autres membres de la famille et par les professionnels du soin. Ces tensions normatives portent sur les formes et les degrés de responsabilité, principalement lors des prises de décisions concernant les actes de soins envers les ascendants, au cours de négociations qui mettent aux prises simultanément les médecins et responsables de services avec les enfants (ou un seul enfant) et avec le parent malade. Ce dernier peut se trouver exclu, peu ou prou, des informations relatives à son état de santé et aux évolutions envisagées ; les discussions qui l'engagent se tiennent à distance de lui. Pour les enfants, il s'agit alors de devoir décider pour leur mère ou leur père tout en le maintenant en place de sujet adulte souhaité autonome, position problématique et paradoxale dans la mesure où elle est menée à l'insu de l'ascendant. Soulignant les dimensions de « la gestion du symbolique de la maladie », J. Bachimont (1998) note les perturbations des logiques de place familiale lorsque le soignant est un parent. Au cours du vieillissement des ascendants, certaines pathologies, les handicaps induits et la perspective de la mort mettent en question les rôles respectifs des parents et des enfants. Dans les confrontations vécues avec le milieu médical, nous retiendrons deux aspects: les interrogations portées sur les formes du vieillissement et les aspirations à une bonne distance cherchant à éviter la médicalisation du chez soi et un hôpital trop inhospitalier.

Le vieillissement entre banalisation, pathologisation et assimilation à la fin de vie

Les évaluations du corps médical sur le vieillissement en général, sur certaines pathologies du grand âge et sur les fins de vie, sont fréquemment ressenties par les enfants comme des sources d'incertitude pour leurs propres pratiques de soin et de soutien. Face à l'importance des pathologies associées, plus fortement dans les situations de troubles psychiques, les profanes s'interrogent sur les usages des catégories du normal et du pathologique. Dans l'opinion commune comme pour les professionnels médicaux et sociaux, les difficultés constatées peuvent faire l'objet d'appréciations fort divergentes, allant de diagnostics de type nosographique à l'assimilation aux effets habituels du vieillissement. Les médecins, les généralistes en particulier, ainsi que les personnels soignants et les travailleurs sociaux participent également à un tel brouillage dans la mesure où, pour des symptomatologies similaires, leurs évaluations peuvent être exprimées en termes de pathologies spécifiques considérées irréversibles ou bien assimilées à l'ordinaire (la normalité) du vieillissement.

Sur un autre plan, les fonctions de médiation et de représentation que les enfants assurent pour leurs parents les conduisent fréquemment à être informés de la maladie de leurs ascendants tandis que ceux-ci l'ignorent, laissant ainsi aux enfants la charge de gérer ces décalages. En ce sens, aux yeux des médecins et des responsables infirmiers en particulier, la vieille personne malade ne semble pas conforme au «sujet idéal de la médecine capable de percevoir son corps comme un objet clinique» (Pinell, 1992) susceptible d'entrer dans le modèle du consentement éclairé, élaboré dans cadre du colloque singulier médecin-malade. Ce sont alors, éventuellement, les enfants qui sont convoqués par le monde médical pour tenir le rôle d'interlocuteur en lieu et place de leurs parents. Ce qu'A.-M. Moulin (2003; 2004) analyse comme «le nouveau contrat social entre soignants et soignés [dans lequel] le choix ultime est passé dans le camp du patient qui en dernière analyse est l'expert de soi... [et où] c'est à lui de formuler au plus près de la réalité les conditions d'une adhésion au traitement ou le refus d'un traitement jugé trop contraignant» trouve ici une de ses limites, celle de devoir associer à «l'expertise de soi», l'expertise des siens et parfois même de s'y substituer.

Outre les divergences d'évaluation des états de santé, les soignants familiaux soulignent l'absence d'assurance quant à la qualité de leurs soins profanes et sont en attente d'une validation de leurs pratiques par les professionnels. La peur de faire souffrir leurs proches, de « leur faire mal » et la peur de mal faire certains soins peuvent renforcer les représentations d'une certaine violence exercée envers leurs ascendants. Lors du suivi des actes techniques et des traitements, un climat d'incertitude reste latent du fait des doutes et parfois des demandes d'interruption exprimées par les parents et par certains proches. À domicile, le soignant familial peut ainsi devoir surveiller, jusqu'au retour de l'infirmière, les perfusions mal acceptées par le parent, tout en s'interrogeant sur leur pertinence et sur la nécessité de les poursuivre. Les échanges avec les infirmières, les aides-soignantes et les médecins ne semblent pas apporter de réponses satisfaisantes. Un exemple : lorsque la fin d'un traitement est proposée, les profanes s'interrogent fréquemment sur le sens précis de l'arrêt qui peut signifier soit que le traitement a exercé les effets attendus, soit qu'il n'est plus efficace mais aussi qu'il n'y a plus rien à tenter. Plusieurs enfants évoquent des remarques ou des questions formulées par le corps médical dont ils considèrent, après coup, qu'elles étaient des invitations pour qu'ils interviennent dans certaines prises de décisions médicales. La sollicitation à la prise de responsabilité, ici de l'enfant pour son ascendant, conduit à des processus qui impliquent autant l'intersubjectivation des proches que la subjectivité du malade. Les sources possibles de conflits émanent alors du nombre des cadres normatifs en présence et des degrés de compatibilité des injonctions : ne pas faire de mal à ses parents, exercer une autorité sur eux, appliquer des normes professionnelles ou en négocier les modalités.

Dans d'autres situations, c'est la rapidité de l'assimilation de la vieillesse à la mort à venir qui choque les soignants familiaux. Depuis l'annonce intempestive de la mort prochaine ou d'un pronostic établi de manière inconsidérée jusqu'à l'absence totale d'informations, ce sont toutes les postures de la connaissance, souhaitée ou non par l'ascendant malade et par l'ensemble des proches familiers, qui font débat et interrogent la répartition des responsabilités entre les uns et les autres. Les enfants situent d'emblée leurs pratiques de soin dans le parcours biographique de leurs ascendants, et c'est alors le statut à accorder à ce qu'ils vivent comme une dernière étape qui les préoccupe, refusant une trop grande médicalisation ou tout au moins l'imposition de traitements qui leur semblent soit inutiles, soit source de souffrances supplémentaires. Plusieurs actes, en particulier des techniques considérées trop invasives et la répétition de certains examens, sont présentés comme des formes d'acharnement thérapeutique. Des décalages entre soins familiaux et soins professionnels existent sur l'évaluation de la douleur et plus globalement sur ce qui fait souffrir le malade, en rapport avec l'atteinte à son image par l'absence de reconnaissance de ses habitudes, ignorance vécue comme manque de respect de la personne et de son entourage familier. De plus, l'ambiguïté des positions et des propositions des professionnels s'ajoute à l'ambivalence de leurs propres sentiments filiaux et personnels face à des décisions possibles d'arrêt des soins.

Prendre soin, entre la médicalisation du domicile et l'hôpital inhospitalier

Pour évoquer les difficultés d'ajustement entre les injonctions professionnelles, les injonctions familiales et les souhaits filiaux, nous retiendrons plus précisément la situation décrite par Mme T. Lorsqu'elle découvre la gravité de la maladie de sa mère, cette femme, qui est fille unique, va souhaiter vivre avec elle une relation privilégiée. Elle va alors devoir négocier avec son père, mais aussi la fratrie de sa mère et enfin avec le milieu médical, à l'occasion de plusieurs hospitalisations et séjours en maisons de repos entrecoupés de retours à domicile. Ses propos mettent en évidence des injonctions d'ordres différents : la parole donnée par son père de maintenir son épouse à la maison, les références culturelles différentes entre les générations familiales, les réactions et suggestions des soignants à l'hôpital et ses propres peurs, ses souhaits et les valeurs qui la guident. Elle conteste aussi bien la volonté de son père de respecter les vœux de sa conjointe de mourir chez elle, que les représentations des professionnels qui préconisent des retours et des soins au domicile, provoquant l'épuisement du réseau d'aide familiale, suivis de nouveaux séjours hospitaliers et ainsi de suite. Ses relations avec les médecins et les personnels soignants sont vécues comme d'amères déconvenues concernant principalement les traitements infligés à sa mère et l'absence d'information dans laquelle les proches sont tenus, voire même le rejet de ceux-ci par les professionnels. Jugés inaccessibles et peu communicatifs, les médecins hospitaliers ne lui permettent ni de mieux comprendre la pathologie et les soins, ni d'exprimer ses craintes et ses préconisations. Elle cite la multiplicité des actes techniques, effectués de manière mécanique – le thermomètre, les perfusions, les vérifications de toutes sortes – et le peu d'actes de confort : la bouche qui reste sale, etc. « Apparemment, c'était un des cancers des plus douloureux... Et pendant la toilette c'était toujours la même chose : on lui parlait pas, et on la manipulait... Ce n'était plus un être humain, on manipulait un sac un petit peu... Je ne sais pas... j'avais un peu l'impression que le personnel fuyait un petit peu. » Ces pratiques, elle les considère anormales, la conduisant à vivre un sentiment d'étrangeté à l'égard de sa mère, du fait de « l'impression de pas la reconnaître du tout », et à se sentir « dépossédée » de sa mère.

Ces détachements paraissent être imposés sans appui possible sur des processus de négociations ni avec les professionnels ni avec les autres membres de la famille. Le « travail sur soi » (Cresson, 2001) et le travail de contention des émotions sont alors majorés sans toujours permettre l'expression de pratiques singulières issues des histoires personnelles et familiales. Dans le même temps, la diffusion du modèle des soins palliatifs promeut « l'accompagnement » des malades en enjoignant également aux proches d'appliquer les conduites normatives promues par ces services (Castra, 2003 ; Higgings, 2004). L'extension du modèle institutionnalisé de l'accompagnement au travail de santé profane renforce la responsabilité du soutien moral et de la recherche du bien mourir, préconisés par de nouvelles normes professionnelles. Sans doute est-il possible d'étendre aux soins d'accompagnement, l'analyse de J.-H. Déchaux (2004) pour qui « paradoxalement, "intimisation" et professionnalisation de la mort marchent de concert ». Les processus de « normalisation douce » qu'il précise sont en jeu dans les configurations familiales où l'« intimisation » du travail de soin s'appuie sur une forte subjectivation des rapports entre soignants et soignés, familiaux et professionnels. Là encore, on peut cependant souligner que l'inventivité du travail profane agie par les émotions et les affects mobilisés, malgré la force du soutien procuré, est rarement reconnue comme un travail soignant au regard des pratiques professionnelles, y compris dans les protocoles du soin d'accompagnement.

L'obligation affective de prendre soin et l'interrogation des normes de droit et de justice

Nous avons cherché à mieux comprendre la pluralité des positions filiales à l'égard du travail de soin envers les ascendants et à rendre compte des paradoxes rencontrés dans l'art de conjuguer des valeurs et des règles propres aux générations, aux espaces privés et aux mondes professionnels. Au-delà de la délimitation des pratiques de soutien et de soin, les valeurs et les normes évoquées font référence à plusieurs registres où s'entremêlent les limites des obligations affectives et les seuils de l'intimité, la définition de la qualité de la vie individuelle et collective, les rapports entre solidarité publique et privée. La délimitation des formes et des degrés de la responsabilité à l'égard des personnes malades et vulnérables en général, et envers ceux de leur famille en particulier, est au centre des questionnements des individus. Entre la responsabilité partagée au sein de l'ensemble social, *via* le système de protection sociale et les politiques de santé, et la responsabilité en partage familial, reposant sur la norme de réciprocité envers les ascendants, les enfants recherchent des règles de répartition des charges qui leur permettent d'exercer de manière spécifique, et reconnue par eux comme par autrui, leur propre travail de santé. Au-delà, les questions éthiques soulevées par la responsabilité des pratiques de soin et de soutien comme le souci d'une plus juste répartition des prises en charge de la santé sur les plans privé et public conduisent les personnes rencontrées à définir des principes d'organisation au nom de l'équité et de la justice et à proposer leur inscription normative dans le droit.

Bibliographie

Avril C. (2003), « Quel lien entre travail et classe sociale pour les travailleuses du bas de l'échelle ? L'exemple des aides à domicile auprès des personnes âgées dépendantes », *Lien Social et Politiques*, n° 49, p. 147-154.

Bachimont J. (1998), « Les "soins hospitaliers à domicile" entre démédicalisation hospitalière et médicalisation du domicile », *in* Aïach P., Delanoë D. (dir.), *L'Ère de la médicalisation. Ecce homo sanitas*, Paris, Anthropos.

Castra M. (2003), *Bien mourir. Sociologie des soins palliatifs*, Paris, PUF.

Cresson G. (1997), « La sociologie de la médecine méconnaît-elle la famille ? », *Sociétés contemporaines*, n° 25.

Cresson G. (2000), « Formations et compétences dans les métiers du contact direct avec les petits enfants : quelques enjeux, conflits et paradoxes », *Lien Social et Politiques-RIAC*, n° 40, p. 25-37.

Cresson G. (2001), *Les Parents d'enfants hospitalisés à domicile. Leur participation aux soins*, Paris, L'Harmattan.

Daatland S.O., Herlofson K. (2003), « Les normes de responsabilité familiale dans les pays européens : contrastes et similarités », *Retraite et Société*, n° 38.

David H., Cloutier E., Teiger C., Prévost J. (1999), « Les compétences des auxiliaires familiales et sociales expérimentées dans la gestion des contraintes de temps et des risques de santé », *Formation Emploi*, n° 67.

Déchaux J.-H. (2004), « La mort n'est jamais familière. Propositions pour dépasser le paradigme du déni social », *in* Pennec S., *Des vivants et des morts. Des constructions de la bonne mort*, Brest, ARS-CRBC, UBO (à paraître).

Favrot G. (1985), « Vieillir chez soi : un idéal pour tous, une contrainte pour les familles », *Prévenir*, n° 14.

Higgings R.W. (2004), « La mort orpheline », *in* Pennec S. (dir.), *Des vivants et des morts. Des constructions de la bonne mort*, Brest, ARS-CRBC, UBO (à paraître).

Jenson J. (1993), « Représentations des rapports sociaux de sexe dans trois domaines politiques en France », *in* Gautier A., Heinen J., *Le Sexe des politiques sociales*, Paris, Côté Femmes.

Lavoie J.-P. (2000), *Familles et soutien aux parents âgés dépendants*, Paris/Montréal, L'Harmattan.

Le Borgne-Uguen F., Pennec S. (2000), *L'Adaptation de l'habitat chez des personnes (de plus de 60 ans) souffrant de maladies et de handicaps et vivant à domicile. Usages et interactions entre les personnes, les proches et les professionnels à travers les objets, les techniques et les aménagements*, t. I et II, contrat de recherche MIRE/CNAV, Brest, ARS, UBO.

Le Borgne-Uguen F., Pennec S. (2004), « Les solidarités familiales aux prises avec les mesures de protection juridique concernant des parents âgés », *Recherches familiales*, n° 1.

Martin C. (2002), « Les solidarités familiales : bon ou mauvais objet sociologique ? », *in* Debordeaux D., Strobel P. (coord.), *Les Solidarités familiales en question. Entraide et transmission*, Paris, LGDJ.

Moulin A.-M. (2003), « Ordre et désordre dans le champ de la santé », communication au colloque « Normes et valeurs dans le champ de la santé », Brest, AISLF CR 13, UBO.

Moulin A.-M. (2004), « Ordre et désordre dans le champ de la santé », *in* Schweyer F.-X., Pennec S., Cresson G., Bouchayer F. (dir.), *Normes et valeurs dans le champ de la santé*, Rennes, Éditions ENSP.

Pennec S. (1997), *Le Traitement de la maladie, de la vieillesse et de la mort. Familles et politiques publiques*, Brest, UBO.

Pennec S. (1999), « Les femmes et l'exercice de la filiation envers leurs ascendants », *in* Pennec S. (dir.), *Les Parcours de vie des femmes. Travail, famille et représentations publiques*, postface de Guillou A., Paris, L'Harmattan.

Pennec S. (2002a), « La politique envers les personnes âgées dites dépendantes : Providence des femmes et assignation à domicile », *Lien Social et Politiques*, n° 47.

Pennec S. (dir.) (2002b), *Ce que voisiner veut dire*, avec la collaboration de Le Borgne-Uguen F., Guichard-Claudic Y., Brest, Fondation de France, ARS, UBO.

Pennec S. (dir.) (2003), *Formes de voisinage et d'entourage en situation de handicaps*, avec la collaboration de Le Borgne-Uguen F., Brest, ARS, UBO.

Pinell P. (1992), *Naissance d'un fléau : histoire de la lutte contre le cancer en France (1890-1940)*, Paris, Métailié.

Pitrou A. (1992), *Les Solidarités familiales. Vivre sans famille ?*, Toulouse, Privat.

Phillips J., Ray M., Ogg J. (2003), « Ambivalence et conflit dans les familles vieillissantes : perspectives européennes », *Retraite et Société*, n° 38.

Rozenkier A. (2001), « Les solidarités familiales s'expriment d'autant mieux qu'elles s'appuient sur des infrastructures et des services », *Âge Village*, 9 juillet.

Walker A. (1993), « La relation entre la famille et l'État en ce qui concerne l'aide aux personnes âgées », *in* Kuty O., Legrand M. (dir.), *Politiques de santé et vieillissement*, AISLF, université de Liège, université Nancy 2, cité *in* C. Martin, 2002.

– 18 –

Constructions du malade Alzheimer et expériences de la maladie

Christine Rolland-Dubreuil,
CERS-CIRUS (UMR 5193 CNRS)
et INSERM U 558, Toulouse

Dans le modèle parsonien, le rôle du médecin est de donner ou pas la possibilité à quelqu'un de jouer le rôle de malade en se fondant sur le diagnostic. Or désigner une personne comme malade n'est pas une opération neutre. Ce faisant, un médecin porte un jugement qui touche l'identité sociale de la personne et lui assigne une position dans la société (Becker, 1985). Il n'est cependant pas le seul acteur dans ce processus : des jeux d'interaction s'opèrent entre lui et le malade. Dans la mesure où l'on considère l'élaboration du diagnostic dans sa dynamique, c'est-à-dire comme une « succession d'interactions dans le temps » (Baszanger, 1986), il s'avère être une coconstruction entre professionnels et profanes. Si l'action médicale s'opère dans le travail de diagnostic et d'étiquetage de la personne en tant que malade (Freidson, 1984), l'action profane est antérieure à celle de professionnels de la santé et se poursuit conjointement à celle-ci (Barthe, 1990). Toutefois, toutes deux ne relèvent pas de la même logique cognitive ni ne représentent les mêmes enjeux individuels et collectifs.

Afin de montrer les effets de ces interactions dans l'expérience de la maladie, on prendra ici l'exemple de la situation de diagnostic de la maladie d'Alzheimer. Une analyse des modes d'élaboration du diagnostic médical, de l'information transmise au malade et des formes de traduction par la personne atteinte a été effectuée à partir d'entretiens menés auprès de soignants, de personnes diagnostiquées et de proches familiaux. Elle montre l'ampleur du travail de requalification de la norme médicale, qui définit un individu malade par la personne diagnostiquée, et coconstruction professionnelle et profane de figures de malades Alzheimer (Rolland-Dubreuil, 2002).

Le travail médical d'objectivation du diagnostic

Pour déterminer si un individu est malade, c'est-à-dire pour établir le diagnostic de la maladie, le médecin se réfère en particulier à des critères basés sur des données biologiques. Celles-ci prennent rang de valeurs sociales et constituent des normes de santé dans la mesure où elles partagent la population en deux groupes : celui des « bien portants-normaux » et celui des « malades-anormaux » (Canguilhem, 1972). Du point de vue médical, la santé se définit comme étant la concordance des constantes biologiques ou physiologiques d'un individu à une normativité statistique et à une normativité thérapeutique d'où découle une normativité sociale. Un individu est défini comme malade si ce qui est mesuré dans le fonctionnement de son organisme n'entre pas dans la fourchette des valeurs les plus fréquemment observées chez les individus qualifiés de bien portants. Il se trouve en position d'exclusion du groupe de référence des « normaux ». Or, dit Canguilhem, les valeurs biologiques ne sont qu'un élément dans l'état de santé d'une personne : le jugement de l'individu sur son état en est un autre qui ne coïncide pas forcément avec le premier et qui est essentiel dans la compréhension de l'expérience de la maladie. Dans cette perspective, l'anormal et le pathologique ne sont pas deux termes antinomiques : ils se réfèrent chacun à des univers différents.

Dans le cas de la maladie d'Alzheimer, il est admis par le monde médical que le diagnostic ne peut être considéré comme entièrement certain du vivant de la personne. Seule l'analyse anatomo-pathologique *postmortem* du cerveau (très rarement effectuée) permettrait d'établir un diagnostic certain d'un point de vue biomédical. Cette marge d'incertitude, inhérente à l'activité médicale (Fox, 1988), engendre des pratiques professionnelles révélatrices des enjeux médicaux. Afin d'approcher de la certitude diagnostique et d'affiner le diagnostic différentiel entre les diverses pathologies appartenant à la catégorie médicale des démences, les médecins opèrent une combinaison de plusieurs méthodes d'investigation (analyses biologiques, examen clinique, neuro-imagerie, tests neuropsychologiques...). Les individus diagnostiqués sont ainsi classés soit dans le groupe des malades, soit dans celui des non-malades. Le recours à cet ensemble d'outils, qui font l'objet de multiples recherches d'élaboration et de validation, fournit aux médecins la possibilité de valoriser scientifiquement leur démarche diagnostique, c'est-à-dire leur activité professionnelle. Ce souci est d'autant plus présent que leur spécialité, la gériatrie, est peu valorisée au sein de la profession médicale. Nombre de publications médicales dans le domaine portent sur les investigations et les avancées en matière de diagnostic. Même des revues à destination du grand public font régulièrement état des nouveautés en la matière, parfois même avant qu'elles ne soient validées scientifiquement. Du côté de l'action auprès de la personne venue consulter, l'existence d'un espace d'incertitude diagnostique procure au médecin une justification pour parler de «probable maladie d'Alzheimer» ou pour ne pas nommer la maladie devant la personne ayant fait l'objet d'un diagnostic ou encore pour lui dire que la maladie est seulement soupçonnée chez elle. La personne n'est pas désignée comme malade mais comme à risque d'être malade. Avec le développement de méthodes cherchant à poser un diagnostic de plus en plus précocement, cette catégorie intermédiaire prend une place de plus en plus importante. Elle permet au médecin de se sentir soulagé du poids de la désignation: il a informé la personne en lui laissant une plus grande liberté de traduction du diagnostic médical.

En prenant appui sur une catégorisation des individus en «non-malades, malades légers, malades modérés ou malades sévères», le travail médical fournit une vision de la personne focalisée sur ses caractéristiques biomédicales, en particulier neurologiques dans le cas de la maladie d'Alzheimer. Le développement de l'usage des tests neuropsychologiques montre ce souci de quantification de la part des médecins: cela représente un enjeu pour eux parce que la conséquence est l'exclusion de la subjectivité de la personne évaluée, la mise à l'écart du sens qu'elle attribue à ses symptômes et à sa maladie. Dans cette perspective, l'origine et les explications de la maladie se trouveraient uniquement dans les lésions neuropathologiques et sa traduction dans l'évaluation des performances cognitives (Rigaux, 1996). Prenons le cas du Mini Mental Status Evaluation (MMSE), indicateur de présence probable de la maladie, souvent détourné de sa fonction première car il est utilisé comme échelle d'estimation du degré d'avancement de la maladie et de classement de la personne. Ainsi, si on se réfère aux publications médicales, on relève que pour caractériser un échantillon de malades, les auteurs précisent le MMSE de la population étudiée, ce qui revient à le considérer comme une variable descriptive au même titre que l'âge ou le sexe. Des recommandations professionnelles indiquent pourtant que les résultats obtenus par cette grille ne dépendent pas uniquement des données physiopathologiques et qu'ils varient en fonction de critères comme l'âge, le niveau socioculturel, mais aussi l'état affectif ou le niveau de vigilance au moment de la passation du test (ANAES, 2000). L'usage parfois abusif ou inadéquat de certains tests montre qu'une personne ne peut être réductible à une évaluation standardisée (Pellissier, 2003). De plus, une telle opération de catégorisation semble ne pas prendre en compte que pour un même score au MMSE, correspondent des formes différentes de la maladie sur le plan symptomatique, des profils différents de malades du point de vue du maintien ou de la modification de leurs aptitudes fonctionnelles et cognitives. Le travail normatif de construction du malade Alzheimer par la médecine ne semble pas avoir abouti à un portrait clinique stabilisé.

Par ailleurs, si les médecins participent fortement à la construction des maladies et des figures de malades, son aboutissement ne dépend pas exclusivement de leur seule activité. Elle est le résultat d'une suite de négociations entre professionnels et profanes, processus qui est d'autant plus visible que l'on se situe dans le champ des maladies chroniques, dans lequel nous incluons la maladie d'Alzheimer (Baszanger, 1986).

Le travail profane de subjectivation des troubles

En fait, l'incertitude diagnostique ainsi que l'éventail des profils de malades Alzheimer ouvrent un espace de liberté à la personne pour s'identifier comme telle ou réfuter cette désignation. Le travail d'identification de l'individu en tant que malade garde une certaine autonomie vis-à-vis de la désignation médicale. Notre recherche montre qu'un médecin peut avoir informé une personne qu'elle est atteinte de cette maladie, sans qu'elle ne se déclare par la suite malade Alzheimer, ou même sans qu'elle reconnaisse publiquement avoir des troubles mnésiques ou comportementaux, symptomatiques de cette pathologie. La norme médicale qui définit un individu malade ne coïncide pas obligatoirement avec la définition que la personne donne de son état. Le cas de la maladie d'Alzheimer paraît exemplaire de la co-existence du travail médical d'objectivation de la démarche diagnostique et du travail profane de subjectivation de la maladie par l'individu. Si d'un côté, les médecins définissent des valeurs quantifiées autour desquelles les individus se distribuent en malades et non-malades, de l'autre, ces derniers traduisent les symptômes pathologiques en fonction de leur propre expérience de la maladie, et aussi en fonction de leur rapport à la vieillesse. Par ce travail de traduction, ils opèrent un déplacement des normes médicales et soumettent à redéfinition les normes sociales associées au malade Alzheimer. Ils sortent la maladie de la logique médicale en donnant sens à leur état de santé et en construisant leur propre réalité selon ce qui est le plus acceptable pour eux : se définir comme non-malade, malade ou vieux. Toutefois, il ne s'agit pas de catégories pré-établies, les frontières entre ces trois profils sont déterminées par les personnes elles-mêmes et peuvent être redéfinies à leur convenance au fil de l'avancée des troubles et de leur expérience de la maladie. Dans le croisement de la pathologie avec le vieillissement, ce qui est en jeu est le maintien de leur unité et leur continuité identitaire. Car si la maladie provoque une rupture biographique en termes de conséquences sur la vie quotidienne de l'individu et en termes de significations qu'il porte sur lui-même et qu'il attribue aux autres (Bury cité par Pierret, 2001), il y a aussi une forme de continuité identitaire (Baszanger, 1986). En effet, si, à la façon de R. Turner (De Queiroz, Ziolkowski, 1994) on considère l'identité comme étant un ensemble de traits stables et de traits éphémères ou conjoncturels qui rendent comptent des modifications d'image de soi à travers ses relations avec autrui, lorsqu'une personne change de statut, elle peut être amenée à redéfinir certaines composantes de son identité. Elle le fait par confrontation avec sa réalité de la situation et avec les normes et valeurs associées à son nouveau statut. Dans *Miroirs et masques*, Strauss (1992) étudie les mécanismes sociaux à l'œuvre dans les transformations identitaires : il montre qu'il s'agit d'un processus social, d'une série de négociations entre soi-même et autrui. Il y aurait alors opposition avec la vision neurobiomédicale pour laquelle la maladie Alzheimer engendre la perte d'identité de la personne et de là, la perte de son statut de personne.

Ainsi, Mme Édith que nous avons rencontrée parle autant de ses pertes de mémoire et de ses troubles de comportement que de ses difficultés à marcher et de ses problèmes intestinaux. Elle se désigne comme « détraquée » et associe la maladie d'Alzheimer, aussi bien que ses problèmes de santé physiques, au vieillissement (elle a 83 ans) : « les gens deviennent vieux, il y en a de plus en plus » (de personnes touchées par cette maladie). Son discours est ambivalent : elle montre une certaine acceptation de la maladie, quasiment inéluctable avec l'avancée en âge et propose une étiologie tout à fait personnelle : elle aurait été contaminée par une femme en l'embrassant à la sortie de la messe. Dans le même temps, son fils souligne son bon état de santé : « Elle a 13 de tension, elle a tout bien, elle a le cœur qui va bien. » Mme Édith oscille entre une définition d'elle-même comme vieille et naturellement malade (dont malade Alzheimer) et une définition d'elle comme vieille ayant des pertes de capacités physiques mais en bonne santé touchée malencontreusement par la maladie d'Alzheimer.

Mme Barbara, de son côté, se présente comme malade Alzheimer. Soupçonnant cette maladie, qui touche sa mère et son oncle, elle en parle à son médecin généraliste. Devant le scepticisme de celui-ci (« J'ai l'impression que je parle dans le vide »), elle s'adresse au médecin hospitalier qui suit sa mère, passe les examens qui s'avèrent positifs. La maladie d'Alzheimer en phase débutante est diagnostiquée. Barbara prend la maladie en charge : elle revendique son initiative de démarche médicale (« En définitive, c'est moi qui ai repéré les premiers signes»), adhère à l'association locale de France Alzheimer, fréquente un centre de jour spécialisé. Elle attend d'être reconnue comme malade, mais en début de maladie, et tient à être différenciée avec les personnes à un stade évolué de la maladie: «Pour eux (ses enfants), je ne suis pas malade, parce qu'ils ne me voient peut-être pas comme mamie.» Sa mère est aujourd'hui dans un état grabataire. Elle trouve une valorisation personnelle en se définissant malade d'Alzheimer débutant, en contraste avec des personnes plus avancées dans la maladie, ou même face à des personnes plus âgées qu'elle (elle a 62 ans) comme ses voisins qu'elle aide: «C'est moi qui suis malade, je ne m'occupe pas des papiers chez moi... je fais les chèques chez les autres.»

La figure emblématique de malade Alzheimer en reconstruction

Il serait réducteur de considérer le travail de traduction du diagnostic médical par les personnes atteintes uniquement en référence avec leurs rapports propres à la maladie et à la vieillesse. Un autre niveau est à considérer, celui de la représentation sociale de la maladie d'Alzheimer et de sa constitution en une figure emblématique de malade. L'idée portée par l'interactionnisme symbolique est que dans les représentations de la maladie, il n'y a pas seulement reprise d'un discours collectif, il y a aussi un travail interprétatif en fonction des expériences de chacun et des contextes dans lesquels il s'effectue (De Queiroz, Ziolkowski, 1994).

Vieillesse et maladie d'Alzheimer sont fortement associées. Cette figure prend appui sur les données épidémiologiques (la maladie est plus fréquente aux âges avancés) et elle est répandue tant auprès des médecins, qui rencontrent surtout de vieilles personnes malades Alzheimer, que des médias à travers les personnes malades montrées en exemple: ceux dont les troubles sont les plus visibles. Elle induit une représentation de la maladie qui est loin d'être neutre chez les profanes: celle du «dément» au sens étymologique de celui qui est privé de son esprit. Dans la pensée de N. Rigaux (1992), la pathologie démentielle inscrit la personne dans un processus où la maladie est envisagée comme une transition vers une forme de «déshumanité». D'autres auteurs parlent de «mort sociale» (Sweeting *et al.*, 1997). Le terme n'est peut-être pas tout à fait approprié car une place sociale reste accordée aux malades Alzheimer, même si c'est sous forme d'une disqualification ou d'une marginalisation. Il nous paraît plus juste de parler de mise en «liminalité» (Calvez, 1994). Pour M. Calvez, les individus dans une situation intermédiaire, en personnifiant l'adversité, représentent une menace pour l'ordre social.

C'est le cas d'une personne âgée à un stade avancé de la maladie. La maladie d'Alzheimer, de même que la folie – sans toutefois vouloir susciter un amalgame entre les deux pathologies –, est un trouble de la place, comme l'explique I. Joseph, car « elle vulnérabilise non seulement l'identité et l'image du malade mais aussi la confiance minimale et les routines constitutives du petit monde qui l'entoure » (Joseph, 1996). La réaction sociale est de l'exclure de l'échange.

Cette exclusion se traduit dans le fait qu'il est d'autant plus rare que les médecins annoncent le diagnostic de maladie Alzheimer que la personne est âgée et à un stade avancé de la maladie, soit parce qu'elle est considérée comme incompétente dans la gestion de sa maladie, soit parce qu'il est jugé (par les médecins mais aussi par les proches familiaux) qu'il n'est pas utile, voire qu'il est néfaste de l'en informer et qu'il est préférable de la laisser « vieillir en paix ». C'est également l'argument pour ne pas engager de démarche diagnostique : « à son âge, à quoi bon la diagnostiquer et la traiter », entend-on chez des médecins ou des proches familiaux. Inversement, si la personne est « jeune » ou si la maladie est débutante[1], les médecins tendent à adopter une attitude favorable à la divulgation du diagnostic à la personne malade Alzheimer. Elle est alors considérée apte à recevoir son diagnostic et elle est perçue comme un acteur capable de gérer sa maladie : il est notamment jugé utile et nécessaire de l'informer de son diagnostic de manière à ce qu'elle organise ses années de vie à venir. Ce serait comme si, selon le statut cognitif et l'âge de la personne, une valeur variable en tant que sujet social lui était attribuée. Toutefois, aujourd'hui, un jeune malade Alzheimer est également un élément de perturbation de l'ordre social dans la mesure où il est en décalage avec la figure du « vieux dément » et où il suscite une redéfinition des normes associées au malade Alzheimer. Il bouleverse les attendus d'autrui par une moindre visibilité de la maladie et par une demande de droit de cité[2]. Or nous assistons, et le mouvement est particulièrement visible dans les publications médicales récentes, à la construction de l'enjeu du diagnostic précoce : il s'agit de repérer la maladie au plus

1. Il n'existe pas de données quantifiées à ce sujet, mais il semblerait, d'après les médecins entendus, qu'une personne « plus jeune » fasse plus souvent la démarche de consultation médicale en début de maladie. Il y aurait donc davantage de personnes diagnostiquées précocement chez les plus jeunes. Et ces personnes seraient plus « actives » vis-à-vis de leur maladie.

2. Une investigation réalisée sur des sites Internet dédiés à la maladie d'Alzheimer nous a permis de prendre connaissance de témoignages de personnes en début de maladie. Il s'agit effectivement souvent de personnes « jeunes », ayant environ entre 50 et 60 ans. Les propos ainsi diffusés indiquent une demande de respect et de considération de la part de personnes atteintes de la maladie d'Alzheimer. Elles insistent sur le maintien de leur aptitude à s'exprimer, à agir, et par là, sur la préservation de leur dimension de sujets à part entière.

tôt chez le plus grand nombre d'individus atteints, voire de dépister les personnes dites à risque, avant même l'apparition des signes cliniques. Il y a élargissement «dans le temps» du mouvement de médicalisation vers l'anticipation de la maladie et vers la prévention de son risque d'apparition. Et il y a déplacement du seuil d'entrée dans la catégorie des malades dont le nombre s'accroît en conséquence et dont la composition est redistribuée. Nous pouvons penser que plus les personnes diagnostiquées précocement seront nombreuses, moins il sera soutenable d'avancer l'argument de l'incompétence d'une personne atteinte de maladie d'Alzheimer pour ne pas lui annoncer son diagnostic et pour la mettre en «liminalité». Le malade Alzheimer entrerait alors dans la catégorie plus neutre des personnes souffrant d'une pathologie chronique et lourde. La stigmatisation (Goffman, 1963) dont elles sont la cible du fait de la nature de leurs troubles pourrait diminuer. De même, plus le nombre de «jeunes» malades va augmenter, plus il sera difficile de maintenir une association directe entre maladie d'Alzheimer et vieillesse. Il semble donc que nous soyons dans une période de redéfinition de la figure emblématique du malade Alzheimer avec la coexistence de la figure du «vieux dément» et de celle du «jeune malade en début de maladie». On peut supposer que ce mouvement, à l'instar de celui né des personnes atteintes du sida (Barbot, 2001) ne sera pas sans conséquence dans la définition des relations entre médecins et malades et dans la place sociale des personnes atteintes de maladie d'Alzheimer.

Le nouveau malade Alzheimer : vers une dynamique de redéfinition de soi

L'activité médicale passe, en premier lieu, par la définition de critères biologiques pour définir des groupes de malades. En second lieu, des critères sociaux à valeur normative, tels que l'âge, sont utilisés de manière à constituer des catégories de malades. Malgré les efforts d'objectivation et du fait même de l'avancée des connaissances, la définition médicale n'est pas stabilisée. Un espace d'incertitude diagnostique est maintenu et fait le jeu autant des professionnels de la santé que des personnes désignées malades ou « probablement » malades. Dans un travail de négociation et de maintien de leur identité, celles-ci vont aussi bien prendre appui sur les critères médicaux et opérer une appropriation des normes médicales sous une forme dont elles peuvent tirer avantage. Les individus les plus âgés peuvent se présenter comme vieux et non comme malades Alzheimer. Certains présentent la maladie comme prétexte à ne plus faire des activités qu'ils délèguent à leur entourage. D'autres se positionnent comme porte-parole des malades Alzheimer ; et pour eux, être malade constitue un « métier » impliquant un investissement personnel (dans l'organisation de leur quotidien) et public (en témoignant sur ce qu'est la maladie pour eux et comment ils la gèrent). Ces derniers – souvent plus jeunes que la moyenne des malades et de plus en plus nombreux, du fait des nouvelles possibilités de diagnostic précoce et l'encouragement social et médical à une démarche personnelle de dépistage de la maladie –, contribuent à la construction d'une nouvelle figure de malade Alzheimer : celle d'une personne qui demande à être reconnue au même titre qu'un autre malade. Ainsi, professionnels et profanes, de par leurs actions, coparticipent chacun à leur manière à un remodelage de la figure de malade Alzheimer, qui tend à faire disparaître celle du « vieux dément ».

Bibliographie

ANAES (2000), *Recommandations pratiques pour le diagnostic de la maladie d'Alzheimer*, Paris, rapport.

Barbot J. (2001), « S'engager dans le monde biomédical. Diversité et front commun des associations », *in* Cefaï D. (de), Trom D. (dir.), *Les formes de l'action collective : mobilisations dans les arènes publiques*, Paris, Raisons Pratiques, Édition EHESS, p. 229-254.

Barthe J.-F. (1990), « Connaissances profanes des symptômes et recours thérapeutiques », *Revue française de sociologie*, n° 31 (2), p. 283-296.

Baszanger I. (1986), « Les maladies chroniques et leur ordre négocié », *Revue française de sociologie*, n° 27 (1), p. 3-27.

Becker H. (1985), *Outsiders. Étude de sociologie de la déviance*, Paris, Métailié.

Bury M. (1982), « Chronic Illness as a biographical disruption », *Sociology of Health and Illness*, 4, p. 167-182 cité par Pierret J. (2001).

Calvez M. (1994), « Le handicap comme situation de seuil : éléments pour une sociologie de la liminalité », *Sciences sociales et Santé*, n° 12 (1), p. 61-88.

Canguilhem G. (1972), *Le Normal et Le Pathologique*, 2e éd., Paris, PUF.

Fox R. (1988), *L'Incertitude médicale*, Paris, L'Harmattan.

Freidson E. (1984), *La Profession médicale*, Paris, Payot.

Goffman E. (1963), *Stigmate. Les usages sociaux des handicaps*, Paris, Éditions de Minuit.

Joseph I. (1996), « Intermittence et réciprocité », *in* Joseph I., Proust J. (dir.), *La Folie dans la place. Pathologies de l'interaction*, Paris, Édition EHESS, p. 17-36.

Pellissier J. (2003), *La nuit tous les vieux sont gris. La société contre la vieillesse*, Paris, Bibliophane, Daniel Radford.

Pierret J. (2001), « Vivre avec la contamination par le VIH : contexte et conditions de la recherche dans les années quatre-vingt-dix », *Sciences sociales et Santé*, n° 19 (3), p. 5-34.

Queiroz J.-M. (de), Ziolkowski M. (1994), *L'Interactionnisme symbolique*, Rennes, Presses universitaires de Rennes.

Rigaux N. (1992), *Raison et déraison. Discours médical et démence sénile*, Bruxelles, De Boeck/Wesmael.

Rigaux N. (1996), « Quelle vision de l'homme construit la recherche biomédicale sur le vieillissement et la démence ? », *Gérontologie et Société*, n° 79, p. 175-185.

Rolland-Dubreuil C. (2002), *Maladie d'Alzheimer: trajectoires de malades et de leurs aidants et représentations de la maladie par les profanes et les professionnels*, unité INSERM 558, CHU Toulouse, rapport de recherche (Fondation Médéric Alzheimer).

Strauss A.-L. (1992), *Miroirs et masques*, Paris, Métailié.

Sweeting H., Gilhooly M. (1997), « Dementia and the Phenomenon of Social Death », *Sociology of Health and Illness*, n° 19 (1), p. 93-117.

– 19 –

Usages de psychotropes et normes sociales : autorégulation et effets d'interactions dans des réseaux de sociabilité féminins en Finistère

Katell Terrien, Claudie Haxaire,
Université de Bretagne occidentale, Brest

Si l'anthropologie du médicament (Van der Geest *et al.*, 1996 ; Montagne, 1996) a montré que les spécialités médicales, parce qu'elles prennent sens dans la culture des consommateurs, sont plus que des objets naturels dont le bon usage découlerait des seules études pharmacologiques et cliniques, la sociologie, après avoir travaillé dans le même sens (Britten, 1994)[1], tente spécifiquement de comprendre comment leur usage dans une société donnée résulte d'une grande variété de facteurs en interaction (Cohen *et al.*, 2001). Dans la perspective constructiviste qui est la leur, ces auteurs mettent l'accent sur le fait que les médicaments, tout prescrits qu'ils sont, apparaissent comme « des objets à multiples facettes, fluctuants, construits dans l'interaction entre individus et collectivités[2] ». Bien que les recherches pionnières en ces domaines aient porté sur les médicaments psychotropes (anxiolytiques par Helman, 1981, Gabe, 1991, Haafsken, 1997 ; antidépresseurs par Karp, 1996), elles se sont focalisées sur le point de vue des patients, fussent-ils dans l'interaction avec leurs proches ou leurs médecins (Haafsken, 1997), sans trop s'attacher à décrire les stratégies d'autres acteurs. Nous ne prétendrons pas ici combler ce manque qui nous est apparu à l'issue de la recherche. En effet, pour les femmes de l'étude que nous allons présenter, les normes propres

1. Après qu'elle eût posé les limites des études quantitatives (Cooperstock *et al.*, 1982).
2. Notre traduction.

et les formes de déviance en matière de consommation de psychotropes se définissent dans les réseaux de sociabilité ou dans les communautés de travail. Normes et déviances en matière de consommation de psychotropes sont évaluées par les acteurs au regard des contraintes de l'environnement socio-économique et de la nécessité d'y maintenir intégration sociale et bien-être, épanouissement prescrit par les normes sociales actuelles. La santé mentale débordant largement l'absence de maladie mentale, il se dessine une marge floue d'espace de mal-être évaluée à l'aune de ces normes (Joubert, 2000, 2003; Ehrenberg, Lovell, 2001). L'analyse des carrières des consommatrices montre que ces médicaments ne sont employés que lorsque d'autres produits psychoactifs tels que tabac, alcool ou cannabis, tout comme d'autres types de médicaments ou de pratiques, ne suffisent plus. On voit qu'au niveau des recours, les frontières se troublent entre médicaments et produits psychotropes, et en ce qui concerne ces derniers, entre substances de consommation socialement valorisées et substances illicites (Ehrenberg, 1998). La valeur accordée à la réussite sociale amène les femmes de notre enquête à relativiser les valeurs attachées au maintien de la santé par les pratiques «naturelles», qu'elles proclament par ailleurs.

Les enquêtes sur les pharmacies familiales

Dans le cadre d'un projet financé par la Mission interministérielle de lutte contre les dépendances et les toxicomanies (MILDT)[3], nous avons mené une enquête sur les pharmacies familiales auprès de femmes de classe moyenne, suivies par des médecins généralistes[4], en Finistère. Nous avons sélectionné les personnes prenant des psychotropes, et plus précisément celles dont le traitement comportait des antidépresseurs. Nous souhaitions approcher des consommateurs de psychotropes (médicamenteux ou non) sans stigmatiser ces consommations, en les situant dans le contexte des autres médicaments et des autres soins de santé évoqués, afin d'appréhender leurs représentations de la santé et des normes de comportement en la matière. Devant ces «boîtes», ils étaient invités à aborder les différents épisodes de maladie ayant donné lieu à l'usage de ces médicaments et à évoquer les autres remèdes ou recours connus d'eux. Ces entretiens sont donc des comptes rendus de pratiques au sens des ethnométhodologues (Garfinkel, 2001). L'enquêtrice observait en outre les lieux et les modes

3. MILDT, projet 99D04.

4. Pas plus que dans l'enquête précédente nous ne recherchions de patients «psychiatriques», aussi n'avons nous pas de neuroleptiques dans ces pharmacies familiales.

de rangement des médicaments et tenait compte du contexte (cuisine, salon ou salle de bains) dans lequel se déroulait l'entretien sans mener d'observation participante de longue durée cependant (Fainzang, 2001). Il s'agissait ainsi de comprendre quelles logiques conduisaient à user de médicaments psychotropes ou d'autres psychotropes.

Le but initial de cette enquête était d'éprouver les résultats d'une enquête homologue menée en Basse-Normandie (Haxaire, 2002) auprès d'interlocuteurs(trices) de la génération précédente, toujours de classe moyenne. Pour ces consommateurs(trices), les médicaments psychotropes, toutes classes thérapeutiques confondues, appartenaient à la catégorie profane de « médicaments pour les nerfs », avec des sous-catégories moins fixées telles que « pour l'angoisse », « pour dormir », « décontractants », « calmants ». Ils entretenaient avec les médicaments « pour les nerfs » un rapport autonome, sans référence au monde médical alors que tous ces produits sont sur liste I (sur prescription). Cette autonomie ne résultait pas d'une réappropriation d'un savoir médical comme dans l'automédication (dont l'exemple typique est celui des analgésiques) mais d'un désaveu de la légitimité du médical à intervenir dans ces domaines. Nos résultats en Finistère validant ceux des enquêtes précédentes, nous pouvons considérer que la catégorie « médicaments pour les nerfs » relève bien d'une réalité sociale. De plus, dans ce dernier contexte, c'est l'ensemble des psychotropes mentionnés (médicaments psychotropes, tabac, alcool, cannabis) qui paraît appartenir à ce domaine, plus précisément à « ce qui calme les nerfs ». Les psychotropes non médicamenteux n'avaient pas été mentionnés dans les enquêtes précédentes, du fait de l'âge des enquêtés, mais ces résultats rejoignent ceux d'une enquête menée dans la région de Toulouse auprès d'un échantillon de personnes contrasté en âge et en mode de consommation (Fernandez, 2003).

Les onze femmes ayant accepté de nous rencontrer sont âgées de 28 à 59 ans, avec une moyenne d'âge de cinquante ans, et sont pour la plupart issues de classe moyenne : neuf femmes ont une activité professionnelle à plein temps, une reçoit le RMI, une s'apprête à prendre sa retraite [5].

L'angle d'analyse particulier adopté dans ce chapitre est issu d'un épisode de l'enquête qui introduisit Katell Terrien auprès de femmes travaillant dans un supermarché, la première interlocutrice rencontrée ayant déclaré que dans ce magasin « toutes les caissières se shootent ». Deux de ses collègues ont alors proposé spontanément leur

---

5. Ayant utilisé la méthode « boule de neige », pour sélectionner nos informatrices, nous espérions recueillir également des discours masculins, mais seul un homme a pu être interrogé. Nous savons en effet que les problèmes de santé de la famille sont majoritairement pris en charge par les femmes qui, de plus, sont culturellement plus enclines à faire part de leurs sentiments (Holme-Hansen, 1989).

participation à l'étude, puis ont renvoyé l'enquêtrice vers deux autres caissières servant, pour ces premières interlocutrices, de « patients exemples », tels que nous les avions définis (Haxaire *et al.*, 1999), c'est-à-dire qui servent de repoussoir. Nous analyserons ici les premiers résultats portant sur les pharmacies familiales ainsi que le début d'enquête sur le contexte de ces interactions qui nous serviront de point de départ pour le travail ultérieur de Katell Terrien.

Le domaine de la santé participe de la sociabilité des employées : on s'enquiert de la santé des collègues et de leur famille, on incite à consulter tel spécialiste, on compare les actes médicaux, les effets des médicaments, on conseille d'adopter ou d'abandonner tel comportement, tel médicament, qu'on échange même. Certaines sont considérées comme des spécialistes auxquelles se référer si l'on a un doute. Ces « spécialistes », qui sont aussi les plus anciennes de l'entreprise, sont en mesure de dire qui, parmi les caissières, consomment quoi, pourquoi, et avec quels effets. Ce qui leur confère un certain pouvoir sur les autres femmes, car ces informations sur autrui s'accompagnent généralement d'un jugement sur la pratique. Ainsi, certaines femmes sont considérées comme « déviantes » (patients exemples) par les autres.

L'observation de cette sociabilité permet à elle seule d'appréhender la spécificité des psychotropes. Les discussions peuvent porter sur diverses catégories de médicaments, sur la ménopause ou les douleurs récurrentes, mais il est surtout question de bien-être/mal-être. Un des troubles majeurs dont se plaignent ces femmes est la perte de sommeil. Elles comparent les effets des différents médicaments donnés. S'il arrive que le remède « pour dormir » ne soit pas efficace, on s'en remet à ses collègues « spécialistes », avant de consulter son médecin. Un autre épisode de l'enquête appuie ces analyses. Une femme, « patient exemple » d'une interlocutrice précédente, vivant un contexte difficile (mère malade à charge, décès récent du frère, conflits familiaux autour de l'héritage), refusait de nous recevoir chez elle, mais acceptait une rencontre sur son lieu de travail. Notre intermédiaire lui avait précisé qu'il serait souhaitable qu'elle apporte sa pharmacie familiale. Mais c'est avec deux boîtes de médicaments (Atarax®[6], Athymil®[7]) qu'elle utilisait à ce moment, et qu'elle estimait seuls « indispensables », qu'elle est arrivée. Elle avouait ne pas avoir jugé utile d'apporter l'ensemble de ses médicaments, jugeant le reste « sans intérêt » (« Aspirine®, Efferalgan® [antalgiques] et des machins comme ça »). Elle estime être « un cas », avoir un profil de consommatrice peu commun. Nous pouvons alors nous interroger sur les origines d'une telle perception et sur l'incidence de l'attitude de ses collègues.

6. Anxiolytique n'appartenant pas à la famille chimique des benzodiazépines.
7. Antidépresseur tétracyclique sédatif.

Constatant qu'en matière d'usage de psychotropes, il existe des formes de déviance définies par nos interlocutrices non pas en fonction des prescriptions médicales, mais par rapport à leur propre pratique, nous nous sommes interrogées sur les normes encadrant ces utilisations et sur les processus à l'œuvre dans la définition de ces normes. Nous exposerons donc ici la manière dont émergent des normes de consommation à mesure que les utilisatrices se familiarisent avec les produits.

Usages de psychotropes et normes sociales

Il est difficile de connaître les représentations initiales des six interlocutrices utilisant régulièrement des médicaments psychotropes depuis au moins une dizaine d'années. Cependant, ces produits pharmaceutiques, comme l'ensemble des psychotropes, semblent avoir été perçus de manière négative. Et cela trouve souvent son origine dans un passé douloureux : il n'est pas rare que ces femmes aient connu un parent dépendant consommant une grande quantité de produits (qui joue donc le rôle de « patient exemple »).

> « Si je ne voulais pas prendre ces médicaments-là, c'est parce qu'ils me faisaient peur. J'avais peur de ne pas pouvoir m'en passer. Disons que j'ai ma mère qui est maniaco-dépressive, je l'ai toujours vu prendre des médicaments, et je me suis dit que jamais je ne deviendrai comme elle. » (Secrétaire, 52 ans.)

Ces représentations ont amené nos informatrices à considérer qu'il ne faut pas « céder » devant une difficulté et faire usage de médicaments psychotropes, mais qu'au contraire il est nécessaire d'affronter ses problèmes « par soi-même », sans aide médicamenteuse. À la « facilité » de prendre un médicament s'oppose la capacité à « tenir ».

> « Non. J'ai pas cédé. C'est la solution facile, mais je me dis "Mince alors !" » (Caissière, 59 ans.)

Mais cette autonomie revendiquée a ses « limites ». Malgré la critique de cette « solution facile », il arrive que l'on se trouve contrainte à y avoir recours, lorsque « s'en sortir toute seule » est devenu impossible. Cette phase de refus initial a bien été mise en évidence par D.A. Karp (1993) en étudiant les « carrières » des utilisateurs d'antidépresseurs. Elles se déroulent selon lui en trois étapes : après la résistance initiale, désespérés, ils capitulent devant les avis d'experts, mais n'envisagent de les prendre que pour une courte période, enfin, désenchantés, ils veulent s'en débarrasser pour voir ce qui se passe alors.

> « Je crois que j'arrive à réaliser quand j'ai atteint la limite. Parce que je vois ma belle-sœur, qui arrive pas, elle va jusqu'à la déprime complète avant de céder et d'aller chez le médecin demander. » (Caissière, 59 ans.)

De plus, les individus ne paraissent pas être également dotés de ces aptitudes à faire front. En effet, si certaines interlocutrices n'ont eu que tardivement recours aux médicaments psychotropes, d'autres en ont fait l'expérience précocement et n'envisagent plus de vivre des situations difficiles sans cette aide.

> « Il faut dire que tout le système tranquillisant, je suis tombée dedans quand j'étais petite, à savoir que ma mère a commencé à me donner du Tranxène®[8], quand j'étais au collège ! Parce qu'elle-même est une forte consommatrice. Donc il y a un terrain d'angoisse peut-être dans la famille, mais il y a également un terrain de médicaments. » (Éducatrice, 44 ans.)

De même, les moments où l'utilisation de psychotropes devient indispensable sont définis spécifiquement par chaque individu. La détermination des temps de consommation survient après une première expérience empirique des effets de médicaments psychotropes. Ainsi, il apparaît que celles qui y ont eu recours de façon ponctuelle n'envisagent de répéter cet acte qu'en cas d'accident majeur.

> « J'en aurais recours que s'il m'arrivait quelque chose de grave, mais je ne prendrai pas du Prozac®[9] pour une bagatelle. [...] Si un jour tous mes enfants meurent dans un accident de voiture, j'en reprendrais parce qu'il faut. Pour surmonter vraiment quelque chose qui est important. » (Secrétaire, 52 ans.)

À l'inverse, pour les femmes ayant prématurément et régulièrement usé de ces produits, diverses circonstances entraînent la consommation.

> « Quand brusquement au milieu d'un grand magasin, je ne sais plus où je suis, je fais un peu d'agoraphobie. Donc je prends ça [benzodiazépine], j'en ai toujours. C'est vrai que ça m'aide, je suis quelqu'un qui parle beaucoup, mais je suis quelqu'un qui est absolument incapable de parler en public. Or j'ai une profession où je dois parler en public, j'ai pas mal de réunions. Il m'en faut, hein, avant d'y aller, sinon je ne parlerais pas. » (Éducatrice, 44 ans.)

Les représentations des psychotropes et les modalités de leur usage varient donc d'un individu à un autre, en fonction des circonstances dans lesquelles se sont produites ces utilisations, ainsi qu'en fonction des effets de ces produits. Nous retrouvons ici ce qu'avait montré J. Haafkens (1997), à propos cependant des seuls usagers au long cours de tranquillisants, à savoir que les régulations de consommation sont davantage liées au mode de socialisation qu'aux injonctions

8. Anxiolytique (benzodiazépine).
9. Antidépresseur sérotoninergique.

médicales (80 % prenant, dès le début, des doses plus importantes ou plus faibles que la posologie prescrite). Notons que nos interlocutrices différencient mal antidépresseurs et anxiolytiques et redoutent de prendre les premiers par peur des effets des seconds.

Pourtant, toutes pensent qu'il est préférable de s'en passer. Les difficultés que rencontrent ces femmes sont surmontées par l'intermédiaire des effets des psychotropes dont l'usage renforce leur sentiment d'échec (Healy, 2002). Nos interlocutrices considèrent en effet que le fait d'absorber « ces médicaments-là » ne résout pas leur problème, mais qu'ils permettent de neutraliser, pour un temps, sentiments, humeurs et pensées.

> « Je pense que les médicaments c'est pour t'aider, mais pas t'aider dans le bon sens. La psychothérapie, elle te fait parler et c'est ça qu'il faut. Les médicaments, ça te calme simplement, mais si t'as pas envie de parler, tu parles pas. Alors que la psychothérapie, s'il y a un *feeling* avec la thérapeute, tu te délies, tu oublies ce que tu as à l'intérieur de toi, alors que ça, c'est plutôt se cacher pour moi. » (Femme au RMI, 28 ans.)

Plusieurs femmes nous ont fait part de cette impression d'éprouver, sous l'effet de ces médicaments, des perceptions inconnues jusqu'alors. Elles ont donc cherché à s'en débarrasser afin de retrouver leur état d'esprit « ordinaire » et de se défaire d'un tempérament qui n'est pas le leur. Elles oscillent donc entre le désir de « faire avec » leur propre individualité et la volonté de maîtriser certaines émotions.

> « Parce qu'il m'est arrivé de jeter tous mes médicaments à la poubelle et puis d'avoir une crise d'angoisse et de me retrouver la nuit toute seule, la bonne crise, à tourner en rond, et puis faire venir le médecin, hop, piqûre de Valium®. [...] Et là, j'essaie de m'en débarrasser parce que j'ai l'impression que ça déréalise. J'ai l'impression que c'est pas moi. » (Éducatrice, 44 ans.)

L'idéal est donc de parvenir à réguler soi-même ses émotions. Mais par manque de temps, de moyen et d'alternatives, nos informatrices ont recours à des médicaments afin d'être en mesure d'assumer un quotidien qui laisse peu de place et de temps aux imprévus.

Nos interlocutrices réprouvent l'usage des psychotropes tout en les utilisant, et ce, parfois de façon quotidienne. Mais ces consommations sont vécues sur le mode de la contrainte.

> « Je voudrais bien ne pas en prendre mais là je sens que j'en ai besoin. [...] J'aimerais bien ne prendre aucun médicament, mais il y a des moments où tu es obligée ! » (Institutrice, 54 ans.)

Ces « obligations » découlent de l'organisation sociale et du rythme de vie auxquels sont soumises nos informatrices. Partagées entre leurs activités professionnelles et les tâches de la sphère privée, elles disposent de peu de temps pour elles-mêmes : la journée de travail terminée, elles doivent encore s'assurer du bon déroulement des devoirs de leurs enfants, rendre visite à un parent malade, faire les courses, le ménage, préparer le repas... Le rythme effréné de leur quotidien est à lui seul la cause de multiples tensions. Comme le souligne Widlöcher (2001), « la dépression succède rarement à un stress unique. Elle s'installe progressivement dans l'accumulation des épreuves. Ce n'est pas le stress qui est dépressiogène, ce sont les conditions de vie secondaires à l'événement ».

> « Je réagis toujours relativement bien en face de l'obstacle. C'est après quand tout se calme alors là l'angoisse revient. Ce qui me tue, c'est la vie quotidienne. » (Éducatrice, 44 ans.)

Cette cadence quotidienne les fragilise et érode leur réactivité. Que survienne alors un événement tragique ou perturbateur, et toute cette organisation risque d'être remise en cause. Pourtant elles cherchent à la maintenir coûte que coûte, et c'est pourquoi l'usage de psychotropes s'impose. Ceux-ci représentent en effet un moyen peu onéreux et peu contraignant de soulager ses troubles, comparés à d'autres formes de recours possibles. En ce domaine comme pour ce qui concerne les personnes épileptiques étudiées par J.A. Trostle *et al.* (1983), ces usages résultent d'une véritable évaluation « coût/bénéfice ».

> « – La relaxation vous n'avez jamais essayé ?
> – J'y ai pensé, mais j'ai pas le temps parce que quand je rentre du boulot il est déjà 19 h 30, 19 h 45. Pourtant il paraît que c'est super. » (Caissière, 48 ans.)

On vient donc à user de ces psychotropes afin de préserver son identité de « bonne mère », « bonne fille », « bonne salariée », « bonne épouse » et faire face aux aléas du quotidien. Ces identités, qui situent les individus, sont aussi prescrites par la société qui exige de ses membres qu'ils soient performants (Ehrenberg, 1991). Cette idée est d'ailleurs explicitement exprimée par l'une de nos informatrices.

> « Ils prescrivent trop de médicaments de manière générale au détriment du repos. Mais je suppose que c'est la société actuelle qui veut que l'on soit toujours performant et cætera. Je pense que la médecine marche dans le système libéral actuel. De toute façon, ils sont libéraux, mais ils deviennent ultralibéraux. » (Éducatrice, 44 ans.)

La réussite professionnelle est une préoccupation de nos interlocutrices : il faut être en mesure d'assumer ses responsabilités et d'être efficace au travail. Ces femmes décrivent des bouleversements ayant provoqué leur « stress », leur « angoisse » ou leur mal-être, et déclenché un « cercle vicieux » dont il faut rapidement sortir pour ne pas devenir improductives.

> « Parce que si je prends pas, je dormirais pas, et si je dors pas, je tiens pas le coup, et que c'est un cercle vicieux si on dort pas. » (Caissière, 45 ans.)

Leurs conditions de travail sont souvent évoquées comme des éléments constitutifs de leur mal-être, mais le travail reste une valeur centrale dont découlent des normes de comportement. Pour y répondre, nos informatrices aménagent leur consommation de psychotropes en se détachant progressivement des prescriptions médicales. Ainsi, les psychotropes se rattachent davantage à un univers de préoccupations qui touche aux rythmes de la vie, aux habitudes intimes[10]. L'ensemble des psychotropes prend les caractéristiques déjà notées par J. Haafkens (1997) pour les benzodiazépines, d'être des substances autorégulées, hors du contrôle médical.

> « Le somnifère, je peux ne pas le prendre, si je ne suis pas obligée de me lever. Je joue un peu avec ça. Si je me réveille à 1 h du mat', si je sens que je ne vais pas dormir, il faut absolument que je prenne un quelque chose pour être en forme à 7 h, au cas où il y aurait école. Tandis que le week-end, si je ne dors pas, je peux dormir dans la journée. » (Institutrice, 54 ans.)

Ici, les normes encadrant la consommation de psychotropes sont donc moins fonction des injonctions médicales que des attentes sociales. Les consignes du médecin sont abandonnées et laissent place à une pratique autonome qui émerge de la connaissance empirique des effets de ces produits. Pourtant, ces formes d'automédication ne se produisent pas de manière anarchique : elles sont régies par des normes produites par l'interaction de l'utilisatrice et de son environnement. Redoutant l'accoutumance et la dépendance, les femmes de l'étude agissent de manière à ne pas se sentir dépendantes.

> « Le premier, c'était Atarax®, ça fait déjà assez longtemps, je connais Atarax®, ça fait bien 10, 15 ans. Mais que je n'utilise pas régulièrement. Que en cas de grosse, je veux dire quelques jours quand même sans avoir dormi. » (Caissière, 48 ans.)

La légitimation de sa pratique passe par la comparaison à l'autre (patients exemples) et par les preuves que l'on se donne de la maîtrise que l'on a des produits, telles que des coupures, des temps d'abstinence et le fait de fractionner son médicament.

> « Mais moi, comme je n'en prends pas régulièrement, comme je les coupe en petits morceaux. Un quart, c'est pas assez, mais un demi me convient. » (Caissière, 48 ans.)

Mais cette maîtrise des produits paraît précaire. Étant donné que nos interlocutrices anticipent les situations où l'usage du médicament s'avèrera nécessaire et l'utilisent dans un but préventif, la fonction curative de celui-ci perd de son efficacité lorsque survient un événement inattendu.

---

10. Ce que recoupe l'analyse effectuée par le logiciel Alceste (Haxaire *et al.*, 2003) qui donne toutes les spécialités psychotropes dans le même univers lexical que les mots des rythmes temporels mais où toute référence à la médiation de tiers est exclue, *a fortiori* celle de médecins prescripteurs.

> « Là, ce soir, je vais prendre un de chaque. Normalement, c'est un comme ça [Athymil®] et un demi [Atarax®], là je vais prendre un entier. Je sais les jours où il faut que je les prenne. [...] C'est peut-être pas assez fort justement, quand j'ai des moments comme ça. » (Caissière, 48 ans.)

Il est alors fréquent que l'on ajuste (augmente, ici) la quantité consommée ordinairement ou que l'on ait simultanément recours à une autre pratique addictive.

> « J'ai une autre drogue dont je suis accro, c'est la bouffe, hein ! [...] Et puis, il est évident que quand vraiment je suis mal, j'ai deux remèdes, c'est ça [benzodiazépine] et quelque chose à manger d'urgence. » (Éducatrice, 44 ans.)

Durant ces périodes où ces femmes se sentent « vraiment mal », les conduites addictives s'amplifient et se multiplient, les normes et les restrictions habituelles s'estompent.

> « Sauf la cigarette, c'est ma drogue. Il y a 4 ans, quand je suis tombée [dans le coma], je fumais 4 paquets par jour. Mais là, j'en suis à 1 puisque j'ai pas pu arrêter. » (Caissière, 48 ans.)

Elles flirtent avec l'horizon redouté de la « drogue » qu'elles maintiennent tant bien que mal à distance selon leurs normes, tout en étant éventuellement catégorisées « shootées » par leurs collègues, consommatrices elles-mêmes. Les normes, dont il est ici question, sont donc à considérer comme des « normes pratiques » (Ferrand, 2004) qui évoluent en fonction des types d'interactions que l'individu établit avec son entourage.

Conclusion

Dans cette étude, les variations d'usage des psychotropes, qu'ils soient ou non médicamenteux, sont liés aux événements de vie ; les ruptures en particulier, sont données comme justifiant les premières rencontres avec les produits. Ces aléas, parce qu'ils perturbent une organisation quotidienne tendue, sont susceptibles de remettre en cause les statuts assumés par ces femmes, s'investissant dans leur travail et assurant la vie domestique. Pour maintenir le niveau de réussite sociale auquel elles aspirent, nos interlocutrices, souvent soumises à la double journée de travail, s'efforcent d'ajuster leur comportement aux attentes sociales sans prendre en compte les risques pour leur santé que la consommation de médicaments « chimiques » est à leurs yeux. Quel que soit l'âge de leur initiation, toutes produisent des formes d'automédication, qui résultent de l'évolution des représentations et des normes concernant l'utilisation de psychotropes. D'abord peu enclines à consommer, elles « apprivoisent » le produit, puis se l'approprient en définissant des limites, des normes de consommation et cela en interaction avec leur environnement. Comme D.A. Karp le souligne bien (1993), elles sont à la recherche du produit idéal, testant successivement les médicaments accessibles. Dans cette quête, certaines communautés dans lesquelles ces femmes sont sociabilisées, comme celle des caissières du super marché abordé, constituent un forum d'évaluation. Il y paraît possible d'émettre des réserves, de critiquer certains usages, de mettre en garde contre des formes d'abus, sans que cela ne génère de rejet ou de prise de distance. Il ne semble pas qu'elles « évitent le *feedback* des autres, sauf lorsqu'ils ont la même opinion » comme les consommatrices au long cours de benzodiazépines étudiées par J. Haafsken (1997), mais cette étude devra être poursuivie. Quoi qu'il en soit, la frontière entre conduite conforme et déviance est mince, et des passages de l'une à l'autre se produisent. Au quotidien, l'usage paraît contrôlé, maîtrisé, par peur de l'accoutumance et de la dépendance, alors que, paradoxalement, face à des événements de vie négatifs, les comportements dévient au regard de leurs propres normes conformes aux valeurs de la société.

Bibliographie

Britten N. (1994), « Patient's Ideas about Medicines: A Qualitative Study in General Practice Population », *British Journal of General Practice*, n° 44, p. 454-468.

Cohen D., McCubbin M., Collin J., Pérodeau G. (2001), « Medication as Social Phenomena », *Health: An Interdisciplinary Journal for the Social Study of health, Illness and Medicine*, vol. 25, n° 4, p. 441-469.

Cooperstock R., Parnell P. (1982), « Research on Psychotropic Drug Use: A Review of Findings and Methods », *Social Sciences and Medicine*, vol. 16, p. 1179-1196.

Ehrenberg A. (1991), *Le Culte de la performance*, Paris, Calman-Lévy.

Ehrenberg A. (1998), *La Fatigue d'être soi, dépression et société*, Paris, Odile Jacob.

Ehrenberg A. (dir.) (1998), *Drogues et médicaments psychotropes. Le trouble des frontières*, Paris, Esprit.

Ehrenberg A., Lovell A. (dir.) (2001), *La Maladie mentale en mutation. Psychiatrie et société*, Paris, Odile Jacob.

Fainzang S. (2001), *Médicaments et société*, Paris, PUF.

Fernandez I. (2003), *Du sens du dormir aux formes de la maladie dépressive: hétérogénéité des usages des psychotropes et de leurs significations*, thèse pour le doctorat de sociologie sous la direction de Druhle M. et Lovell A., université de Toulouse-le-Mirail.

Ferrand A. (2004), « La tension normative: un état à la fois personnel et interpersonnel », *in* Schweyer F.-X., Pennec S., Cresson G., Bouchayer F. (dir.), *Normes et valeurs dans le champ de la santé*, Rennes, Éditions ENSP.

Gabe J. (dir.) (1991), *Understanding Tranquiliser Use: Contributions from the Social Sciences*, Londres, Tavistock/Routledge.

Garfinkel H. (2001), « Le programme de l'ethnométhodologie », trad. fr. *in* Fornel M. (de), Ogien A., Quéré L. (1996), *L'Ethnométhodologie : une sociologie radicale*, Paris, La Découverte.

Haafkens J. (1997), *Rituals of Silence, Long-Term Tranquilizer Use by Women in the Netherlands. A Social Case Study*, Amsterdam, Het Spinhuis.

Haxaire C., Brabant-Hamonic J., Rougeot E., Wald P. (1999), *Usages et compétences familiales en matière de médicaments psychotropes*, rapport MIRE, convention 7/95.

Haxaire C. (2002), « "Calmer les nerfs" : automédication, observance et dépendance aux médicaments psychotropes », *Sciences sociales et Santé*, vol. 20, n° 1, p. 63-88.

Haxaire C., Bodénez P., Richard E., Terrien K. (2003), *Gestion différentielle des dépendances par les médecins généralistes de Bretagne occidentale*, rapport sur le projet 99D04, MILDT, INSERM, CNRS.

Healy D. (2002), *Le Temps des antidépresseurs*, Paris, Le Seuil.

Helman C.G. (1981), « "Tonic", "Fuel" and "Food" : Social and Symbolic Aspects of Long-Term Use of Psychotropic Drugs », *Social Science and Medicine*, n° 158, p. 521-533.

Holme-Hansen E. (1989) « How Widely do Women and Men Differ in their Use of Psychotropic Drugs : A Review of Danish Studies », *Journal of Social and Administrative Pharmacy*, n° 6, p. 165-183.

Joubert M. (2000), « Précarisation et santé mentale. Les déterminants sociaux de la souffrance psychique », *in* Joubert M., Chauvin P., Facy F., Ringa V. (dir.), *Précarisation, risque et santé*, Paris, INSERM.

Joubert M. (dir.) (2003), *Santé mentale, ville et violence*, Paris, Érès.

Karp D.A., (1993), « Taking Anti-Depressant Medications : Resistance, Trial Commitment, Conversion, Disenchantment », *Qualitative Sociology*, vol. 16, n° 4, p. 337-359.

Karp D.A. (1996), *Speaking of Sadness: Depression, Disconnection, and the Meaning of Illness*, New York, Oxford University Press.

Montagne M. (1996), « The Pharmakon Phenomenon : Cultural Conceptions of Drugs and Drugs Use », *in* P. Davis (dir.), *Contested Ground: Public Concern and Private Interest in the Regulation of Pharmaceuticals*, New York, Oxford University Press, p. 11-25.

Trostle J.A., Allen W. Hauser, Susser I.S. (1983), « The Logic of Noncompliance : Management of Epilepsy from the Patient's Point of View », *Culture Medicine and Psychiatry*, vol. 7, n° 1, mars, p. 35-56.

Van der Geest J., Whyte S., Hardon A. (1996), « The Anthropology of Pharmaceutical : A Biographical Approach », *Annual Review of Anthropology*, n° 25, p. 153-178.

Widlöcher D. (2001), « Psychogenèse de la dépression et mode d'action des médicaments antidépresseurs », *in* Ehrenberg A., Lovell A., *La Maladie mentale en mutation*, Paris, Odile Jacob, p. 209-218.

– 20 –

La souffrance des usagers de drogues incarcérés : regards profanes sur le sens de la peine

Fabrice Fernandez,
Université Toulouse 2

Les usages de drogues réguliers et dépendants sont souvent considérés en médecine comme la cause ou la conséquence de souffrances psychiques. Ainsi, le manuel de référence de la psychiatrie nord-américaine (DSM IV)[1] (APA, 1994) définit la dépendance comme un « mode d'utilisation inadéquat ou inadapté d'une substance conduisant à une altération du fonctionnement ou à une souffrance cliniquement significative ». Mais pour nombre de médecins, y compris de généralistes, c'est aussi un « état de souffrance qui conduit à la toxicomanie ». Cette tendance contemporaine à traiter de ce que certains nomment « la nouvelle question sociale », c'est-à-dire de ces individus « désaffiliés », « exclus » et « précaires » surexposés par le manque d'attaches et l'absence de protections (Castel, 1995), par le prisme de la souffrance, a été mis à jour dans de nombreux domaines d'intervention sociale (Fassin, 2003, p. 18). La prison n'échappe pas à cette tendance mais, en concentrant des individus « en souffrance », c'est toute la question du contrôle social et du sens de la peine qu'elle permet au profane de réinterroger. Nous avons recueilli un ensemble de matériaux autour de cette souffrance à la fois à l'intérieur et à l'extérieur de la prison, auprès de sortants de prison, d'usagers de drogues en errance urbaine et de personnes incarcérées en maisons d'arrêt pour infraction à la législation sur les stupéfiants. Il apparaît que l'interprétation du rôle de cette souffrance psychique et de

1. DSM : Diagnosis Criteria of Mental disorders.

la mise en scène du corps souffrant (automutilation, ingestion d'objet, etc.) oriente les logiques d'actions profanes de manière différenciée et conflictuelle. Mais à travers elles, c'est la question de la place de la souffrance dans ce que punir veut dire (Foucault, 1975) qui est soulevée.

Accès aux soins et rôle du médicament

En maison d'arrêt, les représentations profanes des maladies viennent interférer avec le discours des soignants sur les modes de contamination. Des détenus affirment que «le sida s'attrape par la sueur» ou la varicelle «par la poussière». Ces peurs sont accentuées par les difficultés quotidiennes d'accès aux soins (toujours fonction des nécessités et des impératifs du travail des surveillants), ce qui augmente d'autant le climat de méfiance et de suspicion autour du personnel pénitentiaire et médical.

Car la médecine est, elle aussi, considérée comme partie liée avec la peine et les détenus doutent du secret médical et de la confidentialité des dossiers. Pour de nombreux soignants, la pratique médicale participe à la gestion de la détention (Bessin, Lechien, 2001), l'impuissance à établir une véritable relation de soins se traduit dans les discours des détenus comme une volonté tacite de leur nuire. La prison est alors vécue sur le mode de la violence et de la domination, comme une totalité qui cherche à les écarter du jeu social, les paupérise, reproduisant ou amplifiant les inégalités sociales de l'extérieur. Les services médicaux et psychiatriques sont souvent perçus comme faisant partie de ce système de domination et d'exclusion où «les infirmiers qui distribuent des cachets» deviennent «des dealers ambulants» et le médicament, un «outil d'asservissement».

De la plainte à l'imposition d'une norme

Entre détenus, le discours plaintif reste problématique et devient l'objet d'agacement, notamment envers les usagers de drogues dépendants qui sollicitent souvent le personnel médical (notamment pour l'obtention et le suivi de leur traitement de substitution).

Les difficultés quotidiennes pour obtenir un rendez-vous à l'infirmerie accentuent le sentiment «qu'en prison, il n'y en a que pour les drogués». Une approche psychiatrique appréhendant la toxicomanie sur le modèle d'une maladie est relayée ici par le savoir profane combinant quant à lui de manière indifférenciée le sida et la toxicomanie. À l'instar de ce détenu qui affirmait: «À coté de moi, il y a un mec qui est malade du sida, on lui donne des cachets de toxicomane », un système d'interprétations et de justifications se met en place associant maladie mentale et maladie physique et permettant d'expliciter les modes d'exclusion envers les usagers de drogues.

Si l'incompréhension entre détenus naît souvent de situations de décalage vis-à-vis de l'appréhension de la durée de la peine et des modes d'adaptation à mettre en place (les plus problématiques de ces adaptations demeurant le suicide, la tentative de suicide et l'automutilation), en appelant à des incompatibilités d'humeur ou au non-respect des règles fixées par l'administration (ménage, silence, respect, etc.), les logiques d'interaction s'inscrivent dans un véritable contrôle social quotidien visant à la mise à l'écart des « contagieux » (appels répétés aux surveillants, menaces de violence, chantage, etc.).

Les normes qui visent à exclure les usagers de drogues des cellules collectives ou des discussions ordinaires sont présentées comme nécessaires et justes. Le respect qu'on va accorder aux détenus dépendra aussi de leur capacité à mettre en œuvre ces normes.

Deux modes d'ajustement intérieur/extérieur

Dès la première incarcération, c'est à un double ajustement que le prévenu est confronté, d'une part, avec le monde extérieur (il doit choisir de se battre ou non pour maintenir son statut, ses rôles, ses liens sociaux, sauver son mariage, son emploi ou ses activités à l'extérieur, obtenir de l'aide, des produits, de l'argent, etc.), mais aussi avec le monde de la prison (choix de ses codétenus, de ses fréquentations, continuer ou stopper sa consommation, travailler, se faire prescrire des produits de substitution ou des médicaments, avoir des activités, etc.). Ainsi l'on peut analyser les comportements des détenus à travers les relations sociales qui s'instaurent en prison. C. Rostaing a mis en avant une typologie croisée des logiques d'interaction entre détenues et surveillantes, selon que les premières acceptent ou rejettent leur participation à la logique pénitentiaire et selon que les surveillantes inscrivent leur travail dans une logique missionnaire ou statutaire. Mais les modes de double ajustement intérieur/extérieur éclairent aussi les différentes logiques d'action profanes qui visent à établir des normes de conduite différenciées vis-à-vis de soi et de sa santé. Les modes d'ajustement (la continuité et la coordination) présentés ici ne recouvrent que partiellement les catégorisations de refus et de participation à la logique pénitentiaire, car nous avons affaire à un conflit d'interprétations des comportements pouvant désigner l'une ou l'autre logique d'interaction. Ainsi, c'est le cadre interprétatif des comportements des détenus par eux-mêmes qui est en jeu.

La continuité

Certains individus sont conduits à adapter leurs modes de vie avec leurs incarcérations à répétition et décident même parfois de se rendre en prison quand leur état de santé se dégrade. Il s'agit souvent de sous-prolétaires à la rue, errants ou squatters pour qui l'emprisonnement peut être l'occasion d'une pause dans la consommation de produits, de trouver un abri pour l'hiver, voire de se refaire une santé. Le fonctionnement totalitaire de l'institution pénitentiaire rentre en résonance avec celui des centres d'hébergement d'urgence à l'extérieur (Lanzarini, 2000).

Le jeu de continuité prison/errance ne fait qu'entretenir un mode de vie où chaque incarcération les précarise un peu plus. Connus des surveillants et parfois « particulièrement signalés », ils sont rejetés des cellules collectives de manière répétitive. Cet isolement les rend d'autant plus dépendants de la prison (qui les loge, les nourrit, etc.) et du service médical (pour les soins et les traitements de substitution).

Désignés comme « gratteurs » car constamment en train de quémander quelque chose, leur adaptation relève ici de la survie (obtenir des produits toxiques, des cigarettes, de la nourriture ou quelques vêtements).

Ce type d'articulation peut conduire à des pratiques d'automutilation comme chantage au suicide pour obtenir quelques aménagements à leurs conditions de détention (notamment des produits de substitution). Ils revendiquent ainsi une mesure d'exception liée à une situation personnelle dramatique, une souffrance intime que la prison ne fait qu'accentuer et qui peut les conduire à des actes désespérés. Le passage à l'acte auto-agressif donne une visibilité à cette souffrance et investit le corps comme une ultime ressource.

Ils vivent alors une forme d'expérience totale (Good, 1998 ; Castel, 1998) produite ici par la perte de la notion de frontières entre intérieur et extérieur ; il y a recentrage sur les produits. Les détenus ne répondent plus au courrier, ne rencontrent plus leurs avocats, restent couchés pendant les heures de promenade, saisissent n'importe quelle occasion pour voler leurs codétenus. L'engagement est devenu total.

Mais de plus en plus isolés et dégradés par des consommations multiples et un manque d'hygiène croissant, ils s'immergent dans des pratiques qui ne tiennent plus compte du cadre dans lequel elles s'inscrivent. Pour tenir le coup, c'est-à-dire continuer d'avoir la force de vivre, ils doivent consommer.

C'est à travers un relâchement progressif du sens accordé aux peines de prisons successives, ainsi qu'au souci de soi et de son corps, que l'usager de toxiques perd toute perspective sur l'avenir. Être contaminé par une maladie ne signifie plus rien si elle n'installe pas une souffrance dissociable du manque lié à la consommation de produits.

La coordination

Certains détenus adoptent une autre forme d'ajustement qui, pensent-ils, leur permettra de maintenir leurs rôles et statuts sociaux à l'extérieur. Ils sont ainsi persuadés de pouvoir retrouver une « activité normale » à la sortie de prison. Ils semblent assimiler les valeurs, les normes et les codes de l'institution (être sans histoire et « serviable », avoir une bonne conduite, etc.), se présentant parfois eux-mêmes comme les garants d'un certain ordre social. On relève chez eux un souci de soi, une attention particulière au corps (sport, musculation, hygiène). L'usage de drogues à l'extérieur étant souvent resté récréatif, le détenu a d'autant moins de difficultés à avoir une attitude critique vis-à-vis de ceux qui se laissent aller. Le mode coordonné n'est pas celui de l'épanchement : ici, on ne se plaint que de ceux qui se plaignent.

On évite les psychiatres, les psychologues que l'on considère souvent comme les « médecins des fous ». On refuse d'être confondu avec ces détenus qui sont « contents d'être là » et on surveille ses fréquentations. Cet autocontrôle est doublé d'un contrôle social visant à produire des normes de comportement plus strictes.

L'angoisse concernant les maladies contagieuses se cristallise autour des « toxicomanes » et se double d'un jugement de déviance, caractérisé par un usage repérable et considéré dangereux de médicaments, incarnant ainsi la peur de ne plus pouvoir être maître de soi et de ne plus se conduire rationnellement. L'usager de drogues en écho avec les représentations qui lui sont associées (individu violent, voleur, menteur, etc.), caractérise un retour à l'animalité par l'usage de toxiques et la fin de la sociabilité.

Des normes pour exclure les « irresponsables »

S'intéresser au point de vue profane, c'est appréhender les mécanismes qui conduisent l'acteur à exploiter les savoirs et les dispositifs sanitaires, médicosociaux et judiciaires dont il a connaissance, les constituant en ressources ou en contraintes selon les situations. En détention, certains individus essaient d'imposer des normes à l'égard des usagers de drogues, en combinant savoir profane et savoir médical pour justifier l'exclusion, qui est présentée comme la condition nécessaire à leur propre survie. Le contrôle social profane vise alors à exclure « ceux qui se coupent », « qui se droguent » et qui de plus « ont des maladies », ces « irresponsables » qui ont une logique d'action inacceptable et irrationnelle.

Les usagers de drogues sont considérés comme les « bons drogués » d'une administration pénitentiaire et médicale qui cherche à les rendre dociles par les médicaments conduisant ainsi une entreprise indirecte de mortification (dégradation physique, automutilation, suicide).

Certains affirment que si les psychiatres « veulent t'enterrer, ils t'enterrent, par les médicaments ». La méfiance s'instaure vis-à-vis des objectifs supposés de l'institution médicale, soupçonnée de fabriquer ces individus « dociles », « enterrés vivants », qui « errent dans les couloirs », l'air hagard, n'arrivant plus à communiquer.

Mais au-delà de l'exclusion sanitaire, c'est l'obligation de résister à l'oppression carcérale qui est mise en avant. Nombre de détenus se présentent ainsi comme des résistants « anti-médicament » et qualifient les usagers de drogues dépendants de « déchets de la nature », d'« épaves » ou encore de « zombies ». Jugés tels de possibles agresseurs, dangereux et irresponsables, ils sont présentés comme l'objet de l'ultime différenciation, celle qui sépare l'humain du non-humain.

Conclusion : l'enjeu de la reconnaissance de la légitimité d'une souffrance

Si le sentiment général est pour les détenus d'être devenus des numéros, au-delà de leurs différences, notamment de leurs délits et de leur histoire de vie, cet effacement apparent de leur individualité engendre confusion et sentiment de malaise. Dès lors, chaque détenu va tenter de se désolidariser de l'ensemble, d'échapper à cette uniformisation par le bas. Ainsi, il ne s'agit pas vraiment ici de résistance à l'ordre carcéral, mais bien plutôt de stratégies de protection (ou d'autopréservation) qui lui permettra de ne pas être confondu avec ces êtres qui symbolisent l'infériorité en combinant l'image du « drogué » et du « SDF ». Un système d'autocontraintes se constitue, visant à garder une apparence de normalité, pour être en situation de continuer d'assumer les rôles et les statuts qui sont les siens à l'extérieur. Il s'agit aussi d'élaborer des normes à travers lesquelles le détenu peut se revendiquer comme un individu responsable et productif, capable de se réinsérer (être honnête, travailleur, etc.).

L'automutilation est ici considérée comme un acte déviant, car son auteur enfreint une règle profane exprimant une obligation dans les relations entre les individus (rester digne, ne pas répandre son sang, être responsable, propre sur soi, respecter les autres) ; elle constitue alors une manière de se mettre ou d'être mis à l'écart d'une ou plusieurs activités sociales. Par ailleurs, elle fait peser un doute quant à la participation de l'usager de drogues et, qui plus est, de l'automutilé, à l'ordre même de la rationalité et à la commune humanité.

On les considère à la fois comme des malades mentaux et des «contagieux» qui ont dépassé le seuil limite de l'altération du rapport à autrui; des êtres encore vivants mais socialement morts, à qui il ne reste que la plainte ou les cris.

À leur façon, les détenus soulèvent un paradoxe qui anime les discours psychiatriques et judiciaires au sujet des usagers de drogues incarcérés que l'on juge responsables de leurs actes et en même temps atteints d'une pathologie psychocomportementale.

En prison, la conformité d'une conduite est constamment évaluée en fonction certes de l'acte mais aussi de la personnalité de celui qui le commet et de la situation dans laquelle l'action s'inscrit. En cellule, la proximité avec un usager qui s'automédicamente à outrance, s'automutile ou tente de se suicider constitue un cadre dans lequel l'altérité se radicalise.

Ces types d'adaptations secondaires (Goffman, 1968) rentrent ainsi en opposition avec les règles profanes fondamentales qui visent à faire perdurer une forme de contrôle social permettant le «vivre ensemble».

Mais ces règles profanes ne sont partagées que par ceux qui peuvent espérer une conditionnelle ou un jugement plus clément en leur faveur et qui ont tout intérêt, en montrant les gages d'une réinsertion à venir, à reprendre à leur compte le discours institutionnel.

À travers ces maisons d'arrêt organisées en blocs où les détenus sont répartis en fonction de leur origine culturelle, leur nationalité, voire leur classe sociale, c'est l'image d'une société qui différencie et hiérarchise selon les origines sociales et les ressources qui transparaît. Une structure où dominations économiques et culturelles se combinent pour exclure les pauvres et les étrangers.

Enserrés entre un modèle de l'ascension sociale par la délinquance et un désir de résistance à une société oppressante par la consommation, les usagers de drogues en prise avec le contrôle social externe et interne à la prison choisissent bien souvent la fuite en avant dans des conduites autodestructrices.

Le problème se dédouble par les réponses sociales qui sont apportées à la précarité: alternant ou combinant approches répressives et «psychologisation» de la pauvreté. Les usagers de drogues précaires et errants sont confrontés à l'ambiguïté de la superposition de ces deux approches. Ils réinterprètent à leur tour ces réponses, recomposent une logique tenant la maladie pour la «faute» (le délit) ou la maladie comme rachetant la «faute».

Ils investissent le statut de malade comme ressource identitaire pour tenter d'échapper à la réalité présente (la prison) et passée (leurs actes) (Bessin, Lechien, 2002, p.361-373), mais ils suscitent aussi volontairement la maladie et/ou la douleur (automutilation, ingestion d'objet, violence autoretournée, pratique à risques, etc.) comme pour se défaire de ce processus d'individualisation qui tend de plus en plus à les juger responsables pénalement de leurs actes tout en essayant de les responsabiliser vis-à-vis de leur santé. Déléguer l'entière responsabilité du niveau de dommages acceptés qu'ils soient sanitaires (contaminations VIH, VHC) et/ou sociaux (jugements, incarcérations) à des usagers de drogues dépendants, qui plus est vivants dans la précarité, revient à considérer ce niveau de dommages comme un choix de vie (Lovell, 2001) et à définitivement vouloir les cantonner dans l'acceptation et la résignation de l'inégalité de leurs conditions.

Bibliographie

American Psychiatric Association (1994), *Manuel diagnostique et statistique des troubles mentaux, DSM*, 4e éd., traduction de Guelfi J.-D., Paris, Masson.

Bessin M., Lechien M.-H. (2001), *Soignants et malades incarcérés. Conditions, pratiques et usages des soins en prison*, Paris, CEMS, CES, EHESS.

Castel R. (1995), *Les Métamorphoses de la question sociale*, Paris, Fayard.

Castel R. (1998), *Les Sorties de la toxicomanie. Types, trajectoires, tonalités*, Fribourg, Éditions universitaires de Fribourg.

Fassin D. (2003), « Les nouvelles frontières de la santé », *Sciences humaines*, n° 141, p. 16-24.

Foucault M. (1975), *Surveiller et punir: naissance de la prison*, Paris, Gallimard.

Goffman E. (1968), *Asiles. Études sur la condition sociale des malades mentaux et autres reclus*, Paris, Éditions de Minuit.

Good B. (1998), *Comment faire de l'anthropologie médicale. Médecine, rationalité et vécu*, Le Plessis-Robinson, Les Empêcheurs de penser en rond/Institut Synthélabo.

Lanzarini C. (2000), *Survivre dans le monde sous-prolétaire*, Paris, PUF.

Lovell A.-M. (2001) « Ordonner les risques: l'individu et le pharmaco-sociatif face à l'injection de drogues », *in* Dozon J.-P., Fassin D., *Critique de santé publique. Une approche anthropologique*, Paris, Balland, p. 309-341.

Rostaing C. (1997), *La Relation carcérale. Identités et rapports sociaux dans les prisons de femmes*, Paris, PUF.

– 21 –

Le consentement à la recherche en génétique humaine : entre dispositif justifié et conflits de valeurs

Pascal Ducournau,
Université Toulouse 2, CERS CIRUS

La constitution et le fonctionnement des banques de données génétiques, appelées « banques d'ADN », sont régis par différentes normes éthiques et juridiques, tant sur le plan national qu'international (Cambon-Thomsen, Rial-Sebbag, 2003 ; Rial-Sebbag, 2003). Ces normes incluent le principe du consentement libre et éclairé des personnes coopérant à leur constitution, principe central de l'éthique médicale qui s'est affirmé suite à des recherches pratiquées sur l'homme qui ont pris une tournure scandaleuse (Faden, Beauchamp, 1986). Ce principe se traduit pratiquement par la mise en œuvre d'une opération qui se déroule en deux temps : tout d'abord un médecin chargé de procéder à l'inclusion des participants informe la personne sollicitée (habituellement en utilisant un support écrit) sur les buts et les modalités de l'étude (les conditions d'utilisation des échantillons génétiques contenus dans la banque, la confidentialité des données génétiques, l'anonymat, la durée de leur conservation, la possibilité de faire détruire les échantillons génétiques conservés) puis advient, dans un second temps, la présentation d'un document (la « fiche de consentement ») que les deux parties signent, rappelant les principaux points d'information préalablement communiqués. On peut noter que cette procédure de signature comme modalité pratique de recueil du consentement n'est évidemment pas propre à la constitution des banques d'ADN, mais qu'elle concerne à l'heure actuelle l'ensemble des protocoles (expérimentations sur l'homme, études médicales) notamment depuis l'adoption de lois relatives à la protection des personnes se prêtant à la recherche (Loi Huriet). Cette procédure s'est en outre étendue à nombre d'actes de soin présentant un certain risque pour le patient tel que les interventions chirurgicales, par exemple.

Plusieurs sociologues utilisent la notion de rituel pour rendre compte du consentement et traitent de la question des valeurs qui est corrélative à cette notion. Kaufert et O'Neil (1990) soulignent le caractère ritualisé ou formel de la procédure du consentement en rappelant, dans une référence à Goffman (1974), que les rituels sont des comportements répétitifs et formels qui expriment et réactualisent des valeurs culturelles centrales et définissent des relations sociales. La mise en œuvre du consentement renforcerait des valeurs fondamentales gouvernant la relation médecin/patient : autodétermination, bienfaisance et confiance. Toutefois, le rituel ne peut fonctionner que si les participants partagent au préalable une compréhension minimale de la structure et du contexte d'interaction. Wolpe (1998) indique que « le consentement éclairé est le rituel médical contemporain de la confiance ». Pour lui, l'apparition du consentement formel et codifié est à situer dans une perspective de changement sociohistorique des liens de confiance entre patients et corps médical : les liens de confiance informels se seraient érodés suite à la mise en place d'une organisation bureaucratique et institutionnelle du système de santé qui aurait raréfié une forme de confiance « organique » (fondée sur l'interconnaissance personnelle). « Là où la confiance "organique" s'amenuise, des rituels de confiance émergent naturellement » (Wolpe, 1998, p. 50), précise-t-il. Ainsi, le consentement éclairé est regardé par Wolpe comme un de ces rituels permettant de retisser des liens de confiance. Il remarque par ailleurs que l'érosion des liens de confiance est à mettre au compte d'une orientation consumériste de la médecine. Dans ce contexte, la procédure du consentement éclairé est aussi un « rituel du libre choix » ou de l'autonomie puisqu'elle s'exécute sur le modèle d'un contrat comme sur un marché[1].

Ainsi, au travers de ces utilisations de la notion de « rituel » pour décrire le dispositif du consentement, l'accent est mis dans cette littérature sur la question des valeurs (notamment celles d'autonomie et de confiance), le « rituel » étant là pour les rappeler, les actualiser ou les mettre en œuvre. Nous nous proposons de situer notre réflexion sur cette question des valeurs en tentant de comprendre comment des participants à la recherche médicale perçoivent cette situation procédurale du consentement et l'ordre de valeurs qui y est mobilisé. Y reconnaissent-ils une situation permettant l'accomplissement de l'autonomie ? donnant la possibilité de construire et d'actualiser un lien de confiance ? Font-ils primer d'autres ordres de valeurs ?

1. « Le modèle du contrat réciproque renforce la primauté de l'autonomie en liant la médecine aux autres rituels de signatures de la société contemporaine tels que les contrats de location ou de prêts par exemple où deux parties font l'exercice de leur libre droit d'échanger des biens et des services. » (Wolpe, 1998, p. 51.)

Au cours d'une enquête que nous avons menée sur la constitution d'une «banque d'ADN en population», créée à des fins d'étude en épidémiologie génétique sur les maladies cardiovasculaires, à partir d'entretiens semi-directifs (n = 35), nous nous sommes intéressé aux perceptions de ce dispositif écrit et signé du consentement par les participants sollicités pour donner des échantillons d'ADN et des informations les concernant. Cette recherche a nécessité la mise en banque d'informations génétiques, médicales et sociales d'un échantillon représentatif d'individus de la population d'un département. Ainsi, suite à un tirage au sort effectué sur les listes électorales des communes de ce département, plus de 600 hommes de 45 à 75 ans (ces derniers étant considérés comme des «sujets à risques») ont été sollicités par voie postale et il leur a été proposé en échange de leur participation de faire l'objet d'un examen personnalisé sur les risques cardiovasculaires. Cet examen personnalisé mis en avant par les acteurs médicaux dans leur présentation de l'étude s'est révélé au cours de nos entretiens être certes un des facteurs principaux ayant motivé la participation, mais toujours en association avec une attirance pour la recherche médicale. En effet, pour nombre de participants, le cadre de recherche médicale proposé apparaissait, d'une part, comme une sollicitation à laquelle on se devait d'une certaine manière de répondre au nom des progrès de la médecine, des bénéfices qu'on pouvait en escompter pour soi-même, les «siens», ou pour la collectivité et, d'autre part, comme une garantie de qualité de l'examen personnalisé.

De par notre présentation aux participants incluse dans le protocole même de l'étude, nous avons été placé en position de recueillir leurs différents points de vue et «vécus» du protocole ainsi que leurs critiques éventuelles. Aussi un jeu de (dis)qualifications et de justifications (Boltanski, Thévenot, 1991) de la procédure de signature du consentement [2] s'est présenté à nous au moment de la passation d'entretiens auprès de ces participants, entretiens au cours desquels ils effectuaient une narration de la démarche d'inclusion (entretiens réalisés dans les jours consécutifs à l'inclusion, au domicile des participants).

Nous présenterons ici de manière systématisée ces variations de perceptions qui se construisent, dans les propos des participants, en référence à des valeurs, et qui font parfois apparaître des conflits de

2. Le document (une page) que les participants remplissaient et signaient s'intitulait «Formulaire de consentement éclairé pour les sujets participants». Le participant y disait avoir pris connaissance des objectifs et des modalités de l'étude, accepter le traitement informatique des données, la non-rétribution de la participation. Le document rappelait les droits du participant et ses protections: respect de l'anonymat, confidentialité, possibilité de connaître le contenu du dossier informatisé, possibilité de retirer son consentement sans aucune responsabilité.

valeurs. De manière récurrente, il est apparu que les participants interviewés qualifiaient ce dispositif de « procédure protégeant le corps médical » tout en accentuant différemment cet aspect. Dans le cas où les participants minoraient cet aspect, ils faisaient prévaloir le fait que le dispositif permettait aussi de protéger l'autonomie du participant dans un contexte de recherche sur l'ADN, ce qui les conduisait à justifier la procédure de la signature du consentement. Dans les cas où ils insistaient sur cet aspect de protection pour le corps médical, cela se faisait soit parce qu'ils jugeaient que le dispositif n'était pas assez protecteur de l'autonomie du participant, soit parce que cet aspect leur paraissait inopportun au regard des principes qui guidaient leur engagement.

La signature du consentement : une procédure au service de l'autonomie dans un contexte de recherche sur l'ADN

La présence du dispositif du consentement peut donc faire l'objet de justifications dans les propos des participants qui voient dans la procédure de la signature une situation mettant en œuvre un principe d'autonomie de la personne participante et/ou de l'individu citoyen. Par ce biais, ces participants minorent la dimension « protectrice » de la procédure pour le corps médical. Ce principe d'autonomie se décline dans leurs propos selon les thématiques de la liberté de choix et de l'information (l'une impliquant l'autre et réciproquement). Dans cette optique, le dispositif place le participant dans une situation de choix et apporte une garantie d'information permettant de faire précisément acte d'une réelle liberté de choix, ici dans un contexte de mise en banque de l'ADN.

> « C'est un peu comme les données informatiques, il faut qu'il y ait un contrôle, on accepte ou on n'accepte pas que ce soit communiqué. » (Pierre, dossier n° 181.)

Les potentialités d'identification des personnes permises par les tests d'ADN viennent par ailleurs renforcer le caractère confidentiel, « intime », des données communiquées, et le dispositif du consentement prend tout son sens au regard de cet accès à « l'intimité » qui ne peut avoir lieu qu'en respectant la liberté de choix :

> « Ils nous font signer un papier comme quoi on est consentant pour qu'ils fassent une recherche ADN, ah oui ! C'est quand même confidentiel l'ADN, hein... C'est personnel quand même. Là, on va au fond de votre intimité puisqu'on sait qui vous êtes là, vraiment. » (Philippe, dossier n° 11.)

La validité de la procédure de signature, eu égard au principe d'autonomie, se voit enfin reconnue lorsque le dispositif est valorisé comme un véritable contrat de recherche associant le participant citoyen au devenir des échantillons génétiques conservés dans la banque : le contrat permet alors notamment de revenir sur le choix initial. Le dispositif est dès lors perçu comme conférant au participant (pensé ici en rapport au « monde civique », en tant que citoyen et non pas uniquement comme personne ou individu) certains « droits » à faire éventuellement valoir face aux professionnels :

> « J'ai signé mon accord pour faire certaines choses, [accord] qui reprenait des informations que j'avais lues dans le courrier que j'avais reçu, l'accord pour l'ADN... enfin, ce qui relève de ce que tout citoyen est en droit de vérifier ou de refuser [...]. C'est normal qu'on signe un papier ou même qu'il leur serve de décharge en cas de contestation. C'est un contrat réciproque. » (Louis, dossier n° 234.)

La situation procédurale du consentement peut donc apparaître comme étant bien agencée, répondant pleinement à un respect de l'autonomie du participant. Les participants y reconnaissent un dispositif pouvant certes jouer dans le sens d'une protection pour le corps médical, mais ils mettent l'accent sur la dimension protectrice de la procédure pour eux-mêmes.

Un dispositif contesté au nom du don et de la « solidarité citoyenne »

Cependant, il peut se faire que certains autres participants insistent sur la dimension « protectrice » du dispositif pour le corps médical et la critiquent dans la mesure où elle leur apparaît comme étant inopportune. La procédure se heurte dans ce cas à des principes ou des valeurs de « solidarité citoyenne » et de don, voire se présente comme étant en décalage avec eux.

Ainsi, certains des participants disent s'être étonnés de rencontrer une procédure qui se présente comme la demande d'un « engagement signé » :

> « On prend ses précautions du côté des médecins quoi... [silence] Comme si on craignait quelque chose [il rit faiblement], hein ? Ou je sais pas quoi... Pour quelqu'un comme moi, qui était venu là de tout mon cœur, ça m'a un peu choqué quoi, voilà. » (Jacques, dossier n° 45.)

L'engagement de ce participant se comprend à partir du sens de son action qui renvoie à un contre-don : « J'ai participé parce que je me sens un peu redevable, envers la science ; j'ai eu des ennuis médicaux, j'ai été soigné parfaitement, donc je participe. Voilà. C'est ma principale raison. C'est pour rendre service. » Le dispositif de signature entre ici en dissonance : à ses yeux, la procédure revient à se méfier de lui alors qu'il a, un jour, contracté envers la « science » une dette qu'il s'oblige à acquitter. Nous pouvons suggérer ici que le dispositif est en décalage avec le cycle du don et du contre-don dans la mesure où ce dernier fonctionne sur un système impliquant l'obligation de donner, de recevoir et de rendre (Mauss, 1924). Il paraît possible d'interpréter le fait qu'il se dise « un peu choqué » comme le résultat de ce désajustement entre le dispositif et l'obligation comprise dans le cycle du don. Par ailleurs, nous pouvons ici aussi remarquer que le dispositif du consentement semble plutôt jouer contre la manifestation d'un lien de confiance (à l'encontre du propos de Wolpe) entre participants et acteurs biomédicaux puisqu'il est perçu comme la marque d'une méfiance à l'endroit du participant.

Le fait de « prendre des précautions » vis-à-vis du participant peut aussi faire l'objet de critiques pour des participants situant leur engagement sur le registre du « devoir citoyen » dans la mesure où une telle précaution renvoie à un processus d'individualisation et de contractualisation des relations sociales. La critique du dispositif du consentement prend dans ce cas appui sur un ordre de valeurs relatif au « monde civique ». Dans une démarche qui est qualifiée de « comportement citoyen » en faveur d'une politique de prévention générale (grâce à la découverte de tests génétiques), la procédure apparaît comme un facteur « d'individualisation des relations sociales » – « l'individu face à tous les autres, qui passe contrat avec tous les autres ». La référence au « monde civique » qui est ici mobilisée s'oppose à celle qui présidait à la valorisation citoyenne du « contrat » (garant des droits et des libertés individuels) que nous avons relevée précédemment. Si dans l'un et l'autre cas, la figure du citoyen est utilisée, elle est pensée dans des logiques opposées, voire antagonistes : d'un côté, elle est inscrite dans une version « libérale » du « monde civique », et de l'autre dans une version plus « solidariste », voire « collectiviste » de ce dernier. La disqualification du dispositif développée ici fait écho aux controverses ayant cours dans les débats concernant l'éthique de la recherche en génétique[3]. Cette disqualification conjugue à la fois des valeurs d'ordre civique et le principe de la bienfaisance médicale auxquels le citoyen-patient se voit tenu d'obéir :

> « Je disais que la politique de prévention relevait d'un comportement citoyen, du souci qu'on devait en avoir [...]. Donc, ce n'est pas la peine de me demander mon consentement à partir du moment où je me déclare comme citoyen, j'ai déjà donné mon consentement. [...] À la limite, moi, je suis prêt à faire sans signer. » (Francis, dossier n° 94.)

3. Sur ce point, on peut par exemple s'intéresser aux débats ayant opposé défenseurs et détracteurs du principe du consentement de la personne lors de la constitution de la banque d'ADN islandaise (projet Decode) où certains tentaient de faire valoir la légitimité d'un « impôt biologique ». Pour une exposition de ce type d'argumentation, voir Chadwick, Berg (2001).

Un dispositif insuffisamment protecteur pour le participant

Ce dernier groupe de participants insiste de même sur la tonalité protectrice de la procédure du consentement pour le corps médical et la critique, mais en faisant prévaloir qu'elle n'est pas assez protectrice pour le participant. Le dispositif apparaît ici comme une sorte de « contrat de dupes », contrat passé entre des partenaires inégaux, perçu comme protégeant plus le corps médical que le participant, tendant à ne plus garantir le respect de l'autonomie de la personne participante dans un contexte de recherches sur l'ADN. Une telle critique du dispositif se construit à partir d'une perception de la recherche en génétique marquée par une dimension d'incertitudes et de risques dans le long terme.

Ce profil de participant peut ainsi faire valoir que la procédure n'apporte pas de garanties suffisantes quant au respect des conditions dans lesquelles le consentement a été initialement accordé. Le dispositif « dépossède » en quelque sorte la personne du devenir des éléments de son corps. La grandeur de la situation est ainsi diminuée au regard des incertitudes perçues sur le devenir des échantillons d'ADN menacés de « détournement » à des fins de « fichage », et par la figure angoissante du « clone » :

> « Eux, ils sont couverts étant donné que moi j'ai accepté. Mais, j'ai accepté à une seule condition : que ça ne sorte pas du milieu médical. Mais là, je n'ai pas de preuve en fait. Je leur fais confiance encore une fois. Non, parce qu'on peut s'en servir pour des fichiers administratifs [...]. On ne sait pas jusqu'où ça peut aller mon ADN. [...] Est-ce qu'on peut faire des clones avec l'ADN ? Moi, je me pose cette question. » (Patrick, dossier n° 368.)

> « Si on m'avait demandé de participer à la constitution d'une banque de sperme, je savais ce que c'était, je voudrais pas que mes enfants se promènent un peu partout, il y avait peut-être ce risque ; mais l'ADN ?... Qu'est-ce que c'est... on ne peut pas... Qu'est-ce qu'ils vont faire de l'ADN ? Finalement, j'ai signé sans savoir. » (André, dossier n° 543.)

Les controverses éthiques et les débats publics autour de la « génétique » interviennent dans ces perceptions du dispositif, tout comme des éléments ayant trait à des expériences passées individuelles de relation avec le corps médical. Ces expériences mobilisées dans la critique de la procédure peuvent par ailleurs avoir une dimension non strictement individuelle mais collective. Il s'agit alors, par exemple, d'expériences conflictuelles entre usagers et institutions de santé publique telles que celles qui ont été désignées comme « affaire [ou] scandale du sang contaminé ». La critique du dispositif peut alors dans ce cas tourner à la dénonciation (sous les apparences du respect de l'autonomie de la personne, il s'agit en réalité pour le corps médical de pouvoir la contraindre, voire de la « piéger » ou de lui « nuire » en toute impunité).

> «C'est une décharge! Pour eux, comme quoi on est sain de corps et d'esprit; ça signe l'acte adulte et personne ne nous a forcés [...]. Il y a pas de moyens de rétorsions après, de... Tiens! J'ai attrapé le sida parce que j'ai fait telle prise de sang ou d'autres secours, ils se déchargent de toutes les conséquences.» (Daniel, dossier n° 175.)

La dénonciation de la facticité du respect de l'autonomie par la procédure s'articule là aussi sur la problématique de l'information dans un contexte qui est perçu comme incertain:

> «Un jour, on va m'apprendre que le professeur [responsable du projet] a procédé à un clonage humain. Là, je vais prendre un coup sur la tête; comme quoi je ne peux pas dire que mon consentement était pleinement éclairé [...]; il n'y a que lui qui sait, qui connaît les tenants et les aboutissants; nous, les autres [les participants], on n'en sait qu'un petit bout mais pas... C'est clair, et donc lui, il se protège avec des procédures.» (Daniel, dossier n° 175.)

Une telle dénonciation de la dimension potentiellement scandaleuse de la procédure du consentement nous renvoie à nouveau au propos de Wolpe: on peut en effet se demander si le dispositif du consentement peut être qualifié de rituel de la confiance et du libre choix, tant celui-ci paraît ici à l'inverse agir contre une construction de la confiance et se présenter comme une procédure du libre choix en «trompe-l'œil». Cependant une telle dénonciation rencontre néanmoins la possibilité d'un dépassement faisant intervenir un ordre de valeurs qui n'était jusqu'ici pas encore mobilisé: celui de la «responsabilité», valeur qui permet finalement à l'accord de ne pas se déliter, ouvrant la porte à la construction d'un «monde commun»:

> «Qu'est-ce qu'on peut faire de cette connaissance, ça ne m'appartient pas... Donc OK, pour la recherche, mais après, l'utilisation de la recherche! Einstein a travaillé sur la relativité, mais après, l'usage qu'en a fait Oppenheimer... On fait de la recherche... mais encore une fois c'est de la responsabilité de celui qui prend cette connaissance fondamentale pour faire une arme bactériologique ou faire un vaccin à la limite...» (Daniel, dossier n° 175.)

Conclusion

Il nous paraît au regard de nos résultats devoir être prudent vis-à-vis du propos de Wolpe qui, par sa formulation (rituel de la confiance et du libre choix), tend à donner une image trop «lisse» du dispositif du consentement. En effet, autour de la thématique de la «protection» pour le corps médical, des «aspérités» du dispositif sont décelables dans les propos des participants, précisément sur la question de l'autonomie et de la confiance. Pour compléter notre présentation des perceptions de ce dispositif, il faudrait en outre souligner que les conflits de valeurs dont nous avons fait état n'impliquent finalement pas de désaccords majeurs allant jusqu'à la rupture de la coopération : les participants relativisent leurs différends à propos du dispositif ou bien font appel à un principe supérieur tel que celui de la « responsabilité » comme nous l'avons mentionné.

Nos résultats demeurent partiels et nous ne saurions *a priori* étendre les types relevés de jeux de (dé)valorisation du dispositif à l'ensemble des protocoles de recherche. Le terrain de notre enquête nous a fait rencontrer des personnes non directement concernées par la maladie, sans interactions continues avec une équipe médicale, ne discutant pas au préalable les termes du protocole signé, étrangères les unes aux autres (tirées au sort et n'ayant aucun lien entre elles, associatif, par exemple) et volontaires pour un type de recherche assez inédit. Il nous semble d'ailleurs possible de faire l'hypothèse que dans des configurations de recherche biomédicale où les participants prennent une part plus active dans l'élaboration des protocoles auxquels ils consentent (Callon, Lascoumes, Barthe, 2001), il peut en être tout autrement des perceptions de la fiche de consentement.

Bibliographie

Boltanski L., Thévenot L. (1991), *De la justification,* Paris, Gallimard.

Callon M., Lascoumes P., Barthe Y. (2001), *Agir dans un monde incertain. Essai sur la démocratie technique*, Paris, Seuil.

Cambon-Thomsen A., Rial-Sebbag E. (2003), « Aspects éthiques des banques d'échantillons biologiques », *Revue d'épidémiologie et de santé publique*, n° 51 (12), p. 101-110.

Chadwick R., Berg K. (2001), « Solidarity and Equity: New Ethical Frameworks for Genetic Databases », *Nature Genetics*, vol. 2, p. 318-321.

Faden R.R., Beauchamp T.L. (1986), *A History and Theory of Informed Consent*, New York, Oxford University Press.

Goffman E. (1974), *Les Rites d'interaction*, Paris, Éditions de Minuit.

Kaufert J. M., O'Neil J.-D. (1990), « Biomedical Rituals and Informed Consent: Native Canadians and the Negociation of Clinical Trust », *in* Weisz G., *Social Science Perspectives on Medical Ethics*, Philadelphie, University of Pennsylvania Press, p. 41-63.

Loi n° 88-1138 du 20 décembre 1988 relative à « la protection des personnes qui se prêtent à des recherches biomédicales », *JO*, 21 décembre 1988.

Mauss M. (1924), « Essai sur le don, forme et raison de l'échange dans les sociétés archaïques », *L'Année sociologique*, n° 1, p. 30-186.

Rial-Sebbag E. (2003), « Aspects juridiques des banques d'échantillons biologiques », *Revue d'épidémiologie et de santé publique*, n° 51 (12), p. 111-119.

Wolpe P.R. (1998), « The Triumph of Autonomy in American Bioethic : A Sociological View », *in* DeVries R., Sudebi J., *Bioethics and Society*, Upper Saddle River, Prentice Hall.

– 22 –

La rencontre avec l'usager comme sujet de droit : la mise en scène de sa parole dans le régime d'examen des plaintes

Michèle Clément, Éric Gagnon
CLSC Haute-Ville-des-Rivières, Québec

Au cours des quarante dernières années, la participation publique est devenue au Québec l'un des principaux enjeux entourant l'organisation des services de santé (Godbout, 1983 ; Forest, Abelson, Gauvin *et al.*, 2003). Elle découle de la volonté de démocratiser les services (Pivik, 2002) et de valoriser la citoyenneté (Roelandt, 2002), les deux aspects étant vus comme indissociables.

La démocratisation du système de santé suppose, pour sa part, l'engagement des citoyens à l'élaboration et à l'évaluation des services, dont l'action contraste avec la passivité traditionnelle des bénéficiaires de services. Dans le domaine de la santé l'utilisation du terme « citoyen » traduit cette volonté de faire émerger dans l'espace public des questions qui, jusque-là, étaient traitées par l'expertise professionnelle ou par les autorités administratives. Cette légitimité nouvelle de l'utilisateur de services à se prononcer sur les services et les politiques est au fondement de cette citoyenneté, laquelle trouve son expression dans la démocratisation des processus de décision. Participer et avoir la parole, c'est être citoyen. La société, dans cette perspective, ne se définit plus d'abord par le partage des biens ou de valeurs communes, mais par l'accès à la parole et à la discussion.

Ces changements survenus dans les modes de gouvernance ne sont pas que philosophiques ou idéologiques, mais découlent aussi des transformations sociales des trente dernières années. En parallèle, et à l'instar d'autres pays industrialisés, le Québec a en effet connu après la Seconde Guerre mondiale un essor économique remarquable qui, couplé au développement des droits sociaux, a favorisé le développement de l'État providence, lequel s'est manifesté, entre autres, par l'adoption d'un régime universel d'assurance maladie et d'assurance hospitalisation, devant permettre à tous un accès égal aux services de santé. Au début des années quatre-vingt, les crises fiscale (resserrement des contraintes financières) et idéologique (effets pervers de l'intervention étatique et professionnelle: déresponsabilisation, abus...) viennent toutefois remettre en question les moyens d'assurer l'accès universel aux services de santé. On procède aussi à des mesures limitatives et à une rationalisation des ressources en dépit de l'augmentation importante et continue des besoins. L'efficience des services et des programmes publics devient une préoccupation majeure, et soulève la question de l'accessibilité aux services, de l'équité et de la qualité des services[1] (Clément, Bolduc, 2004).

C'est sur cette toile de fond que différents espaces de participation vont se créer: consultations publiques, sièges réservés aux usagers dans les conseils d'administration des établissements, création d'associations de personnes malades ainsi que plusieurs autres tribunes permettant toutes l'accès des citoyens à la discussion des normes et des priorités. On y entend les professionnels, dont la parole se légitime d'un savoir, les administrateurs et leurs exigences d'efficacité. On y entend aussi les usagers venus exprimer leurs attentes et défendre leurs droits. Il s'agit en somme de lieux où la parole des individus et des groupes est entendue et soumise à un arbitrage, généralement en vue d'obtenir un consensus[2]. Ces espaces, outre qu'ils poursuivent les objectifs de démocratisation des services publics et d'implication des usagers dans les décisions, ont une fonction administrative de régulation des rapports entre les établissements, les soignants et les usagers, et une fonction de surveillance de la qualité des services. En cela, les espaces de parole sont aussi des lieux de gestion des relations entre les acteurs.

Un des espaces de parole structurant le système de santé au Québec est le régime d'examen des plaintes. Celui-ci a pour fonction d'examiner les doléances, les insatisfactions et les demandes des usagers quant aux services qu'ils ont reçus ou qu'ils auraient dû recevoir. Il a été créé en réponse à la double exigence de démocratisation et de surveillance de la qualité des services de santé et des services sociaux.

Dans le présent texte, nous nous proposons d'examiner quelles formes de participation cet espace particulier permet, quelle demande

1. Depuis le début des années quatre-vingt-dix, le système de santé et de services sociaux a ainsi fait l'objet d'importantes réformes guidées par deux orientations: la responsabilisation des individus face à leur santé et la recherche de solutions dans le milieu de vie des personnes malades.

2. Nous avons traité ailleurs de l'articulation entre la démocratisation et ces finalités administratives (Gagnon, Clément, 2004).

s'y exprime, et en regard de quelles normes elle est évaluée. Si le régime d'examen des plaintes confère un statut et travaille la parole des usagers à des fins d'évaluation et de régulation des services de santé, cette même parole a aussi pour l'usager une autre signification qui a sa propre légitimité. Elle est demande de reconnaissance par l'usager de sa dignité, de sa valeur en tant qu'être singulier, de son besoin d'être entendu et reconnu. En nous basant sur les résultats d'une étude récente réalisée au Québec (Clément, Gagnon, Côté *et al.*, 2002), nous discuterons du traitement de la parole de l'usager dans le régime d'examen des plaintes. De manière plus spécifique, nous porterons notre regard sur le travail de traduction que subit cette parole pour la rendre décodable, déchiffrable, audible ainsi que sur les réactions générées par la plainte : les réponses auxquelles elles donnent lieu. Nous déplacerons par la suite notre regard sur le contenu de la demande exprimée par l'usager, sur les difficultés qu'il rencontre à faire entendre sa requête ainsi que sur la réponse qui lui est faite, laquelle se construit sur des normes professionnelles et administratives impuissantes à rencontrer sa demande, sourdes à sa requête de considération. Mais, avant d'aller plus loin dans cette réflexion, quelques mots sur le régime d'examen des plaintes ainsi que sur la démarche de recherche sont nécessaires.

Le régime d'examen et la réception des plaintes

Au Québec, en vertu du régime d'examen des plaintes, une personne insatisfaite d'un service rendu ou qui aurait dû lui être rendu, peut, si elle le désire, déposer une plainte. Selon le cas, l'insatisfaction porte sur l'attitude du professionnel, sur la quantité, sur la fréquence des services reçus ou sur d'autres motifs. Pour déposer une plainte, cette personne doit faire connaître au responsable des plaintes de l'établissement à l'origine de l'insatisfaction, soit verbalement, soit par écrit, ses doléances. Suite à la réception de la plainte, le responsable doit faire enquête et répondre à l'usager dans un délai de 40 jours. Après examen, une réponse sera rendue à l'usager dans laquelle on reconnaîtra ou non le bien-fondé de sa requête de même que les changements qui seront ou non apportés à la situation en litige. Le processus d'examen de la plainte est donc une tribune (un espace de parole) au sein de laquelle les usagers peuvent donner leur appréciation des services reçus et faire valoir la manière dont ils estiment que ceux-ci doivent être accessibles, dispensés ou répartis (par exemple, la nature et le volume des services offerts à domicile pour les personnes en perte d'autonomie, l'accueil de l'usager dans les services, le respect de ses droits, la qualité des soins, le temps d'attente à l'urgence, etc.).

Le régime d'examen des plaintes a une double finalité: la défense des droits et l'amélioration de la qualité des services et de la satisfaction des usagers. On lui donne aussi comme visée d'éviter le recours judiciaire, de favoriser la résolution des conflits par la médiation et la conciliation (une manière moins coûteuse, moins longue, plus simple et plus accessible de résoudre les différends). De fait, trois principes sont à la base du régime:

- les usagers ont des droits;
- les attentes des usagers sont légitimes;
- le système de soins doit tenir compte de ces droits et de ces attentes.

Dans tous les cas, cependant, le régime reste muet sur le contenu spécifique que revêtent des termes tels que «droits» et «attentes». Aussi, se voit-il parfois en situation de répondre à des impératifs plus ou moins contradictoires: la rationalisation des services et le maintien de l'accessibilité, la reconnaissance de l'autonomie du malade et le renforcement de sa protection.

L'étude que nous avons réalisée sur le régime d'examen des plaintes visait à répondre à une question du ministère de la santé et des services sociaux quant à la réception des plaintes, et plus particulièrement à la contribution des centres d'assistance et d'accompagnement mis sur pied pour aider les usagers à formuler et déposer leur plainte[3].

Analyser la réception des plaintes, c'est analyser, tout au long d'un parcours, les conditions dans lesquelles un problème est formulé et un jugement est rendu (Boltanski, 1984; Dodier, 1993). La réception renvoie à la manière dont l'usager et sa plainte sont reçus et traités dans le régime d'examen. Elle comprend deux dimensions: l'accueil – c'est-à-dire les interactions entre l'usager, les professionnels ainsi que les personnes chargées de recevoir et d'examiner la plainte (respect de la personne et de son autonomie, écoute, rapport d'autorité entre l'usager, le professionnel ou l'administrateur, l'information fournie, etc.) –, et la crédibilité – la considération accordée au point de vue de l'usager et l'intégration ou non de ce point de vue dans le traitement et la réponse apportée à sa plainte (type d'enquête réalisée, réponse écrite ou verbale, réponse motivée et justifiée, type d'argument invoqué, intégration du point de vue de l'usager dans la décision, provenance et délai de la réponse, etc.).

Pour réaliser cette étude, nous avons interrogé des usagers en lien avec l'incident à l'origine de leur plainte, sur leur démarche comme telle, leurs attentes à l'égard du régime d'examen, les difficultés qu'ils ont rencontrées, la manière dont la plainte a été reçue et traitée, la

3. Nous laissons de côté ici le travail sur ces centres, pour nous concentrer sur la plainte et son traitement.

réponse reçue, etc. Nous avons également interrogé des responsables aux plaintes à propos de leur travail, de leurs responsabilités et du traitement comme tel des plaintes: nombre, objet, cheminement, procédures utilisées, etc.

L'évaluation de la réception des plaintes a mis en évidence l'écart entre les points de vue des usagers et celui des personnes traitant les plaintes, entre la demande qui s'exprime dans la plainte et la manière dont elle est entendue. La plainte, en principe, a pour objet un écart à la norme; l'usager considère qu'il aurait dû recevoir ceci, être traité comme cela, etc. Mais la plainte est bien plus, et, pour saisir ce qu'elle dit en dehors et au-delà de la norme, il faut porter une attention particulière au processus d'examen de cette dernière et ne pas le considérer comme simple véhicule des normes: on reçoit et traite des plaintes, on écoute le récit d'un usager et, finalement, on statue sur la véracité et la légitimité de son histoire. En fait, le régime d'examen des plaintes est aussi un espace où l'usager peut parler, et ce droit même à la parole, est la première valeur qu'il défend, non seulement parce que c'est à travers ce droit que se débattent et se négocient les autres normes, mais parce que ce qui est dit à travers l'acte de la parole poursuit une autre fin, une fin en soi, laquelle est expressive.

La parole de l'usager

Pour l'usager, la plainte s'inscrit dans une expérience débordant largement l'objet du litige. Elle prend place dans un épisode de vie s'étalant sur une période beaucoup plus longue que le processus d'examen et de traitement de la plainte. En fait, cette expérience débute au moment où survient la maladie ou le problème à l'origine du recours aux services et se termine à la toute fin du processus d'examen, soit au moment où l'usager reçoit une réponse écrite à sa requête. Pour l'usager, ce qui est exprimé à travers le récit de la plainte renvoie donc à une expérience bien plus globale que l'objet de la plainte comme tel. Ce récit est en fait plus qu'une demande à formuler et à satisfaire; il est d'abord et surtout une histoire devant être racontée et entendue. Il renvoie à une expérience *subjective*, parfois douloureuse. C'est la raison pour laquelle, pour eux, le dépôt de la plainte est source d'angoisse et d'insécurité s'ajoutant à la détresse et aux infortunes de la maladie, de la mort, du handicap ou de la dépendance. La plainte est surtout une expérience morale: elle est demande de respect, de reconnaissance, de considération et de dignité. Au centre de la plainte, quel que soit le motif sur lequel elle se construit, il y a toujours l'aveu d'avoir été injustement traité, sans dignité, de ne pas avoir été considéré dans toute sa valeur, humainement (par les comportements des intervenants, par exemple), de ne pas avoir été entendu, reconnu (par exemple, la gravité de leur problème n'a pas été reconnue par le médecin ou le travailleur social), apprécié pour ce que l'on est ou ce que l'on croit être (par la quantité et le type d'aide qu'une personne handicapée reçoit à domicile, par exemple). La situation en litige se caractérise inlassablement par un manque de considération, d'attention, de respect, et c'est de cela, d'abord, que l'usager se plaint. Ainsi, la revendication de contenu (l'objet de la plainte) se redouble toujours d'une revendication de forme se rapportant, elle, à l'inacceptable avec lequel l'usager considère avoir été traité. Et, pour l'usager, c'est essentiellement dans cette revendication de forme que réside le sens de sa démarche. C'est sans doute la raison pour laquelle il fait aussi généralement appel à des principes de justice et d'équité pour formuler sa plainte. C'est l'identité qui est en jeu, c'est-à-dire l'image qu'il a de lui-même et que les autres ont de lui.

Pour asseoir la crédibilité et la légitimité de sa plainte, l'usager doit cependant convaincre de son caractère général. Il insiste habituellement pour dire que les objectifs poursuivis ne sont pas assimilables à ses intérêts personnels mais relèvent plutôt du respect des droits, de l'amélioration des services, du bien des autres. Il s'attend aussi à ce que soit reconnu le fait que son histoire mette en jeu des principes moraux et de justice (respect, équité) dépassant sa situation particulière. C'est la généralisation du cas qui est garante de sa valeur, de son importance, de sa gravité.

La traduction de la plainte

Pour que les doléances de l'usager deviennent plainte et puissent être traitées comme telle, elles doivent permettre d'identifier un écart par rapport à une norme professionnelle (conduite ou soins à donner) ou administrative liée à la distribution des services.

En recevant sa requête, le responsable aux plaintes de l'établissement effectue un travail de traduction des doléances de l'usager. Cet exercice consiste à mettre par écrit son récit et sa demande, à lui donner forme, à ordonner et à préciser les faits rapportés, à atténuer ou à enlever les passages et les formules trop agressives ou émotives, les confusions, les incertitudes ou les contradictions mais aussi à circonscrire ses attentes (obtenir des excuses, un changement de sa situation, conscientiser l'établissement, etc.). Il s'agit donc d'un travail de reformulation du récit original de l'usager, de manière à le rendre plus crédible et légitime, c'est-à-dire plus limité et circonstancié, donc plus compréhensible et audible, d'abord pour le responsable mais aussi pour le régime. Cette nouvelle formulation transforme un discours centré sur une expérience subjective et l'affirmation de valeurs morales fortes, en un discours administratif centré sur un problème spécifique et corrigible. Ce n'est d'ailleurs que par ce processus de traduction que la plainte devient recevable et traitable et qu'une réponse peut être donnée à l'usager.

Les responsables des plaintes, qui font cette traduction, ont un rapport administratif à la plainte. Non pas qu'ils soient insensibles aux drames vécus par les usagers, mais ils n'y sont pas impliqués de la même manière. Ils ont leurs propres objectifs à atteindre ; ils doivent solutionner les différends, obtenir la collaboration des professionnels et des supérieurs. On les incite à demeurer neutres, à répondre aux exigences du conseil d'administration tout en restant à l'écoute des usagers. Ces responsables sont aussi parties prenantes de l'établissement impliqué dans le litige, ce qui les amène à voir autrement les problèmes (à travers les restrictions budgétaires, par exemple). Mais surtout, leur enquête repose sur des déclarations provenant de parties opposées par le conflit. Il leur est souvent difficile, sinon impossible, de trancher. Cela les amène à se centrer davantage sur les correctifs à apporter que sur l'attribution d'une faute. Ils se focalisent sur ce qui est corrigible, ce sur quoi il est possible d'agir ou d'intervenir pour améliorer les services...

Dans un tel contexte, on comprend bien que l'audition de la parole des usagers à travers leurs plaintes se heurte à des obstacles assez importants. Il leur incombe en effet de faire la preuve de la légitimité de leur demande. Ils doivent établir la faute ou le manquement à un droit (erreur de diagnostic ou de traitement, comportement inacceptable d'un intervenant) ou encore faire la preuve qu'ils ont besoin des services qu'on leur refuse. Ils se retrouvent ainsi en position défensive, disposant de moins de moyens que les intervenants pour défendre la vérité ou la légitimité de leur point de vue. Du moment que les faits ou l'appréciation des faits qu'ils rapportent sont démentis, ils ont l'impression que leur récit perd toute sa crédibilité.

De plus, ils ont le fardeau de la preuve, tout en étant exclu de l'enquête. De fait, les usagers ne participent à la discussion et à l'évaluation qu'en début de processus, lorsqu'ils formulent leur grief. Ils sont cependant absents pendant la durée de l'enquête. Leur parole est enregistrée, réduite à une lettre qui résume leur histoire et leur demande, laquelle est confiée à une personne mandatée pour en faire l'examen. Il n'est sans doute pas inutile d'insister ici sur le fait que ces examinateurs sont toujours détenteurs d'une autorité administrative ou professionnelle dans l'établissement concerné par la plainte. Il peut s'agir de cadres, d'adjoints administratifs à la direction et, dans quelques cas même, de directeurs généraux.

Les réponses aux plaintes

La réponse fournie à l'usager peut prendre diverses formes (écrite ou verbale) et se concrétiser de différentes manières. Ainsi, un premier type de réponse consiste à considérer la plainte comme non fondée: la situation relatée par l'usager n'a pas été comprise par ce dernier car celle-ci, concrètement, ne déroge à aucune norme. La plainte est jugée exagérée, sans fondement. On n'y accorde ni le même sens ni la même importance que l'usager. On attribue la requête de l'usager à sa méconnaissance des pratiques et des services ou encore à sa maladie. Ceci a pour effet de singulariser son expérience: il est le seul à avoir vécu cette situation dont il exagère soit l'importance, soit la généralité.

Le deuxième type de réponse auquel peut donner lieu une plainte consiste à reconnaître que l'usager a raison de se plaindre et que le comportement de l'intervenant ou encore la qualité ou la quantité de services qui lui ont été rendus ne correspondent pas aux normes en vigueur, par exemple, une erreur de diagnostic. Il y a eu écart, dérogation. Dans ce cas, la réponse fournie à l'usager consiste à lui rappeler que sa situation est exceptionnelle et que, généralement, les normes de conduite des intervenants ou de distribution des services sont respectées et opèrent parfaitement bien. Bref, la situation est accidentelle, à tout le moins inhabituelle. Le problème est à nouveau singularisé, et sa signification réduite.

Enfin, il arrive aussi que la plainte ait pour effet de révéler l'inadéquation ou le caractère inapproprié de la norme, par exemple, le fait d'avoir un temps d'attente excessivement long dans les salles d'urgence des hôpitaux. Dans ces cas précis, le régime s'avoue cependant impuissant. Bien sûr, il donne raison à l'usager quant au fait que la norme est discutable mais, faute de moyens ou de ressources, il se déclare néanmoins incapable de changer la situation.

Les trois types de réponses ont ceci de particulier qu'ils peuvent tous être considérés comme satisfaisants, au sens où l'entend le régime. Mais toutes les réponses, y compris le deuxième type, laissent les usagers généralement insatisfaits. L'usager n'a pas obtenu la considération qu'il recherchait. La réponse ne satisfait pas sa demande de reconnaissance, d'importance, de respect, de dignité. D'ailleurs, c'est avec les mêmes mots qu'il avait initialement formulé sa plainte, qu'il en critique l'examen et la conclusion qu'on lui donne. C'est encore le mépris ou le manque d'attention qui est au centre de sa requête. Ainsi, bien que le régime d'examen des plaintes soit un espace de parole en ce qu'il en permet l'expression, il n'en demeure pas moins un mécanisme administratif inadéquat pour entendre et répondre à la parole qu'il génère.

La parole de l'usager est instrumentale en ce qu'elle poursuit, essentiellement, un objectif de régulation. Elle permet d'apprécier la justesse d'un récit et d'une demande au regard des normes professionnelles et administratives en vigueur. La parole permet aussi de soulever le problème des normes sujettes à interprétations, celles qui fluctuent, et parfois même celles qui n'existent tout simplement pas de manière explicite. En fait, la seule norme qui permette d'arbitrer, d'interpréter la situation faisant l'objet de la plainte est ce qui est habituellement fait en de pareilles circonstances ; une égalité et une équité qui sont déjà les signes d'un certain respect, d'une certaine considération pour l'usager (il est traité comme les autres), mais qui sont encore bien insuffisantes pour rencontrer le besoin premier de l'usager de reconnaissance et de dignité.

Conclusion

La multiplication des espaces de parole est un des moyens que s'est donnée la société québécoise, à l'instar de bien d'autres, pour démocratiser le système de santé et impliquer les citoyens dans les décisions. Le régime d'examen des plaintes, parmi d'autres, participe de cet effort. En dépit de cette volonté d'aller à la rencontre de l'usager et malgré les tentatives faites pour le replacer au centre du système tout en lui permettant de faire entendre sa voix, le régime laisse l'usager insatisfait de la réponse qu'on lui donne, précisément parce que sa demande de considération dépasse très largement ce qu'il est en mesure de lui offrir. Le régime ne permet pas la rencontre avec l'usager. Il demeure, sans plus, un système de gestion.

Cette demande de considération, si elle n'épuise pas — loin s'en faut — la citoyenneté et la participation de l'usager, en est peut-être cependant la condition préalable. Dans une société des individus, où chacun, en l'absence de place fixe, de statuts et d'attentes bien définis, est constamment en quête de reconnaissance pour s'assurer de son identité et de sa valeur (Taylor, 1994), dans une société des individus libres et égaux, mais finalement dépendants et fragiles, et qui ont besoin d'accompagnement (Ehrenberg, 1998), cette demande de considération devient essentielle. Elle est centrale dans le regard que les individus souhaitent que les autres portent sur eux, et donc déterminante sur le regard qu'ils portent sur eux-mêmes ; l'absence de considération rend plus difficile à vivre la maladie et la dépendance. Pour les usagers portant plainte, cette considération est ce qui justifie leur grief. Elle est ce qui permet de communiquer la plainte aux autres. Elle est le principe permettant de généraliser leur histoire, de montrer en quoi leurs revendications dépassent leur situation personnelle

(Gagnon, Clément, 2004); elle devient le critère au regard duquel se jugent les conduites, les services et les organisations[4].

La plainte est souvent vaste et diffuse. Elle déborde la prestation des services, englobe l'expérience et l'identité de la personne et c'est pourquoi il est difficile, sinon vain, d'y répondre par un simple mécanisme administratif de contrôle des normes. Peut-être aussi est-ce là une des raisons qui, en plus des facteurs économiques et politiques, rend le système de santé de moins en moins capable de répondre aux demandes qui lui sont faites. Les plaintes témoignent toutes d'un manque de considération et de respect, du peu d'importance ou de valeur qu'on se croit accordé, de la peur d'être seul ou ignoré, c'est-à-dire de ne pas compter pour les autres. Et c'est vers les services de santé que l'on se tourne souvent pour obtenir cette considération. L'attention croissante que les individus accordent à leur santé, comme celle que les gouvernements accordent au système de santé, ne provient-elle pas, pour une part tout au moins, de ce besoin de considération? Comme les sociologues et les anthropologues l'ont souvent noté: la maladie est aussi une métaphore du lien social.

Bibliographie

Boltanski L. (1984), «La dénonciation», *Actes de la recherche en sciences sociales*, n° 51, p. 3-40.

Clément M., Bolduc N. (2004), «Regards croisés sur la vulnérabilité: le politique, le scientifique et l'identitaire», *in* Saillant F., Clément M. (dir.), *Identité, vulnérabilité et communauté*, Montréal, Éditions Nota Bene (sous presse).

Clément M., Gagnon É., Côté G. *et al.* (2002), *Impact du soutien des centres d'assistance et d'accompagnement sur la réception des plaintes*, Québec, CLSC-CHSLD Haute-Ville-des -Rivières, programme PRISM.

Dodier N. (1993), *L'Expertise médicale: essai de sociologie sur l'exercice du jugement*, Paris, Métailié.

Ehrenberg A. (1998), *La Fatigue d'être soi, dépression et société*, Paris, Odile Jacob.

Forest P.-G., Abelson J., Gauvin F.-P., Martin E., Eyles J. (2003), «Participation et publics dans le système de santé du Québec», *in* Lemieux V., Bergeron P., Bégin C. (dir.), *Le Système de santé au Québec: organisations, acteurs et enjeux*, Québec, Presses de l'Université Laval, p. 175-200.

Gagnon É., Clément M. (2004), «Parole de l'usager. Audition et mise en ordre de la parole dans l'institution de la santé», *in* Saillant F., Clément M. (dir.), *Identité, vulnérabilité et communauté*, Québec, Éditions Nota Bene (sous presse).

---

4. «Ce qui est nouveau dans les sociétés contemporaines, c'est l'explicitation insistante du besoin de reconnaissance, d'un droit à la reconnaissance: la tentative de concrétisation, de codification, davantage de légalisation d'un droit à la considération, l'affirmation de liens entre le droit et les sentiments de respect de soi et de l'autre, entre les sentiments et l'idée même de justice.» (Haroche, p. 40-41.)

Godbout J. (1983), *La Participation contre la démocratie*, Montréal, St-Martin.

Haroche C. (1998), «Le droit à la considération. Remarques d'anthropologie politique», *in* Haroche C., Vatin J.-C. (dir.), *La Considération*, Paris, Desclée de Brouwer, p. 33-47.

Pivik J.-R. (2002), *Stratégies pratiques afin de faciliter la participation réelle du public à la planification des services de santé*, Commission sur l'avenir des soins de santé au Canada, étude n° 23.

Roelandt J.-L. (2002), *La Démocratie sanitaire dans le champ de la santé mentale. La place des usagers et le travail de partenariat dans la cité*, rapport remis au ministre délégué à la santé, France.

Taylor C. (1994), *Le Malaise de la modernité*, Paris, Cerf.

table des matières

Liste des auteurs 3
Introduction 5

Première partie

TRANSFORMATION DES NORMES ET NÉGOCIATION DES VALEURS DANS LE CHAMP DE LA SANTÉ 17

Chapitre 1: Ordre et désordre dans le champ de la santé, *par Anne-Marie Moulin* 19
Chapitre 2: Les transformations du contrat médical, *par Jacques Hardy* 37
Chapitre 3: Remarques du juriste utilisateur de la norme: la loi relative aux droits des malades et à la qualité du système de santé, *par Sandrine Perrot* 57
Chapitre 4: La tension normative: un état à la fois personnel et interpersonnel, *par Alexis Ferrand* 69
Chapitre 5: L'inscription sociale de l'aide à autrui: à propos de la prestation de soins professionnalisée, *par Françoise Bouchayer* 77
Chapitre 6: Le vieillissement à l'épreuve de la conduite automobile: s'arrêter au nom de la santé?, *par Marcel Drulhe et Maryse Pervanchon* 91
Chapitre 7: Le dilemme de la «réparation» des victimes des risques professionnels: entre équité et égalité, *par Jorge Muñoz* 105

Deuxième partie

LES NORMES ET VALEURS DES PROFESSIONNELS DE SANTÉ EN QUESTION 117

Chapitre 8: La transformation des normes professionnelles des médecins hospitaliers, *par François-Xavier Schweyer* 119
Chapitre 9: Déconstruction des normes professionnelles et discours de «victimisation» des acteurs de santé (Algérie), *par Mohamed Mebtoul* 135
Chapitre 10: Artefact technique et pouvoir normatif: la mammographie de dépistage des cancers du sein, *par Vincent Boissonnat* 151

Chapitre 11 : Les valeurs s'opposent-elles aux normes dans la pratique actuelle de la chirurgie du cancer du sein en France ?,
par Bernard Junod et Christine Quélier 165
Chapitre 12 : La coopération et la pluridisciplinarité comme principes normatifs : les réseaux de soins en cancérologie,
par Sylvie Denquin et Alexis Ferrand 177
Chapitre 13 : L'ajustement des normes mobilisées par les professionnels de santé à l'égard des personnes souffrant d'insuffisance rénale,
par Florence Douguet 185
Chapitre 14 : La substitution au Subutex® en médecine de ville : tension des normes et hétérogénéité des pratiques médicales,
par Isabelle Feroni 197
Chapitre 15 : Gestion des risques et populations limites : le rôle des dispositifs de coordination dans l'institution de nouvelles formes professionnelles,
par Nathalie Gourmelon 209
Chapitre 16 : Les mesures de protection juridique : entre règles de droit, expertises médicales et normes des délégués professionnels,
par Françoise Le Borgne-Uguen 221

Troisième partie

L'EXPÉRIENCE PROFANE COMME LIEU D'AJUSTEMENT ET DE CONFLIT DES NORMES ET DES VALEURS 235

Chapitre 17 : La souffrance des proches : ajustements négociés entre ses propres valeurs et normes de santé, celles de la famille et celles des professionnels,
par Simone Pennec 237
Chapitre 18 : Constructions du malade Alzheimer et expériences de la maladie,
par Christine Rolland-Dubreuil 251
Chapitre 19 : Usages de psychotropes et normes sociales : autorégulation et effets d'interactions dans des réseaux de sociabilité féminins en Finistère,
par Katell Terrien et Claudie Haxaire 261
Chapitre 20 : La souffrance des usagers de drogues incarcérés : regards profanes sur le sens de la peine,
par Fabrice Fernandez 273
Chapitre 21 : Le consentement à la recherche en génétique humaine : entre dispositif justifié et conflits de valeurs,
par Pascal Ducournau 281
Chapitre 22 : La rencontre avec l'usager comme sujet de droit : la mise en scène de sa parole dans le régime d'examen des plaintes,
par Michèle Clément et Éric Gagnon 291

Conception/Réalisation : Éditions ENSP
Mise en page : Yann Thouault
Maquette couverture : V. Hélye
Achevé d'imprimer sur les presses
de l'imprimerie Darentiere à Dijon-Quetigny
Dépôt légal : juin 2004 – N° d'impression : 24-0798
Imprimé en France